安徽省高职高专护理专业规划教材

医学生物学

（第二版）

（可供高职高专护理、助产、医学检验技术、口腔、
医学影像、眼视光技术、医学营养、医学美容等专业使用）

主　编　叶良兵

副主编　张沛中　王　峻

编　者（以姓氏笔画为序）

王　峻　宣城职业技术学院

叶良兵　皖西卫生职业学院

张蓓蓓　滁州城市职业学院

张沛中　阜阳职业技术学院

张　磊　皖西卫生职业学院

俞　敏　滁州城市职业学院

徐永超　皖北卫生职业学院

东南大学出版社
SOUTHEAST UNIVERSITY PRESS
·南京·

内 容 提 要

本书主要介绍生命的物质基础、细胞、细胞增值、生殖与个体发育、基因与基因突变、遗传的基本规律、人类遗传性疾病概述、单基因遗传与单基因疾病、多基因遗传与多基因疾病、人类染色体与染色体病、遗传性疾病的诊断治疗与预防、人类生存与环境等。书后附 7 个实验的实验指导。本书以生命为主线,突出生物学与医学的关系,可使学生客观、全面、辩证地认识和理解生命现象,加深对生命本质的了解,为学习医学基础课和专业课打下坚实的基础。本书内容简洁,实用性强。

本书可供高职高专护理、助产、医学检验技术、口腔医学技术、医学影像技术、眼视光技术、康复治疗技术、医学营养、医学美容技术等医学相关专业使用。

图书在版编目(CIP)数据

医学生物学/叶良兵主编. —2 版. —南京:东南大学
出版社,2014.7(2018.8重印)
安徽省高职高专护理专业规划教材
ISBN 978-7-5641-5036-5

Ⅰ. ①医… Ⅱ. ①叶… Ⅲ. ①医学—生物学—高等职业
教育—教材 Ⅳ. ①R318

中国版本图书馆 CIP 数据核字(2014)第 138190 号

医学生物学

出版发行	东南大学出版社
出 版 人	江建中
社　　址	南京市四牌楼 2 号
邮　　编	210096
经　　销	江苏省新华书店
印　　刷	江苏徐州新华印刷厂
开　　本	787 mm×1 092 mm　1/16
印　　张	14.75
字　　数	369 千字
版　　次	2014 年 7 月第 2 版　2018 年 8 月第 4 次印刷
书　　号	ISBN 978-7-5641-5036-5
定　　价	42.00 元

* 本社图书若有印装质量问题,请直接与营销部联系,电话:025—83791830。

随着社会经济的发展和医疗卫生服务改革的不断深入,对护理人才的数量、质量和结构提出新的更高的要求。为加强五年制高职护理教学改革,提高护理教育的质量,培养具有扎实基础知识和较强实践能力的高素质、技能型护理人才,建设一套适用于五年制高职护理专业教学实际的教材,是承担高职五年制护理专业教学任务的各个院校所关心和亟待解决的问题。

在安徽省教育厅和卫生厅的大力支持下,经过该省有关医学院校的共同努力,由安徽省医学会医学教育学分会组织的安徽省五年制高职护理专业规划教材编写工作,于2005年正式启动。全省共有10余所高校、医专、高职和中等卫生学校的多名骨干教师参加了教材的编写工作。本套教材着力反映当前护理专业最新进展的教育教学内容,优化护理专业教育的知识结构和体系,注重护理专业基础知识的学习和技能的训练,以保证为各级医疗卫生机构大量输送适应现代社会发展和健康需求的实用性护理专业人才。在编写过程中,每门课程均着力体现思想性、科学性、先进性、启发性、针对性、实用性。力求做到如下几点:一是以综合素质教育为基础,以能力培养为本位,培养学生对护理专业的爱岗敬业精神;二是适应护理专业的现状和发展趋势,在教学内容上体现先进性和前瞻性,充分反映护理领域的新知识、新技术、新方法;三是理论知识要求以"必需、够用"为原则,因而将更多的篇幅用于强化学生的护理专业技能上,围绕如何提高其实践操作能力来编写。

本套教材包括以下30门课程:《卫生法学》、《护理礼仪与形体训练》、《医用物理》、《医用化学》、《医用生物学》、《人体解剖学》、《组织胚胎学》、《生理学》、《病理学》、《生物化学》、《病原生物与免疫》、《药物学》、

《护理心理学》、《护理学基础》、《营养与膳食》、《卫生保健》、《健康评估》、《内科护理技术》、《外科护理技术》、《妇产科护理技术》、《儿科护理技术》、《老年护理技术》、《精神科护理技术》、《急救护理技术》、《社区护理》、《康复护理技术》、《传染病护理技术》、《五官科护理技术》、《护理管理学》和《护理科研与医学文献检索》。本套教材主要供五年制高职护理专业使用,其中的部分职业基础课教材也可供其他相关医学专业选择使用。

　　成功地组织出版这套教材,是安徽省医学教育的一项重要成果,也是对安徽省长期从事护理专业教学的广大优秀教师的一次能力的展示。作为安徽省高职高专类医学教育规划教材编写的首次尝试,不足之处难免,希望使用这套教材的广大师生和读者能给予批评指正,也希望这套教材的编委会和编者们根据大家提出的宝贵意见,结合护理学科发展和教学的实际需要,及时组织修订,不断提高教材的质量。

卫生部科技教育司副司长　王群

2006 年 2 月 6 日

再版前言

本教材是在安徽省卫生厅和安徽省教育厅的关心指导下进行编写的，第1版于2006年1月正式出版。8年来，该教材因基本理论和基础知识选材适当、知识结构合理、内容简洁实用、语言文字流畅、能很好地满足高职高专及中职护理专业和相关专业教学需要而受到广大卫生职业院校专家和师生的一致好评。

为深入贯彻落实国务院《关于大力发展职业教育的决定》，根据卫生职业教育"以服务为宗旨，以就业为导向，以岗位需求为标准"的指导思想，我们决定对第1版教材进行修订再版。再版教材进一步体现了先进性、思想性、科学性、启发性和适用性，特别突出基础理论、基本知识和基本技能。教材再版编写以专业培养目标为导向，以职业技能培养为根本，注重满足学科需要、教学需要、社会需要，力求体现职业教育特色，更加贴近社会、贴近岗位、贴近学生。

考虑到近年来学生入学时的文化基础，本次医用生物学教材修订适当降低了教材难度。在知识点的选取上，注意淡化理论，增强应用性，删除了部分偏深、偏难和应用性不强的知识。

除保留第1版教材的基本框架外，为了适应职业教育发展形势的需要，更好地培养学生的学习兴趣和方便学生学习，本次教材修订力求在编写风格上有所创新，与第1版相比，编写体例上有以下变化：

1. 每章前增写了"学习重点"，便于学生学习和掌握重点。

2. 教学内容中每个重要知识点后插入紧扣知识点的"学与问"，便于教师提问、学生练习或思考讨论。

3. 每节后增写与该节教学内容相关的"知识链接"，作为对正文教学内容的补充和延伸，扩大学生知识面。

4. 每章后增写了"知识点归纳"，系统归纳整理该章知识点和知识内容，便于学生掌握。知识点和知识内容采用表格列出，使学生一目了然。

5. 每章后增写了与该章内容相关的阅读材料"科学视野"，介绍医用生物学有关的知识，反映医用生物学的新进展，拓展学生的科学视野。

6. 考虑到学生复习的需要,教材适当加大了每章后的复习检测题的编写,便于学生自我检测和自学。

全书内容按 54 学时编写,含绪论等 14 个章节以及 7 个生物学实验。各校教师在使用时可根据本校具体情况酌情选用。

本教材的修订工作得到了皖西卫生职业学院、东南大学出版社以及各位编者所在学校的大力支持,主编在此一并表示衷心感谢,并对本书所引用的参考资料的作者及编者深表谢意!

本教材的修订虽做了很多新的尝试,但编者水平有限,书中难免有疏漏和不妥之处,敬请专家和同仁以及广大使用者不吝赐教,以便及时修订,使之日臻完善。

叶良兵

2014 年 3 月

第1版前言

医学生物学是涵盖生物学中与医学有密切关系的基本理论和基础知识的一门学科。从医学教育的课程结构体系而言,医学生物学是医学基础课程的基础。现代医学的发展是以生物科学的发展为基础,一些医学基础课程,如遗传学、生理学、生物化学、分子生物学、微生物学等都属于生物学的分支学科。因此,在广义上医学生物学是临床医学各学科的主要基础,也是整个医学科学的主要基础。

本教材在内容的编排上以生命的基本特征为主线,在突出与医学的关系的前提下,对生命的物质基础、生命的基本组成单位、生殖与个体发育、遗传与变异、人类生存与环境等基本理论和基本知识进行了概述,可使学生宏观、全面、辩证地认识和理解生命现象,加深对生命本质的了解,树立科学的世界观,为学习其他医学基础课程及专业课程打好坚实的基础。本教材适用于护理、助产、医学检验技术、口腔医学技术、医学影像技术、眼视光技术、康复治疗技术、医学营养、医疗美容技术等五年制高职医学技术类专业。

针对护理专业,本课程加强了对遗传学基本理论、遗传性疾病的发病机制、传递方式、诊断、治疗与预防等方面知识的介绍、分析;通过相关实践使学生学会分析遗传的有关问题,以便学生在未来的护理工作中能够更好地利用遗传学知识做好遗传病的防治工作。

本教材共有 14 章,并附有 7 个实验的实验指导,各院校在使用时可结合教学的实际,进行取舍。

本教材在编写过程中得到了安徽医学高等专科学校、芜湖地区卫生学校的大力支持,在此一并表示衷心的感谢。

由于我们专业水平、编写能力所限,加上编写时间较仓促,错误与不妥之处在所难免,望使用本教材的师生及时提出宝贵意见,以便我们在今后修订时加以完善。

陈的华

2005 年 10 月

目 录

第一章 绪论

一、生物学及其分支学科 ………………………………………… (1)

二、生命的基本特征 ……………………………………………… (2)

三、生物学的发展简史 …………………………………………… (3)

四、生物学与医学 ………………………………………………… (5)

第二章 生命的物质基础

第一节 概述 ……………………………………………………… (8)

第二节 有机化合物 ……………………………………………… (9)

一、蛋白质 ………………………………………………………… (9)

二、酶 …………………………………………………………… (11)

三、核酸 …………………………………………………………… (12)

四、糖类 …………………………………………………………… (16)

五、脂类 …………………………………………………………… (17)

六、维生素 ………………………………………………………… (17)

第三节 无机化合物 ……………………………………………… (17)

一、水 ……………………………………………………………… (17)

二、无机盐 ………………………………………………………… (18)

第三章 细胞

第一节 细胞的基本概念 ………………………………………… (20)

一、细胞的大小和形态 …………………………………………… (20)

二、原核细胞与真核细胞 ………………………………………… (21)

三、真核细胞与原核细胞的区别 ………………………………… (23)

第二节 细胞膜 …………………………………………………… (24)

一、细胞膜的化学组成 …………………………………………… (24)

二、细胞膜的分子结构与特性 …………………………………… (25)

三、细胞膜的功能 ………………………………………………… (26)

第三节 细胞质 …………………………………………………… (30)

一、核糖体 ………………………………………………………… (30)

二、内质网 ………………………………………………………… (32)

三、高尔基复合体 ………………………………………………… (33)

四、溶酶体 ………………………………………………………… (35)

五、线粒体 ………………………………………………………… (36)

目　录

六、过氧化物酶体 ·· (38)

七、细胞骨架 ·· (38)

第四节　细胞核 ·· (40)

一、细胞核的形态、位置和数目 ·· (40)

二、核膜 ·· (41)

三、染色质与染色体 ·· (42)

四、核仁 ·· (44)

五、核基质 ·· (45)

第四章　细胞的增殖

第一节　无丝分裂 ·· (49)

第二节　细胞增殖周期和有丝分裂 ·· (50)

一、细胞周期的概念 ·· (50)

二、细胞周期各时相的动态及特点 ·· (51)

三、细胞增殖的调控 ·· (55)

第三节　减数分裂和配子发生 ·· (56)

一、减数分裂的过程 ·· (56)

二、配子的发生 ·· (60)

第四节　细胞增殖与医学 ·· (61)

第五章　生殖与个体发育

第一节　生殖的基本类型 ·· (65)

一、无性生殖 ·· (65)

二、有性生殖 ·· (66)

第二节　胚胎发育 ·· (66)

一、胚胎发育概述 ·· (66)

二、胚胎发育的机制 ·· (68)

三、发育异常 ·· (71)

第三节　胚后发育 ·· (73)

一、生长 ·· (73)

二、再生 ·· (73)

三、衰老 ·· (74)

四、死亡与寿命 ·· (74)

目　录

第六章　基因与基因突变

第一节　真核生物结构基因的结构 ························· (78)

　一、编码区 ························· (78)

　二、非编码区 ························· (78)

第二节　人类基因组及核基因组的序列组织 ························· (79)

　一、基因序列和非基因序列 ························· (79)

　二、编码序列和非编码序列 ························· (79)

　三、单一序列和重复序列 ························· (79)

第三节　基因的表达与调控 ························· (81)

　一、基因的表达 ························· (81)

　二、基因表达的调控 ························· (84)

第四节　基因突变 ························· (85)

　一、基因突变的概念 ························· (85)

　二、基因突变的特性 ························· (86)

　三、基因突变的类型及分子机制 ························· (86)

　四、基因突变的表型效应 ························· (88)

　五、DNA 损伤的修复 ························· (88)

　六、基因突变与肿瘤 ························· (90)

第七章　遗传的三大定律

第一节　分离定律 ························· (92)

　一、孟德尔豌豆的一对相对性状杂交实验 ························· (93)

　二、分离定律内容、细胞学基础、实质 ························· (96)

　三、分离定律应用条件和范围 ························· (96)

第二节　自由组合定律 ························· (97)

　一、两对相对性状的豌豆杂交实验 ························· (97)

　二、自由组合定律内容、细胞学基础、实质 ························· (100)

　三、自由组合定律的应用条件和范围 ························· (100)

第三节　连锁与互换定律 ························· (101)

　一、完全连锁遗传实验 ························· (101)

　二、不完全连锁遗传实验 ························· (103)

　三、连锁与互换定律内容、细胞学基础、实质 ························· (105)

　四、连锁与互换定律的应用条件和范围 ························· (105)

目　录

第八章　人类遗传性疾病概述

第一节　遗传性疾病概述 …………………………………………………… (109)

一、遗传病的概念及特征 …………………………………………………… (109)

二、疾病发生中的遗传因素与环境因素 ………………………………… (110)

三、遗传病的分类 …………………………………………………………… (111)

四、遗传病对人类的危害 ………………………………………………… (112)

第二节　遗传性疾病的研究方法 ……………………………………… (114)

一、系谱分析法 ……………………………………………………………… (114)

二、群体筛查法 ……………………………………………………………… (114)

三、家系调查法 ……………………………………………………………… (114)

四、双生子法 ………………………………………………………………… (114)

五、种族差异比较法 ………………………………………………………… (115)

六、伴随性状研究法 ………………………………………………………… (115)

七、动物模型 ………………………………………………………………… (116)

八、染色体分析 ……………………………………………………………… (116)

九、分子生物学方法 ………………………………………………………… (116)

第九章　单基因遗传与单基因病

第一节　常染色体显性遗传 …………………………………………… (120)

一、概念 ……………………………………………………………………… (120)

二、常染色体显性遗传病的遗传特点及系谱特征 …………………… (120)

三、常染色体显性遗传的类型 …………………………………………… (121)

第二节　常染色体隐性遗传 …………………………………………… (125)

一、概念 ……………………………………………………………………… (125)

二、常染色体隐性遗传病的遗传特点及系谱特征 …………………… (125)

第三节　性连锁遗传 …………………………………………………… (128)

一、X—连锁显性遗传 ……………………………………………………… (128)

二、X—连锁隐性遗传 ……………………………………………………… (130)

三、Y—连锁遗传 …………………………………………………………… (132)

第十章　多基因遗传与多基因病

第一节　多基因遗传 …………………………………………………… (139)

一、质量性状与数量性状 ………………………………………………… (139)

二、多基因假说 ……………………………………………………………… (140)

目 录

三、多基因遗传的特点 ………………………………………………… (140)

第二节　多基因遗传病 ………………………………………………… (141)

　　一、易患性和阈值 …………………………………………………… (141)

　　二、遗传率 …………………………………………………………… (143)

　　三、多基因遗传病的特点 …………………………………………… (143)

　　四、多基因病再发风险的估计 ……………………………………… (143)

第十一章　人类染色体与染色体病

第一节　人类染色体 ………………………………………………… (147)

　　一、人类染色体的形态 ……………………………………………… (147)

　　二、核型 ……………………………………………………………… (148)

　　三、X染色质和Y染色质 …………………………………………… (150)

　　四、显带技术及显带染色体 ………………………………………… (151)

第二节　染色体畸变 ………………………………………………… (154)

　　一、染色体数目畸变 ………………………………………………… (154)

　　二、染色体结构畸变 ………………………………………………… (156)

第三节　染色体病 …………………………………………………… (158)

　　一、常染色体畸变导致的疾病 ……………………………………… (158)

　　二、性染色体畸变导致的疾病 ……………………………………… (161)

第十二章　分子病与遗传性酶病

第一节　分子病 ……………………………………………………… (166)

　　一、血红蛋白病 ……………………………………………………… (166)

　　二、其他分子病 ……………………………………………………… (169)

第二节　遗传性酶病 ………………………………………………… (170)

　　一、遗传性酶病发生的一般原理 …………………………………… (170)

　　二、遗传性酶病 ……………………………………………………… (170)

第十三章　遗传病的诊断、治疗和预防

第一节　遗传病的诊断 ……………………………………………… (174)

　　一、临床诊断 ………………………………………………………… (174)

　　二、产前诊断 ………………………………………………………… (177)

　　三、基因诊断 ………………………………………………………… (179)

　　四、皮肤纹理分析 …………………………………………………… (180)

目 录

第二节 遗传病的治疗 ·························· (183)

一、外科治疗 ·························· (183)

二、内科治疗 ·························· (183)

三、出生前治疗 ·························· (184)

四、基因治疗 ·························· (184)

第三节 遗传病的预防 ·························· (186)

一、遗传筛查 ·························· (186)

二、遗传咨询 ·························· (187)

三、遗传保健 ·························· (190)

四、症状出现前预防 ·························· (191)

五、环境污染 ·························· (191)

第十四章 人类生存与环境

第一节 生态系的概述 ·························· (197)

一、生态系的概念 ·························· (197)

二、生态系的基本结构 ·························· (197)

三、生态系的基本功能 ·························· (198)

第二节 生态平衡与人类生存 ·························· (201)

一、生态平衡的概念 ·························· (201)

二、影响生态平衡的因素 ·························· (201)

三、生态平衡与人类生存的关系 ·························· (203)

附 录

实验一 光学显微镜的结构和使用 ·························· (206)

实验二 动、植物细胞的结构 ·························· (209)

实验三 细胞的有丝分裂 ·························· (212)

实验四 减数分裂 ·························· (214)

实验五 人体外周血淋巴细胞培养及染色体标本的制备 ·························· (217)

实验六 人类非显带染色体核型分析报告 ·························· (218)

实验七 人类 X 染色质检查 ·························· (219)

主要参考文献 ·························· (222)

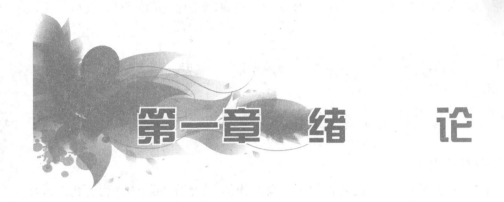

第一章　绪　论

学习重点

1. 生物学的概念。
2. 生命的基本特征。
3. 生物学同医学的关系。

生物学在几千年的发展历程中,产生了许多分支学科。20世纪随着自然科学的迅速发展,生命科学的研究探索已深入到了分子水平,生命科学知识正在对各种生命现象做出较为完整的解释,并应用于社会的各个领域,为人类改造自然做出了巨大的贡献。随着人类社会的进步和物质生活的日趋丰富,人类比以往更加关注自身的生存、健康和发展,期待着人与自然的和谐共处。因此,当前对生命本质、人类自身相关的健康与疾病问题进行探索和研究,显得尤为重要,也是提高人类的生存质量和人口素质的重要环节。

一、生物学及其分支学科

生物学是研究生命现象的本质,探讨生命发生、发展规律的一门学科。生物学的研究对象是生命,研究目的在于阐明生命的本质,并运用生命运动的规律改造自然,使之更好地为人类服务。

自然界中生物的种类繁多,生命现象多种多样、错综复杂,因而它的研究范围和内容非常广泛;与此同时,生物学的发展,又一直伴随着其他学科知识和研究手段的渗透,从而形成了许多分支学科。通过对不同对象和生物类群的研究,形成了动物学、植物学、微生物学、寄生虫学和人类学等学科;从探讨生物之间以及生物与环境之间相互关系的角度进行研究,形成了分类学、生态学、群体生物学、古生物学等学科。在宏观、微观等层面上对生物体的结构进行研究,形成了解剖学、组织学、细胞学等学科;对生物体功能和发育过程的研究,形成了生理学、遗传学、免疫学、胚胎学、发育生物学等学科;由于学科间的渗透,新的研究手段的应用,形成了生物化学、生物物理学、生物数学、仿生学等交叉学科。目前,生物学领域的许多分支学科的研究都深入到分子水平,形成了分子生物学、分子遗传学、分子胚胎学、分子分类学等新学科。随着其他学科和生物学进一步密切交叉、相互渗透,以及新方法、新技术、新概念的广泛引入和应用,生物学领域将有更多的分支学科出现,共同推动生命科学发生一次次飞跃与革命。

1. 地球上什么物体才有生命呢?

2. 有生命会表现出什么现象?

二、生命的基本特征

自然界中的物体可分为有生命的物体和无生命的物体,有生命的物体称为生物。自然界中现存的生物有 200 多万种,这些生物形态各异,生活习性和营养方式各不相同,但他们都是有生命的。生物体具有共同的征象与标志,可概括为以下基本特征。

(一)物质组成的同一性

生命是物质的,生命在物质组成上具有同一性。核酸、蛋白质是一切生物共同的生命大分子物质;糖、脂类、氨基酸等有机化合物以及水、无机盐等无机化合物,是生物生命活动不可缺少的重要成分。各种生命组成物质都是由元素构成的,构成生命物质的全部化学元素,在非生命物体中也广泛存在。这充分说明生命来源于自然界,生命也是以物质为基础的。

(二)基本组成单位的相似性

各种生物体在形态上虽然千差万别,但其基本结构单位是相同或相似的,它们都是由细胞构成的。单个细胞可以组成简单的生物体,如细菌、单细胞藻类;成千上万的细胞可以组成复杂的生物体,如动物、植物和人类;病毒、类病毒和朊病毒等是没有细胞结构的非细胞生物,只有借助宿主细胞才能表达其生命属性,得以生存。因此,细胞是一切生命有机体的结构和功能活动的基本单位。

(三)新陈代谢

生物体通过不断地与其周围环境进行物质和能量的交换,使生命不断进行自我更新的过程,称为新陈代谢。新陈代谢包括同化作用和异化作用两个相辅相成的方面。同化作用是生物体从外界环境中摄取养料,把它们转化成自身的组成物质,同时贮存能量的过程;异化作用是生物体分解自身组成物质,将代谢废物排出体外,同时释放能量的过程。新陈代谢是生命的基本运动形式,是生命的根本标志。生物在与其周围环境进行物质和能量的交换过程中,不断地更新,使自己生存不息,而非生物在此过程中只能导致自身的物质转化或能量消失。因此,新陈代谢是生物与非生物的根本区别。

人为什么要吃东西?

(四)应激性

生物体对内、外环境变化的刺激能产生相应反应的特性称为应激性。细菌在干燥、营养贫乏的环境中转变成芽胞以适应环境;人类在紧急、危险的时刻反应敏捷,力量倍增;又如,在外界环境突然变冷时,皮肤表面积变小,肌肉发生收缩;而当血液中二氧化碳浓度升高时呼吸变快等,都是应激性的不同表现。生物体应激性的产生,是因为它们具有健全的信息传递系统和自主调控的机制,能对环境变化做出反应,保持自身的相对稳定,以利于各种代谢活动的正常进行。

(五)生长和发育

生物体在新陈代谢自我更新的基础上进行生长,生物体外形会表现出体积的增大和重量的增加。生物体生长是"环境—基因—神经—免疫—内分泌调节"共同作用的结果,生长主要表现为细胞数目的增多而非细胞体积的增大,因此,生长是生物体以形态结构变化为主的生命特征。

生物体从受精卵开始到成熟、衰老直至死亡的转变过程称为发育。发育是生物体以生理功能变化为主的生命特征。

(六)生殖

当生物生长、发育到一定阶段,能够产生与自身相似的子代个体,这种功能称为生殖。在自然界唯有生物具有繁衍后代的能力,这是生命最重要的基本特征之一。对于人类,生殖是通过两性的精、卵细胞结合而实现的。

(七)遗传与变异

生物体子代和亲代之间相似的现象称为遗传。"种瓜得瓜,种豆得豆",生物体可以通过生殖过程把它们的"特性"传递给后代。生物体子代和亲代之间、子代各个体之间的差异称为变异。在一个家庭中,父母与孩子之间、兄弟姐妹彼此之间仅仅是相似,不会完全相同。因此,遗传具有高度的稳定性,但这种稳定性只是相对的。

生物体在生殖过程中向后代进行"特性"的传递,其本质是进行遗传物质 DNA 的传递(DNA 是遗传与变异的物质基础)。因为亲代与子代之间有相似的遗传物质,从而表现出相似的遗传性状;由于亲代遗传物质在生殖过程中要重新组合,在一定条件下自身发生突变,加上环境因素的影响,导致在遗传过程中发生了变异。正因为人类在漫长的发展历程中产生了变异,促进了人类的进化。

1. 生物或者人类兄弟姐妹彼此之间为什么相似?
2. 生物或者人类兄弟姐妹彼此之间相似就是遗传吗?
3. 生物或者人类兄弟姐妹彼此之间遗传了什么?

(八)生物与环境的统一

生物体既能适应环境,也能影响环境。地球上所有现存的生物,它们的身体结构和生活习性都与环境相适应。如北极熊的皮毛使其适于在寒冷的北极生活,鸟的翅膀适于飞翔,鱼的体形和用鳃呼吸适于水生环境等。同时,它们本身的生命活动,也对周围环境产生直接或间接的影响,使环境发生改变。生物是不能离开其所需要的环境条件而生存的,每种生物的个体或群体都和它们周围的环境紧密联系着,与环境构成统一整体。如果我们破坏这个统一,将给人类带来难以估量的严重后果,贻害子孙后代。

三、生物学的发展简史

我国和古希腊,早在两三千年前就已经有了不少关于生物学知识的记载。古人在栽培作物、驯养牲畜、从事渔猎、寻找医药治疗疾病等生活实践活动中，逐渐积累了许多关于生物形态、习性和用途等方面的知识。我国古代《内经》记载了人体解剖学方面的知识，并提出了"心主身之血脉"，"经脉流行不止，环周不休"的血液循环概念。春秋战国时期（公元前520年），《诗经》一书中已收入药用动植物200多种；在汉朝的《神农本草经》中又将药物增至365种；明朝末年（1593年）李时珍在其不朽巨著《本草纲目》一书中，对1 892种植物、动物及其他天然物质成分分门别类地进行了详细的形态描述及药性探讨，为人们留下了极其宝贵的用药治病经验。在古希腊，著名的哲学家亚里士多德观察过约500种动物；博物学家狄奥佛拉斯塔描述了550种植物。古希腊医学之祖希波克拉德认识到疾病是由环境和生活条件所引起的，而不是"凶恶的灵魂"所致；名医盖伦对牛、羊、猪、狗、猿的内部器官进行了大量的解剖学研究，进而推论人体有许多器官构造和某些动物相似，这对中世纪以前的西方医学发展起了积极的推动作用。

16世纪初期，随着社会的发展，人们对生命开始了更深入的认识和探索。比利时医生维萨里对人的尸体进行解剖，对盖伦的一些错误记述进行了修正，于1543年发表了名著《人体的结构》，标志着人体解剖学的创立；英国医生哈维对心脏的血液循环的研究，奠定了动物生理学的基础；英国人虎克应用自制的简陋显微镜，首次发现了植物细胞，并于1665年首次出版了《显微图像》，揭开了微观世界的神秘面纱；意大利解剖学家马尔必基用显微镜观察皮肤和肾的结构；荷兰博物学家列文·虎克用显微镜观察微生物，发现了原生动物和细菌；1735年，瑞典植物学家林奈对植物种类进行了系统的分类，提出了生物分类的"双名法"和分类阶梯，奠定了生物分类学基础，并被生物学界一直沿用至今。在19世纪前，生物学的研究主要是进行形态、结构和分类等方面的探索，在16世纪至18世纪期间，分类学、解剖学、生理学等学科均取得了许多成就。

到了19世纪，随着数学、物理、化学等学科与生命科学的相互交叉渗透，人们对生命的研究已从单纯的观察和描述逐渐转向发现和寻找各种生命现象之间的内在联系，生物学研究取得了巨大的进展。在19世纪30年代，德国植物学家施莱登和动物学家施旺根据他们对动、植物细胞的研究，发现所有生物都有着共同的结构基础，指出细胞是生物体结构和功能的基本单位，创立了细胞学说。从此，"细胞学说"成为生命科学的核心并日益发挥出巨大的作用，恩格斯称之为19世纪自然科学的三大发现之一。英国生物学家达尔文于1859年发表了《物种起源》一书，提出了进化论，使人们认识到地球上多种多样的生命形式的出现，是生命在长期发展过程中进化的产物，而物种进化的动因是环境的变化、生物本身的变异和自然选择的作用。因此，它从根本上动摇了上帝创造万物和物种不变的唯心主义史观，从而大大推动了生命科学的发展。1865年，奥地利学者孟德尔根据豌豆的杂交实验，总结出了孟德尔定律，但因当时无人理解其价值而被埋没了30多年。1900年孟德尔定律同时被三位科学家再次证实，在科学界引起了强烈的反响，遗传学也因此正式诞生了。19世纪在生物学上取得的成就，为辩证唯物主义的建立奠定了自然科学的基础，也将生物学本身的发展提高到了一个新的阶段。

20世纪以来，生物化学、生物物理学等分支学科陆续建立，一些新方法被引进到生物学的研究领域，工程技术上的成就使研究手段不断改进，形成了细胞生物学、分子生物学等新学科。1944年，英国生物学家艾弗里以细菌为材料，首次证实了DNA是遗传物质。1953年美国科学家沃森（Watson）和英国科学家克里克（Crick）阐明了DNA分子的双螺旋结构，这一发现是生命科学发展中的新的里程碑。1958年Crick又提出了信息传递的中心法则，揭示了生物的遗传、代谢、发育、进化等过程的内在联系,使生命科学的发展进入了一个崭新的迅速发展阶段。

1961年,雅各布(Jacob)和莫诺(Monod)提出乳糖操纵子学说,并用其探讨基因的调控原理。1965年我国科学家在世界上首次人工合成了具有生物活性的牛胰岛素。1966年生物界通用的64个遗传密码的成功破译,从分子水平上证实了生物界各类型间的发展联系,为基因工程的发展提供了理论基础。

1973年,美国斯坦福大学教授科恩开创了体外重组DNA技术,并成功用于转化大肠杆菌;1977年,Itakura将人生长激素释放抑制因子基因导入大肠杆菌并成功表达,在9 kg的培养液中获得的激素含量约等于从50万头羊脑中可获得的含量。从此,基因工程成为分子生物学的重要研究领域,基因工程药物、转基因动物、转基因植物等已成为世界各国争先研究的热点。

1997年,英国罗斯林研究所的Wilmut博士利用羊乳腺细胞的细胞核成功克隆出一只命名为多莉的绵羊;一年半后,克隆牛、克隆鼠相继问世;1999年,克隆猴也顺利诞生。哺乳动物克隆技术的日益成熟意味着在未来人类可以根据自己的意愿,在实验室里设计并创造出人造生命体,按照人类的意愿有计划地改造生物将成为生命科学研究的显著特征。

2000年6月25日,美国和英国同时宣布人类基因组序列工作草图完成。2001年2月,美、英、日、法、德、中六国组成的国际人类基因测序联合体,发表了根据人类基因组94%序列草图做出的初步分析。基因组计划的顺利实现,将使人类首先在分子层次上全面认识自我,对深入研究人类本身乃至推动整个生命科学的发展都具有极其重要的意义。

进入21世纪,随着多个学科和生命科学的密切交叉、相互渗透,以及新方法、新技术、新概念的广泛引入和应用,将进一步促进生命科学的发展,生命科学必将成为带动其他学科发展的主导学科,将对人类的生存和发展产生难以估量的深远影响。

四、生物学与医学

医学生物学是涵盖生物学中与医学有密切关系的基本理论和基础知识的一门学科。从医学教育的课程结构体系而言,医学生物学是医学基础课程的基础。现代医学的发展是以生物科学的发展为基础的,一些医学基础课程,如遗传学、生理学、生物化学、分子生物学、微生物学等都属于生物学的分支学科,因此,在广义上它是临床医学各学科的主要基础,也是整个医学科学的主要基础。

医学生物学的基本理论和基本知识,已渗透到了基础医学和临床医学的各个学科之中,生物学理论概念的建立,生物科学的每一项研究成果、每一项新技术的应用,对医学发展都起着重要的推动作用。

知 识 链 接

1. 对细胞膜转运蛋白的研究,使人们认识了由于转运蛋白的结构缺损或功能异常引起的疾病,如胱氨酸尿症、肾性糖尿病等;关于细胞膜受体的研究使人们认识了受体缺乏病;对溶酶体的研究使人们认识了 40 多种先天性溶酶体病;通过对线粒体的研究,人们明确了线粒体基因组,并发现了 100 多种因线粒体 DNA 突变引起的人类疾病;关于细胞周期的研究,人们认识了细胞增殖与肿瘤的密切关系,对细胞周期中有关问题的探讨,促进了对肿瘤的病因、病理的认识,并用于指导临床对肿瘤的诊断与治疗。

2. 关于配子发生和生殖机制的研究,使人类可有效地进行避孕和治疗不孕症,应用体外受精、植入前基因诊断方法,使某些遗传病家族可以生出正常的后代;对基因突变的分析使我们对遗传病的起源有了合理的认识;分子遗传学的研究更使人类找到基因诊断(包括植入前的基因诊断)、基因治疗和根治遗传病的途径。

3. 利用淋巴细胞杂交瘤技术生产的单克隆抗体被广泛用于临床的诊断和治疗;转基因技术生产的基因工程蛋白药物已达几十种,正在发挥其越来越重要的作用;重组 DNA 技术用于基因治疗也越来越广泛;利用干细胞可在体外高度增殖和多向分化的潜能,采用细胞培养技术在体外人工控制细胞分化、增殖,培植具有正常功能的特定的组织、器官,使之大批量生产,用来修补功能丧失的组织与器官的干细胞工程,将满足临床康复的需要,同时对一直困扰人类健康的疾病,如恶性肿瘤、心血管系统疾病、神经系统疾病、糖尿病及自身免疫性疾病等提供更好的治疗手段。

4. 人类基因组计划的实现,为后基因组计划——疾病基因组学、比较基因组学、药物基因组学、环境基因组学等的研究和应用,打下了良好的基础并起到了积极的推动作用,并为人类揭示疾病的发生、发展规律,寻找有效治疗和预防措施等奠定坚实的基础。

5. 现代医学的发展以生物科学的发展为基础,与此同时,现代医学在针对某些疾病的临床研究过程中,也揭示了一些生命活动的本质性问题。如对疯牛病的研究,使人们对朊蛋白(朊病毒)颗粒有了新的了解:朊蛋白这种蛋白质不仅能引起疾病,而且可在群体中传播,其传播方式既可以像传染病一样水平传播,也可以像遗传病一样垂直传播;由对慢性进行性舞蹈病的研究,发现了遗传印迹和动态突变等遗传现象。现代医学的这些研究成果丰富了医学基础理论和知识,促进了现代生物学的发展。

综上所述,医学生物学的内容是以生命的基本特征为主线,在突出与医学的相互关系的前提下,对生命的物质基础、生命的基本组成单位、生殖与个体发育、遗传与变异、人类生存与环境等基本理论和基本知识进行的概述,目的是使学生从宏观的角度全面地、辩证地认识和理解生命现象,加深对生命本质的了解,树立科学的世界观,为学习其他医学基础课程及专业课程打好坚实的基础。针对护理专业,本课程加强了对遗传学基本理论、遗传性疾病的发病机制、传递方式、诊断、治疗与预防等方面知识的介绍、分析;通过相关实践使学生学会分析遗传的有关问题,以便学生在未来的护理工作中能够更好地利用遗传学知识做好遗传病的防治工作。

知识点归纳

知识点	知识内容
生物学	生物学是研究生命现象的本质,探讨生命发生、发展规律的一门学科
生命的基本特征	物质组成的同一性、基本组成单位的相似性、新陈代谢、应激性、生长和发育、生殖、遗传与变异
新陈代谢	生物体通过不断地与其周围环境进行物质和能量的交换,使生命不断进行自我更新的过程
生长	生物体外形会表现出体积的增大和重量的增加
发育	生物体从受精卵开始到成熟、衰老直至死亡的转变过程称为发育。发育是生物体以生理功能变化为主的生命特征
应激性	生物体对内、外环境变化的刺激能产生相应反应的特性称应激性

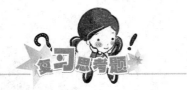

一、名词解释

1. 生物学　2. 新陈代谢　3. 生长　4. 发育　5. 生殖　6. 应激性

二、填空题

1. 生命的基本特征有_____、_____、_____、_____、_____、_____、_____。

2. 生命最基本特征是_____,它包括_____和_____两个过程。

三、问答题

1. 生物学的定义是什么?生命有哪些基本特征?

2. 为什么说医学生物学是临床医学各学科的主要基础?

3. 生物学的成就与其他自然科学的发展有何关系?

4. 医学专业学生为什么要学好生物学?

(叶良兵)

第二章 生命的物质基础

1. 原生质的概念及主要元素组成和物质组成。
2. 蛋白质的基本组成单位。
3. 蛋白质变性的临床应用。
4. 酶的概念和特点。
5. 核酸的种类、组成和功能。
6. RNA 的种类和功能。

第一节 概 述

　　生物界除了病毒、类病毒和朊病毒外,所有生物都是由细胞所构成的。构成生物体的细胞虽然在形态上千差万别,但是它们都是由生命物质组成的,我们把构成细胞的全部生命物质称为原生质。

　　对原生质进行化学成分的分析发现,在原生质中含有大量的 C、H、O、N、S、P、Na、K、Ca、Cl、Mg、Fe 等元素,其中 C、H、O、N 四种元素大约占到细胞全重的 90%;此外,还含有含量甚微的 Cu、Zn、I、Ba、Mn 等微量元素,这些元素含量虽少,但在细胞代谢过程中发挥着重要的作用,其含量的微小变化就会引起疾病的发生,如缺碘会引起甲状腺肿大(俗称大脖子病),若胎儿期缺碘则可导致克汀病(俗称呆小症)。组成原生质的各种化学元素在细胞内并非游离单独存在,而是以化合物的形式存在。我们将这些化合物分成两类,即有机化合物和无机化合物。有机化合物包括蛋白质、核酸、糖类、脂类、维生素等,其中核酸、蛋白质因其分子质量巨大,结构复杂,具有生物活性,称为生物大分子,是生命的物质基础;无机化合物主要包括水和无机盐。

第二节　有机化合物

一、蛋白质

蛋白质是一类复杂的生物大分子,是生物体的主要组成成分之一,约占人体固体成分的45%,而在细胞中占细胞干重的70%以上。

在自然界中蛋白质的种类繁多,人体内约含有10万余种蛋白质,每个细胞中都含有成千上万的蛋白质,而每一种蛋白质都有其特定的结构和功能。首先,蛋白质是构成细胞和生物体的基本物质。蛋白质是构成细胞膜、细胞质和细胞核的主要成分。如在红细胞中运输氧气和二氧化碳的血红蛋白是蛋白质;肌肉组织的主要成分也是蛋白质。其次,蛋白质在生物体内具有许多重要的生理功能,例如,酶蛋白具有催化机体化学反应的功能;蛋白类激素对机体的代谢具有调节功能;胶原蛋白的保护和支持功能;血红蛋白的运输功能;肌动蛋白和肌球蛋白的收缩功能;免疫球蛋白(抗体)的防御功能;受体、膜蛋白的信息传递功能等,都与蛋白质密切相关。由此可知蛋白质在我们机体中发挥着不可替代的作用,所以说蛋白质是生命的物质基础,没有蛋白质就没有生命。

(一)蛋白质的分子组成

蛋白质的种类繁多,结构各异,但各种蛋白质水解后产生的都是氨基酸,说明蛋白质是由氨基酸构成的,氨基酸是蛋白质的基本单位。组成人体蛋白质的氨基酸仅有20种。这20种氨基酸的化学性质虽然差别很大,但是它们都有共同的结构通式(图2-1),即每一个氨基酸中心均有一个碳原子(α-碳原子),与之相连的有一个羧基(—COOH),一个氨基(—NH$_2$),一个氢原子和一个侧链基团(—R)。

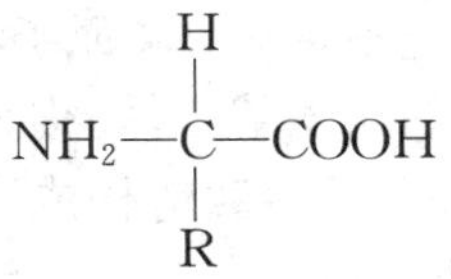

$$NH_2—\overset{\overset{\displaystyle H}{|}}{\underset{\underset{\displaystyle R}{|}}{C}}—COOH$$

图2-1　氨基酸分子结构通式

氨基酸之间的区别仅是R侧链的不同(图2-2),不同的R侧链使得各种氨基酸具有不同的性质,如电荷的正负性、酸碱性、亲水性等。

种类	甘氨酸	丙氨酸	丝氨酸	半胱氨酸
相同部分	NH₂—C—COOH (H上)	NH₂—C—COOH (H上)	NH₂—C—COOH (H上)	NH₂—C—COOH (H上)
不同部分	H	CH₃	H—C—H / OH	H—C—H / SH

图2-2　不同氨基酸结构比较

(二)蛋白质的分子结构

一个蛋白质分子中氨基酸的数目少则数十个,多者可达几万个乃至几十万个,这些数目众多的氨基酸,首先都是通过肽键依次缩合形成多肽链,然后由一条或多条多肽链构成具有

— 9 —

一定空间结构的蛋白质分子。

1. 肽键与多肽链 肽键是由一个氨基酸的α-羧基与另一个氨基酸的α-氨基脱去一分子水缩合形成的化学键(图2-3)。由两个氨基酸分子通过肽键连接形成的化合物,称为二肽;三个氨基酸分子形成的,称为三肽。依次类推,可以形成四肽、五肽以至多肽;通常将10个以内氨基酸分子连接形成的肽称为寡肽;10个以上氨基酸连接形成的肽称为多肽,因其呈链状结构,常称为多肽链。

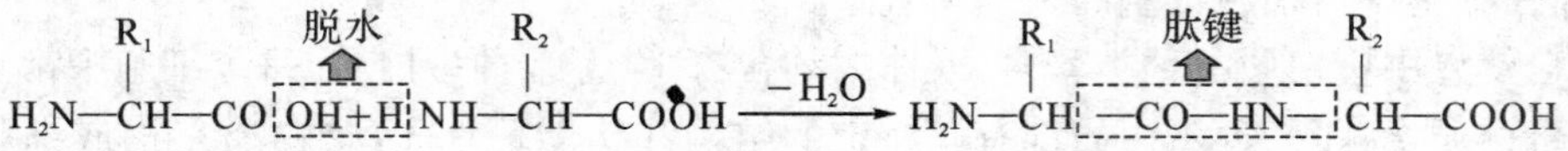

$$H_2N-CH-CO\underbrace{OH+H}_{脱水}NH-CH-COOH \xrightarrow{-H_2O} H_2N-CH\underbrace{-CO-HN-}_{肽键}CH-COOH$$

图2-3 肽键的形成

知 识 链 接

生物活性肽:

生物体内存在着许多具有生物学活性的小分子肽,称为生物活性肽。如谷胱甘肽(GSH),它是由谷氨酸,半胱氨酸和甘氨酸组成的三肽,其主要功能是具有还原性,可以保护组织细胞免受氧化性物质的氧化破坏,临床上常用它作为解毒、抗辐射和治疗肝病的药物;缩宫素和加压素都是11肽,分别具有促进子宫平滑肌收缩和升高血压的作用;脑啡肽是5肽,它是一种神经肽,与中枢神经系统产生痛觉抑制有密切关系,临床上常用于镇痛治疗。

2. 蛋白质的分子结构 在多肽链中,由α-碳原子和肽键构成的长链,称为主链,是蛋白质的骨架;与主链上的α-碳原子连接的R基团,则称为侧链。一个蛋白质分子可以由一条多肽链构成,也可以由两条或两条以上的多肽链构成。这些多肽链可以是相同的也可以是不同的。

构成蛋白质的多肽链,并非是呈线性的伸展状态,也不是位于同一个平面,而是通过各种各样的化学键和作用力自我螺旋、折叠在一起的特定的立体空间结构。蛋白质分子只有形成了其特定的空间结构以后,才具有生物学功能。蛋白质的空间结构相对而言是不稳定的。当蛋白质分子受到某些物理因素(如高温、高压、紫外线照射、X射线、超声波、强烈震荡等)或化学因素(如强酸、强碱、重金属盐、有机溶剂等)的影响时,其特定的空间结构被破坏,导致理化性质改变和生物活性丧失的现象称为蛋白质变性。蛋白质变性的实质是空间结构中的化学键被破坏,肽键并未被破坏。蛋白质变性后主要有以下特点:①其生物学活性丧失,失去原有的功能;②溶解度降低,黏度增加,易黏附在一起发生沉淀;③易被蛋白酶水解,变性的蛋白质更容易被机体消化吸收。

知 识 链 接

蛋白质变性在临床上的应用：

蛋白质变性在临床上具有重要的意义。如采用高温高压、紫外线、乙醇等消毒灭菌就是使病原微生物由于蛋白质变性而失去致病性和繁殖能力。在保存血清、疫苗、抗体等蛋白类生物制品时，应当放在低温条件下储存，防止蛋白质因变性而失去活性。

组成人体蛋白质的氨基酸虽然只有 20 种，但并不是每种蛋白质分子中都含有全部 20 种氨基酸，如胶原蛋白中就缺乏色氨酸，胰岛素中只有 18 种氨基酸。研究发现，不同的蛋白质中由于组成的氨基酸的种类、数量、排列顺序以及结构的不同，再加之蛋白质与糖类、脂类或核酸等结合成复合物，使蛋白质彼此之间具有各自的特异性，从而构成种类繁多，结构各异的蛋白质。据估计，生物界蛋白质的种类可以达 1 010～1 012 种，蛋白质种类的多样性，是生物种类多样性和生命现象复杂性的物质基础。

根据蛋白质变性的原理说明为什么我们要吃熟食？

（三）蛋白质的分类

由于蛋白质的结构复杂，一般不按其结构分类。目前蛋白质的分类方法主要有 3 种，即根据蛋白质的组成成分、分子形状和生理功能进行分类。

根据蛋白质的组成成分分类，是最常见的分类法。将蛋白质分为单纯蛋白质和结合蛋白质。只由氨基酸组成的蛋白质称为单纯蛋白质，如清蛋白（白蛋白）、球蛋白、组蛋白等。蛋白质还可以与非蛋白质类物质结合，形成结合蛋白质，如核蛋白、糖蛋白、脂蛋白等。其中结合蛋白质中的非蛋白质部分称为辅基。

根据蛋白质的分子形状，可以将蛋白质分为纤维状蛋白质和球状蛋白质。凡蛋白质分子的长短轴之比大于 10 的就称为纤维状蛋白质，如毛发中的角蛋白、血浆中的纤维蛋白原、结缔组织中的胶原蛋白和弹性蛋白等。长短轴之比小于 10 的称为球状蛋白质，如酶、免疫球蛋白、血红蛋白等。

根据蛋白质的生理功能不同，还可以将蛋白质分为结构蛋白、酶蛋白、保护蛋白、激素蛋白、运输蛋白、收缩蛋白、膜蛋白、受体蛋白和调节蛋白等多种。

二、酶

（一）酶的概念

生物体内无时无刻不在进行着一系列复杂有序的化学反应，维持着人体正常的新陈代谢，而这些反应几乎都是在生物催化剂——酶的催化作用下进行的。酶在生命活动中有极其重要的作用。如果没有酶，代谢就不能进行，生命也就随之告终。

酶是活细胞产生的在体内体外具有催化作用的特殊蛋白质。近年来发现某些核酸也具

医学生物学 · YIXUESHENGWUXUE

有催化功能,称之为核酶。主要作用于核酸,是为数不多的一类生物催化剂。

（二）酶的特性

酶与一般的催化剂相比具有以下特征：

1. 高度的专一性　一种酶只能催化一种或一类底物的化学反应。如淀粉酶只能催化淀粉水解；脂肪酶只能催化脂肪水解,而对其他的物质不起作用。

2. 高度的催化效率　酶的催化效率比一般催化剂高 106～1 010 倍,比非催化反应高 108～1 020 倍。例如,我们吃的食物需要消化酶的消化分解才能被吸收,如果没有消化酶,食物大约需要 40 年才能被我们消化吸收,可想而知酶的催化效率有多高。

3. 高度的不稳定性　酶的本质是蛋白质,同样会受到理化因素的影响发生变性失去催化活性。

我们人体中酶的含量是非常少的,为什么这么少的酶仍然能满足人体的代谢需要呢?

三、核酸

核酸是细胞内最重要的生物大分子之一,它是遗传信息的载体,控制着蛋白质的生物合成,在生物体的生长、发育、繁殖、遗传、变异和进化等各种生命活动中起着十分重要的作用。

（一）核酸的组成

核酸是由数十个至数百万个核苷酸聚合而成的复杂化合物。核苷酸是组成核酸的基本单位。每个核苷酸分子由磷酸、戊糖和碱基组成。戊糖为五碳糖,有核糖和脱氧核糖两种。碱基有嘌呤碱和嘧啶碱两大类,嘌呤碱包括腺嘌呤（A）、鸟嘌呤（G）；嘧啶碱包括胞嘧啶（C）、胸腺嘧啶（T）和尿嘧啶（U）（图 2-4）。戊糖与碱基构成的化合物称为核苷,核苷中的戊糖再和磷酸结合形成核苷酸。

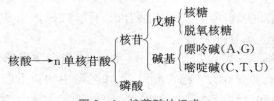

图 2-4　核苷酸的组成

（二）核酸的种类和分布

生物体内的核酸可分为两大类：一类是核糖核酸（RNA）,另一类是脱氧核糖核酸（DNA）。绝大多数生物都是以 DNA 作为遗传信息的载体,极少数病毒的遗传物质是 RNA。DNA 和 RNA 的区别见表 2-1。

— 12 —

表 2－1　DNA 和 RNA 的区别

	DNA	RNA
存在部位	主要在细胞核(真核细胞)	细胞质
基本单位	脱氧核苷酸	核糖核苷酸
戊糖	脱氧核糖	核糖
碱基	A、G、C、T	A、G、C、U
磷酸	H_3PO_4	H_3PO_4
核苷酸组成	腺嘌呤脱氧核苷酸(dAMP)	腺嘌呤核苷酸(AMP)
	鸟嘌呤脱氧核苷酸(dGMP)	鸟嘌呤核苷酸(GMP)
	胞嘧啶脱氧核苷酸(dCMP)	胞嘧啶核苷酸(CMP)
	胸腺嘧啶脱氧核苷酸(dTMP)	尿嘧啶核苷酸(UMP)
功能	遗传信息的载体	参与遗传信息的传递与表达

（三）核酸的结构与功能

1. DNA 的结构与功能

（1）DNA 的结构：1953 年，美国科学家沃森(Watson)和英国科学家克里克(Crick)提出了著名的 DNA 分子的双螺旋结构模型（图 2－5）。根据此模型发现 DNA 双螺旋的特点如下：

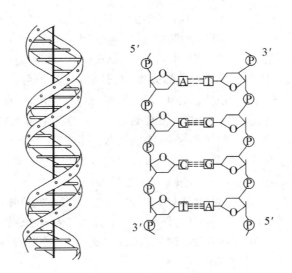

图 2－5　DNA 分子的双螺旋结构模型

①反向平行的双螺旋结构：DNA 分子是由两条方向相反、互相平行的脱氧核苷酸长链围绕一个假想的中心轴螺旋形成的一个右手螺旋结构。

②脱氧核糖和磷酸交替连接位于双螺旋的外侧，构成 DNA 的骨架，碱基位于双螺旋的内侧。

③碱基互补配对原则：位于两条链内侧的碱基通过氢键相连形成碱基对，称为碱基互补配对原则。碱基互补配对的规律是：在 DNA 分子当中，腺嘌呤与胸腺嘧啶通过两条氢键连

接(A═T),鸟嘌呤与胞嘧啶通过三条氢键连接(G≡C);在 RNA 分子当中,腺嘌呤与尿嘧啶通过两条氢键连接(A═U),鸟嘌呤与胞嘧啶通过三条氢键连接(G≡C)。即 DNA 中 A═T,G≡C;RNA 中 A═U,G≡C。碱基互补配对原则是 DNA 复制、转录等过程的分子基础。

从 DNA 的双螺旋结构中可以看出,两条长链上的脱氧核糖和磷酸交替排列的顺序是固定不变的,而碱基对的排列顺序是千变万化的。DNA 的碱基虽然只有 4 种,并且这 4 种碱基的配对方式只有两种,即 A═T,G≡C,但是 DNA 分子中的碱基对可以有多种不同的数量和排列顺序,因而就构成了 DNA 分子的多样性。每个特定的 DNA 分子都有其特定的碱基排列顺序,这种特定的排列顺序就构成了 DNA 分子的特异性。

(2) DNA 的功能:DNA 的主要功能是蕴藏遗传信息,并且能进行自我复制,还能通过转录形成 RNA 分子。

1) DNA 蕴藏着遗传信息:DNA 分子中的碱基数目一般在数千对以上,假设一个 DNA 分子有 100 对碱基计算,这 100 对碱基的排列组合方式就有 4 100 种之多,这已经是一个巨大的天文数字,更何况每个 DNA 分子的碱基对数目一般在数千对以上。遗传信息就蕴藏在这些复杂多样的 DNA 特定的碱基序列之中。基因是 DNA 分子中具有一定生物学功能的区段。不同的基因,碱基顺序不同,因而具有不同的生物学功能。

地球上大约有 70 亿人口,有没有 DNA 完全相同的两个人? 人与人之间 DNA 的区别又是什么?

2) DNA 的自我复制:DNA 具有自我复制的功能。DNA 的自我复制是以亲代 DNA 分子每一条单链为模板,在酶的作用下按照碱基互补配对原则合成子代 DNA 分子的过程。DNA 的自我复制过程非常复杂,其主要步骤如下:DNA 分子在解旋酶等的作用下,从某一特定的起始点开始,两条互补的 DNA 链局部分离,解开成单链,然后以每条单链为模板,以细胞核中游离的 4 种脱氧核苷酸为原料,在 DNA 聚合酶的作用下,按照碱基互补配对原则,在亲代 DNA 的模板链上连接上相应的脱氧核苷酸,连接上的各个脱氧核苷酸彼此间通过化学键连接成一条子链,最后新合成的子链和亲代的模板链螺旋在一起形成子代 DNA 分子(图2-6)。新合成的两个子代 DNA 分子与亲代 DNA 分子完全一样,其中都含有一条亲代单链和一条新合成的子链,这种复制方式叫做 DNA 的半保留复制。

3) DNA 转录成 RNA 分子:是指以 DNA 分子中的一条单链为模板,以细胞内游离的 4 种核糖核苷酸为原料,在 RNA 聚合酶的作用下,按照碱基互补配对原则,合成一条互补的 RNA 链的过程。由于 RNA 分子中没有碱基 T,而有碱基 U,因此在合成 RNA 分子时,就以 U 代替 T 与 A 配对。其配对方式如下:

$$DNA \quad 3'A—T—C—T—G—C—A—T5'$$
$$RNA \quad 5'U—A—G—A—C—G—U—A3'$$

转录的意义在于,将 DNA 分子中储存的遗传信息以碱基排列顺序的形式,转录到 RNA 分子中,变为 RNA 分子的碱基顺序。

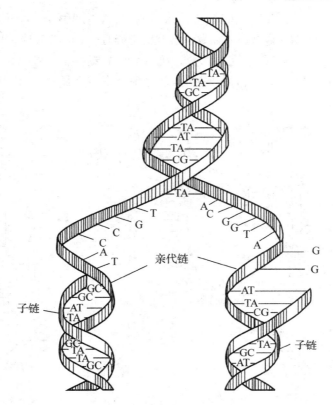

图 2-6　DNA 分子的半保留复制

DNA 的自我复制和转录存在很多的不同点,主要如表 2-2 所示。

表 2-2　DNA 自我复制与转录的区别

	DNA 的自我复制	转　录
原料	4 种脱氧核苷酸	4 种核糖核苷酸
酶	DNA 聚合酶	RNA 聚合酶
模板	亲代 DNA 的两条单链	亲代 DNA 一条单链上的某一区段
产物	2 条子代 DNA	一条 RNA 单链

2. RNA 分子的结构和功能　RNA 分子一般较 DNA 分子小,它们都是由 AMP、GMP、CMP、UMP 4 种核糖核苷酸构成的多核苷酸单链,但由于分子内部的碱基发生配对形成局部的双链,形成环状、发夹状或局部双螺旋等空间结构(图 2-7)。

RNA 分子是由 DNA 分子转录而来的。细胞内的 RNA 分子主要有 3 类:信使 RNA(mRNA)、转运 RNA(tRNA)和核糖体 RNA(rRNA),这 3 类 RNA 均与蛋白质合成有关。

(1) 信使 RNA(mRNA):mRNA 分子为一条多核苷酸单链,基本是一种线性结构。mRNA 的主要功能是从细胞核内的 DNA 分子上转录出遗传信息,并带到细胞质中的核糖体上,作为合成蛋白质的指令,因而称为信使 RNA。

(2) 转运 RNA(tRNA):转运 RNA(tRNA)是 3 种 RNA 分子中相对分子质量最小的一种。其分子结构基本上是单链,但因部分节段碱基互补配对而局部成双链。各种 tRNA 分子的形状呈三叶草形(图 2-8),在柄部的 3' 末端有 CCA 三个核苷酸,这是结合活化氨基酸的部位;与柄部相对的另一端为环状结构,称为反密码环,反密码环顶端的三个碱基称为反密码子,可与 mRNA 上的密码子互补结合。tRNA 的主要功能是将活化的氨基酸转运到核糖体的相应部位与 mRNA 上的密码子对应,使之最终形成多肽链。tRNA 对氨基酸的转运具有高度的特异性。

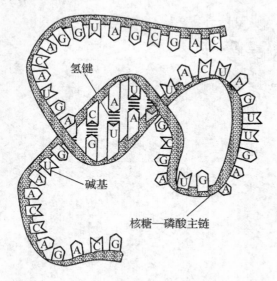

图 2-7 RNA 分子的结构

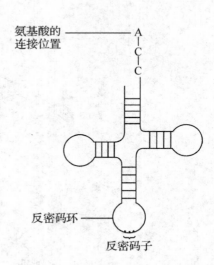

图 2-8 tRNA 的三叶草结构

(3) 核糖体 RNA(rRNA):核糖体 RNA(rRNA)为单链,局部可形成双螺旋形或发夹形结构,是三种 RNA 分子中分子量最大的一种。rRNA 分子数量最多,占细胞内 RNA 总量的80%～90%。rRNA 是核糖体的基本组成成分,而核糖体是细胞内蛋白质合成的场所。

3. 三磷酸腺苷(ATP) 是机体内的重要的多磷酸核苷酸。AMP 和一分子磷酸脱水缩合形成二磷酸腺苷(ADP),ADP 再和一分子磷酸脱水缩合形成三磷酸腺苷。在 ATP 分子中,三个磷酸基团依次成直线连接,磷酸与磷酸之间的化学键称为高能磷酸键,常用"～"表示,其中蕴藏着大量的能量。ATP 在酶的水解作用下,断裂一个高能磷酸键,失去一个磷酸基团而成为 ADP,同时释放出大量的能量;一个 ADP 分子在酶的作用下,利用生物氧化所释放的能量形成高能磷酸键并与一个磷酸基团连接形成 ATP,从而储存能量。可以说,ATP 和 ADP 的相互转化,就是机体能量的释放和储存过程。生物体内的营养物质如糖类、脂类和蛋白质等氧化分解所产生的能量,不能直接用于生命活动,而是提供给 ADP 磷酸化生成ATP;当生命活动需要能量时,如肌肉收缩、腺体分泌、物质的运输、物质的合成与分解等,ATP 水解释放能量,供生命活动需要。ATP 是生物体生命活动所需能量的直接供体。

四、糖类

糖类是生物界分布极广,含量较多的一类有机化合物,几乎所有的生物体内都含有。主要有 C、H 和 O 元素组成。

糖类根据水解情况可以分为三大类,即单糖、双糖和多糖。单糖是指不能水解的最简单的糖类,主要包括五碳糖和六碳糖,分别叫戊糖和己糖。戊糖主要包括核糖和脱氧核糖,己糖有葡萄糖、果糖和半乳糖等。双糖是指由两个单糖组成的糖,主要有乳糖、麦芽糖和蔗糖等。单糖和双糖能溶于水,多有甜味。多糖是由多个单糖构成的糖,主要包括淀粉、纤维素和糖原。其中淀粉和纤维素主要存在于植物体内。糖原主要存在于动物体内,是人和动物体内能量的储存形式。人体内血液中的糖是葡萄糖,即血糖。当人体血糖过高时,可以在肝脏和肌肉中合成糖原以储存能量;当血糖浓度降低时,肝脏中的糖原又可以分解为葡萄糖补充血糖。糖类是生物体生命活动的主要能源物质。

五、脂类

脂类是脂肪和类脂的统称。脂肪是由一分子甘油和三分子脂肪酸构成的化合物,在生物体内是重要的储存能量的物质,除此之外脂肪还具有保护组织器官、维持体温恒定、提供营养如必需脂肪酸等功能。

类脂包括磷脂、糖脂、胆固醇和胆固醇酯。人体内最重要的类脂是磷脂,主要有卵磷脂和脑磷脂,其次是胆固醇。磷脂和胆固醇是生物膜的主要组成成分,构成了膜的基本骨架。磷脂和胆固醇都是极性分子,由亲水的头部和疏水的尾部(脂肪酸链)组成(图 2-9)。膜中的脂分子的这种极性对维持细胞形态和细胞内外物质的转运具有重要的作用。

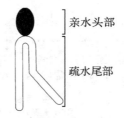

图 2-9　磷脂分子结构示意图

六、维生素

维生素是维持人体正常生理功能的必需的一类小分子有机化合物。它在体内既不参与机体组织细胞的组成,也不提供能量,而是在调节物质代谢、维持细胞生理功能等方面发挥着至关重要的作用。此外,维生素在体内不能合成或合成量很少,不能满足机体的需要,因而必须从食物摄取。

维生素的种类繁多,化学结构各不相同,且差异较大。通常根据其溶解性质分为脂溶性维生素和水溶性维生素。脂溶性维生素主要包括维生素 A、维生素 D、维生素 E、维生素 K等,水溶性维生素主要包括 B 族维生素和维生素 C 两大类。

第三节　无机化合物

一、水

水是细胞原生质中含量最多的物质,占细胞总重量的 60%～90%。正常成年人体内的水约占人体体重的 60%。在不同种类的生物中,甚至是同种生物的不同发育阶段以及不同的器官中,细胞中水的含量均不同。大多数的水在细胞中以游离形式存在,可以自由流动,叫做自由水。自由水是细胞内的良好溶剂,许多物质溶解在这部分水中,水在体内流动时就可以把营养物质运送到各个组织细胞,还可以把组织细胞新陈代谢产生的代谢废物运至排泄器官或直接排出体外。细胞内各种代谢反应都需要在有水的环境中进行,同时水还具有调节体温的作用。水还能与细胞内的其他物质结合(如水可以通过氢键与蛋白质结合),这部分水称为结合水,结合水是构成细胞结构的重要组成成分,大约占细胞中全部水分的4.5%。结合水在保持组织器官的形态、硬度和弹性方面起到一定的作用。

二、无机盐

无机盐是原生质的组成成分之一,占细胞干重的 2%～5%。在细胞中多数以离子状态存在,含量较多的无机离子有 Na^+、K^+、Ca^{2+}、Mg^{2+}、Fe^{3+}、Fe^{2+}、Cl^-、PO_4^{3-}、HCO_3^- 等。它们有些游离于水中,维持细胞内外液的渗透压和酸碱度,保障细胞的正常生理活动;还有一些与蛋白质或脂类结合,组成有一定功能的结合蛋白或类脂。如 Fe^{2+} 是血红蛋白的重要组成成分,血红蛋白是血液中运载氧气和二氧化碳的工具;PO_4^{3-} 是磷脂的组成成分,磷脂是构成生物膜的重要组成成分。机体中无机盐的含量是有一个正常范围的,如果超出这个范围则会引起疾病,例如婴幼儿严重缺钙会引起佝偻病,缺铁可引起缺铁性贫血等。

知识点归纳

知识点	知识内容
原生质	构成细胞的全部生命物质统称为原生质
原生质的物质组成	有机化合物:蛋白质、核酸、糖类、脂类和维生素等 无机化合物:水和无机盐
蛋白质的基本单位	氨基酸是蛋白质的基本单位,组成人体蛋白质的氨基酸有 20 种
肽键	一个氨基酸的 α-羧基与另一个氨基酸的 α-氨基脱去一分子水缩合形成的化学键称为肽键
蛋白质的变性	蛋白质分子受到某些物理因素(如高温、高压、紫外线照射、X 射线、超声波、强烈震荡等)或化学因素(如强酸、强碱、重金属盐、有机溶剂等)的影响时,其特定的空间结构被破坏,导致理化性质改变和生物活性丧失的现象称为蛋白质变性
酶	酶是活细胞产生的在体内体外都具有催化作用的特殊蛋白质
核酸的种类	包括核糖核酸(RNA)和脱氧核糖核酸(DNA)两种
RNA 的种类	包括信使 RNA(mRNA)、转运 RNA(tRNA)和核糖体 RNA(rRNA)
"中心法则"	遗传信息从 DNA 传递到 RNA,再从 RNA 传递给蛋白质的翻译过程,以及遗传信息从 DNA 传递给 DNA 的自我复制过程,称为"中心法则"
糖类	糖类是生物体生命活动的主要能源物质,主要分为单糖、双糖和多糖
脂类	主要包括脂肪和类脂
维生素	是维持人体正常生理功能的必需的一类小分子有机化合物
水	是原生质中含量最多的物质
无机盐	主要是存在于细胞中的无机离子

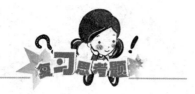

一、名词解释

1. 原生质　2. 肽键　3. 蛋白质变性　4. 酶　5. 基因　6. 密码子　7. 翻译

二、填空题

1. 原生质是由有机化合物包括_____、_____、_____、_____、_____等和无机化合物包括_____、_____组成的。

2. 蛋白质的基本单位是_____，其组成人体蛋白质的种类有_____种。

3. 酶的特性主要包括_____、_____和_____。

4. 核酸的种类包括_____和_____，其中前者的主要功能有_____、_____和_____，后者主要分为_____和_____。

5. 糖类的主要功能是_____，根据水解情况可分为_____、_____和_____。

三、选择题

1. 蛋白质的基本单位是　　　　　　　　　　　　　　　　　　　　　　　　（　　）
   A. 丙酮酸　　　　　　B. 核苷酸　　　　　　C. 氨基酸　　　　　　D. 核酸

2. 连接氨基酸与氨基酸的化学键是　　　　　　　　　　　　　　　　　　　（　　）
   A. 氢键　　　　　　　B. 疏水作用　　　　　C. 范德华力　　　　　D. 肽键

3. 关于蛋白质变性的说法错误的是　　　　　　　　　　　　　　　　　　　（　　）
   A. 高温高压可使蛋白质变性　　　　　　B. 强酸强碱可使蛋白质变性
   C. 变性蛋白质的功能丧失　　　　　　　D. 食物中蛋白质变性后不能食用

4. 酶的作用特点不包括　　　　　　　　　　　　　　　　　　　　　　　　（　　）
   A. 高度的专一性　　　　　　　　　　　B. 高度的催化效率
   C. 高度的稳定性　　　　　　　　　　　D. 高度的不稳定性

5. 构成 DNA 的碱基不包括　　　　　　　　　　　　　　　　　　　　　　（　　）
   A. A　　　　　　　　　B. G　　　　　　　　　C. C　　　　　　　　　D. U

6. 生物体生命活动所需能量的直接供体是　　　　　　　　　　　　　　　　（　　）
   A. 蛋白质　　　　　　B. 糖类　　　　　　　C. 脂类　　　　　　　D. ATP

7. 细胞内含量最多的物质是　　　　　　　　　　　　　　　　　　　　　　（　　）
   A. 蛋白质　　　　　　B. 核酸　　　　　　　C. 脂类　　　　　　　D. 水

四、问答题

1. 简述酶的概念和特性。

2. 简述 DNA 与 RNA 的区别。

3. 描述 DNA 双螺旋结构的要点和 DNA 的功能。

4. 简述"中心法则"中遗传信息的传递与表达。

（俞　敏）

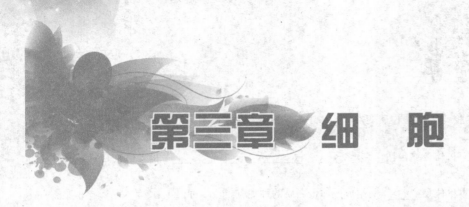

第三章 细 胞

学 习 重 点

1. 非细胞生物、原核细胞和真核细胞的一般特征。
2. 细胞膜的化学组成与分子结构。
3. 细胞膜的物质运输,并比较几种运输方式。
4. 核糖体、内质网、高尔基复合体、溶酶体和线粒体的形态结构与功能。
5. 微管、微丝、中间纤维的化学组成、结构及组装。
6. 细胞核的结构与功能。
7. 染色质、染色体的化学组成与形态结构。

原生质中含有的生物大分子在生命活动中起着极其重要的作用,但是它们在生物体外不能单独地完成完整的生命活动,只有按一定的形式组织起来形成细胞以后,才能表现出复杂的生命现象。地球上所有生物体(病毒除外)都是由细胞构成的,细胞是生物体形态结构和生理功能的基本单位。

第一节　细胞的基本概念

一、细胞的大小和形态

构成不同生物体的细胞以及在同一生物体内行使不同功能的细胞,它们在大小和形态上均有差异,有的甚至差异很大。例如最小的支原体细胞直径仅 $0.1~\mu m$;最大的细胞是鸵鸟的卵细胞,直径可达 $10~cm$;人的卵细胞直径约为 $100~\mu m$;神经细胞的胞体直径约为 $10~\mu m$,但从胞体发出的神经纤维可长达数厘米,最长可达 $1~m$ 左右。不同类型细胞在大小上的差异往往与其行使的功能相适应。鸟类和爬行类生物的卵由于要储存胚胎发育所需的营养物质,故一般都较大;而哺乳动物由于其胚胎在母体内发育,依靠母体获得营养,所以卵细胞相对较小。

细胞的形态也多种多样(图 3-1),常与细胞所处的部位及行使的功能相适应。游离的细胞常呈圆饼形或球形,如红细胞、白细胞、卵细胞;相互排列紧密的细胞常呈扁平形、立方形、多边形或柱形,如各种上皮细胞;肌细胞多为柱状或梭形,便于肌肉的收缩;神经细胞具有很多突起,这与其神经传导功能相一致。

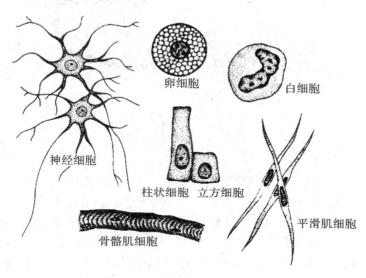

图 3 - 1 细胞的不同形态

二、原核细胞与真核细胞

地球上的生物按有无细胞构造分为非细胞生物和细胞生物,细胞生物按其复杂(进化)程度,又分为原核细胞生物和真核细胞生物。

（一）非细胞生物

现存的病毒就是一类非细胞形态的生物,它们的构造非常简单,仅由蛋白质外壳和壳内核酸(DNA 或 RNA)构成。病毒虽具有繁殖、遗传和变异等生命特征,但它们必须寄生在宿主细胞内,依靠宿主细胞内的原料和能量,在病毒核酸储存的遗传信息的控制下,重新合成病毒核酸和蛋白质,进而形成新的病毒。

（二）原核细胞

原核细胞已形成一定的细胞形态,细胞的外部有细胞膜包围,在细胞膜外还有一层起保护作用的坚固的细胞壁。

原核细胞仅有一个裸露于细胞质中、不与蛋白质结合的环状 DNA,此区域称为拟核。所以原核细胞无核膜、核仁,没有典型的细胞核。

原核细胞的细胞质内没有内质网、高尔基复合体、溶酶体以及线粒体等膜性细胞器,但有核糖体、中间体和一些内含物,如糖原颗粒、脂肪颗粒等。

自然界中由原核细胞构成的生物称为原核细胞生物,常见的有细菌、支原体、放线菌、蓝藻、绿藻等。

细菌是原核生物的典型代表(图 3 - 2),细菌的外表面为一层由肽聚糖构成的细胞壁。细菌的细胞壁内为细胞膜,细菌的细胞膜有时内陷,形成中间体,它与 DNA 的复制和细胞分裂有关。细菌细胞无成形的细胞核。细菌细胞质中只有唯一的细胞器——核糖体,它是细菌蛋白质合成的场所。

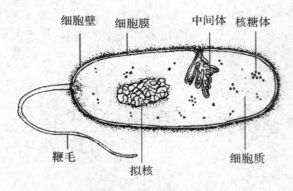

细胞壁　细胞膜　中间体　核糖体

鞭毛　　　　拟核　　　　细胞质

图 3 - 2　细菌细胞的结构

（三）真核细胞

真核细胞比原核细胞进化程度高、结构复杂。在光学显微镜下,真核细胞(动物细胞)的结构包括细胞膜、细胞质和细胞核三部分。通常把光学显微镜下看到的细胞结构称为显微结构,把在电子显微镜下看到的细胞结构称为细胞的亚显微结构。根据细胞各部分结构的性质、彼此之间的联系以及各种结构的来源等,又将细胞分为膜相结构和非膜相结构两部分。膜相结构包括细胞膜、内质网、线粒体、高尔基复合体、溶酶体、过氧化物酶体、核膜等;非膜相结构包括染色质、核糖体、中心粒、微管、微丝及中间纤维等(图 3 - 3,图 3 - 4)。由真核细胞组成的生物称为真核细胞生物,如植物、动物及人类等。

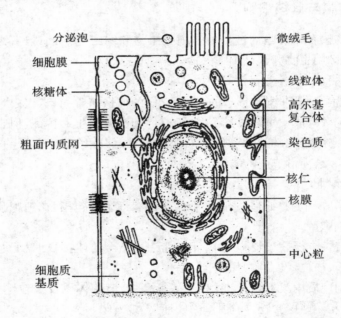

分泌泡　　　　　　　　　　微绒毛
细胞膜
核糖体　　　　　　　　　　线粒体
　　　　　　　　　　　　　高尔基
　　　　　　　　　　　　　复合体
粗面内质网　　　　　　　　染色质
　　　　　　　　　　　　　核仁
　　　　　　　　　　　　　核膜
　　　　　　　　　　　　　中心粒
细胞质
基质

图 3 - 3　电镜下动物细胞结构模式图(平面观)

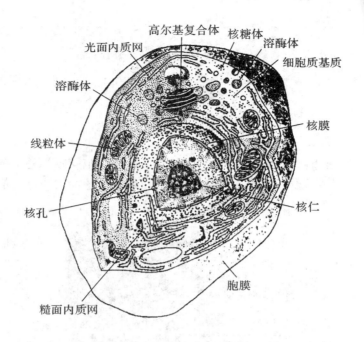

图 3-4　电镜下动物细胞结构模式图(立体观)

三、真核细胞与原核细胞的区别

真核细胞与原核细胞的基本特征相同,表现为:都有细胞膜;都有 DNA;都有合成蛋白质的核糖体;都以细胞分裂方式进行增殖并独立进行生命活动。但是真核细胞与原核细胞在形态结构和功能方面又存在明显的差异,如真核细胞的体积比原核细胞大,具有核膜包围的细胞核,细胞质中有各种具有膜相结构的细胞器(内质网、高尔基复合体、溶酶体以及线粒体等)。在 DNA 分布上,真核细胞大多数的 DNA 存在于细胞核中,少量的 DNA 存在于细胞质的线粒体中;原核细胞的 DNA 裸露在细胞质基质中。真核细胞与原核细胞的区别见表3-1。

表 3-1　真核细胞与原核细胞的比较

特征	原核细胞	真核细胞
细胞大小	较小(1～10 μm)	较大(10～100 μm)
细胞核	无细胞核,仅有拟核	有核膜包裹的成形的细胞核
细胞器	含唯一的细胞器(核糖体)	含各种细胞器
细胞壁	肽聚糖	纤维素
遗传物质	双链闭合环状裸露 DNA,不与组蛋白结合	线形双链 DNA 与组蛋白结合形成染色体
遗传物质表达	转录和翻译同时同地点进行	转录在细胞核内,翻译在细胞质中。先转录后翻译
细胞分裂	二分裂(无丝分裂)	无丝分裂、有丝分裂、减数分裂

学·与·问

最简单、最小的生命形式及最小的细胞各是什么,为什么?

第二节 细胞膜

细胞膜是包围在细胞外周的一层薄膜,又称为质膜。细胞膜不仅是细胞结构的边界,使细胞具有一个相对独立而稳定的内部环境,同时还在细胞与环境之间进行物质交换、能量转换及信息传导过程中起着决定性的作用。

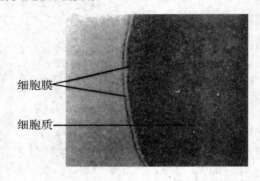

图 3 - 5 红细胞细胞膜的电镜照片(示单位膜)

真核细胞是细胞的最高级形式,除了细胞膜外,在细胞内还有丰富的膜性结构。人们把细胞膜和细胞内各种膜性结构的膜统称为生物膜。虽然不同的生物膜各有其特殊功能,但它们都有着共同的结构特征。在电子显微镜下,生物膜呈现典型的三层结构,即两个电子密度高的深色致密外层,中间夹着电子密度低的浅色层,总厚度为 7.5~10.5 nm,这三层结构称为单位膜(图 3 - 5)。

一、细胞膜的化学组成

细胞膜的化学成分主要有脂类、蛋白质和糖类。脂类和蛋白质构成膜的主体,糖类以糖脂和糖蛋白的复合形式存在。此外,细胞膜还含有水、无机盐和少量的金属离子等。

在不同类型细胞的细胞膜上,脂类、蛋白质和糖类三类物质所占的比例不同。对大多数细胞来说,脂类约占 50%,蛋白质占 40%~50%,糖类占 1%~10%,一般来说,功能复杂的细胞膜上,所含蛋白质的比例较高,膜脂的比例较小。

1. 膜脂 构成膜的脂类统称为膜脂。真核细胞膜上主要有三种膜脂:磷脂、胆固醇和糖脂,其中以磷脂为最多。构成膜的脂类分子均为兼性分子,即它们都是由一个亲水的极性头部和一个疏水的非极性尾部组成。

(1)磷脂:磷脂是构成膜脂的最重要的成分,磷脂分子的极性头部是各种磷脂酰碱基,它们多数通过甘油基团与非极性尾部相连。根据磷脂酰碱基的不同,将磷脂分为磷脂酰乙醇胺、磷脂酰胆碱等多种。

(2)胆固醇:胆固醇是真核细胞膜上的一种重要组分,其含量一般不超过膜脂的 1/3,但在红细胞、肝细胞、有髓鞘的神经细胞膜上含量较多。胆固醇在调节膜的流动性,增加膜的稳定性和降低水溶性物质的通透性等方面起着重要作用。

（3）糖脂：糖脂是膜上含有一个或几个糖基的脂类，其含量约占膜脂总量的5%以下。目前已发现40多种糖脂，最简单的糖脂是半乳糖脑苷脂，最复杂的是神经节苷脂。所有的糖脂均位于膜的外表面，并暴露其糖基，其作用可能与细胞识别及细胞的信息传导等有关。

2. 膜蛋白　生物膜上的蛋白质称为膜蛋白。膜蛋白是细胞膜最重要的组分，其含量和种类与细胞膜的功能密切相关。大多数真核细胞膜中蛋白质的含量约为50%，它们作为酶、受体、载体和泵等执行着重要的生物学功能。根据蛋白质在膜中的位置常将其分为外周蛋白和内在蛋白两类。

（1）内在蛋白：内在蛋白又称镶嵌蛋白，占膜蛋白的70%～80%。有些内在蛋白，一部分插入脂质双分子层内，其余部分暴露在细胞膜的内外表面；有的贯穿脂质双层，称为跨膜蛋白。内在蛋白主要具有催化（酶）、运输、连接、信息传递（受体）等功能。

（2）外周蛋白：外周蛋白也称外在蛋白，占膜蛋白的20%～30%。外周蛋白通常是通过与内在蛋白间接连接，或直接与膜脂分子的极性头部结合附着在膜的内外表面，附着在内表面的较多。外周蛋白与细胞的胞吞作用、细胞变形运动和细胞分裂时细胞膜的缢缩作用有关。

3. 膜糖类　真核细胞膜的外表面都含有一定的糖类，大多数的膜糖是低聚糖，它们与膜蛋白或膜脂结合，以糖蛋白、糖脂的形式存在。膜糖类与细胞之间的黏着、细胞免疫、细胞识别有密切的关系。

二、细胞膜的分子结构与特性

（一）细胞膜的分子结构模型

膜脂、膜蛋白、膜糖类等分子是如何排列组建成细胞膜的呢？1953年首先有人提出了第一个描述细胞膜分子结构的模型——片层结构模型，此后相继有几十种模型被提出，具有代表性的模型有单位膜模型、液态镶嵌模型（图3-6）、晶格镶嵌模型、板块镶嵌模型等，其中，液态镶嵌模型被人们广泛接受和应用。液态镶嵌模型认为：

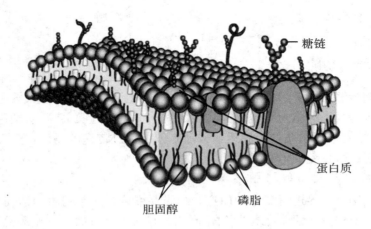

图3-6　液态镶嵌模型

膜脂分子排列成脂质双分子层，构成细胞膜的骨架。构成细胞膜的脂质分子均是极性分子，亲水的头部朝向细胞膜的内外表面，疏水的尾部朝向膜的中央。蛋白质分子有的附着在脂质双分子层的表面,有的镶嵌在脂质双分子层中。糖分子与蛋白质、膜脂分子结合以糖脂、糖蛋白的形式存在于细胞膜的外表面。细胞膜具有流动性和不对称性,但膜脂处于无序(液态)和有序(晶态)的相变过程之中,且脂质的流动性要受蛋白质分子的制约,因此膜各部分的流动性处于不均一状态,膜既具有流动性又有完整性和稳定性。

（二）细胞膜的特性

1. 细胞膜的流动性　细胞膜的流动性表现为膜脂的流动性和膜蛋白的流动性。在正常生理条件下,膜脂总是处于不断的运动之中,膜蛋白受膜脂分子运动的影响也能进行旋转、侧向移动等方式的运动。细胞膜的流动性大小与膜脂分子的种类及性质有关,脂质分子的脂肪酸链不饱和程度越高,膜的流动性越大,胆固醇含量增高会降低膜的流动性。另外,温度、pH、离子浓度的改变都会影响流动性。

2. 细胞膜的不对称性　以脂质双分子层的疏水端为界,细胞膜可分为内外两层。细胞膜的内外两层无论是在分子组成上还是在生理功能上都存在很大的差异,这就是细胞膜的不对称性。这种不对称性主要表现在以下几个方面:

（1）膜脂的不对称性:细胞膜脂质双层的内外两层的脂质分子的成分有明显的差异,导致了脂类分子在模型上的相对不对称性分布。

（2）膜蛋白的不对称性:膜蛋白颗粒的分布整体情况是内层多于外层(外周蛋白主要分布在膜的内表面),并且每种蛋白质分子在膜上都有明确的排布方向,没有一种蛋白质分子既分布在外表面,又分布于内表面,即使是跨膜蛋白,突出在膜内、外表面部分的结构也各不相同。

（3）膜糖类的不对称性:与膜脂、膜蛋白结合的糖都只分布在膜的外表面,并将糖基暴露在外表面。这种绝对的不对称性,决定了膜内外表面功能的特异性。

学 与 问

1. 细胞膜的主要成分是＿＿＿＿、＿＿＿＿和＿＿＿＿。

2. 构成细胞膜的膜脂分子均是兼性分子,它具有＿＿＿＿＿＿和＿＿＿＿＿＿两个不同性质的部分。

3. 真核细胞上主要有＿＿＿＿、＿＿＿＿和＿＿＿＿3种膜脂。

三、细胞膜的功能

一个活细胞能够维持正常的生命活动,既要防止细胞内容物外流,又要保持细胞内代谢环境的稳定。细胞膜是细胞与细胞周围环境之间的一道半透膜屏障,对细胞的生命活动起保护作用,选择性地进行物质的跨膜运输。细胞膜是信息传递的场所,它与细胞识别、细胞的代谢调控、基因表达、免疫与癌变等密切相关。

（一）细胞膜与物质的跨膜运输

细胞膜是细胞与外界进行交流的门户。细胞要维持其正常的生命活动,必须通过细胞膜从外环境中不断地吸取营养物质,同时不断向外排出代谢产物。细胞膜这种协调、控制物质进出细胞的功能称为物质的跨膜运输。通过细胞膜进出细胞的物质一般分为小分子物质、离子和大分子物质等几类,细胞膜对不同类型的物质采取不同的运输方式。

1. 小分子与离子的跨膜运输　每种物质进入细胞,都要通过半透性的细胞膜。某种物质的通透性,决定于该物质的内外浓度差(或称浓度梯度)。细胞膜对小分子物质和离子的运输主要有 3 种方式:单纯扩散、协助扩散和主动运输。

(1)单纯扩散:单纯扩散又称简单扩散,是指脂溶性的小分子物质顺浓度梯度自由穿越脂质双层的运输方式。单纯扩散既不消耗能量又不需膜蛋白帮助。以单纯扩散形式进出细胞的有氧气、二氧化碳、乙醇和尿素等。

(2)协助扩散:协助扩散又称易化扩散,是指无机离子或亲水性的小分子物质在跨膜蛋白的帮助下,顺浓度梯度进行扩散的运输方式。根据参与运输的膜转运蛋白的不同,协助扩散又分为载体蛋白介导的协助扩散和通道蛋白介导的协助扩散两种方式。

1)载体蛋白介导的协助扩散:某些膜转运蛋白上具有特殊的结合位点,能特异地与某物质进行暂时性结合,然后通过其构象变化把该物质顺浓度梯度带入或运出细胞,称为载体蛋白介导的协助扩散(图 3-7)。某些小分子亲水性物质如葡萄糖、氨基酸就是依靠这种方式进出细胞的。

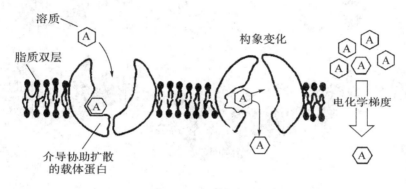

图 3-7　载体蛋白介导的协助扩散示意图

2)通道蛋白介导的协助扩散:通道蛋白是一类贯穿脂质双层的、中央带有亲水性孔道的膜蛋白。当孔道开放时,物质可经孔道从高浓度一侧向低浓度一侧扩散,称为通道蛋白介导的协助扩散。各种带电离子如 Na^+、K^+、Ca^{2+}、Cl^- 就是通过这种方式进出细胞的(图 3-8)。

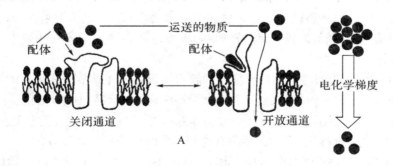

图 3-8　通道蛋白介导的协助扩散示意图

(3)主动运输:主动运输是指细胞膜上的膜转运蛋白直接利用细胞代谢产生的能量(ATP)将物质逆浓度梯度或电位梯度跨膜转运的方式。主动运输逆浓度梯度和电位梯度跨膜转运的物质主要是离子,如 Na^+、K^+、Ca^{2+} 等;有些亲水性小分子也可通过主动运输进行逆浓度梯度转运,如肾小管上皮细胞对葡萄糖的重吸收等。

主动运输主要是依靠膜上的泵抽入或泵出某种被运输的物质。镶嵌在细胞膜上能把钠钾离子逆浓度梯度运输的一种特殊蛋白质称为钠钾泵（实质是 Na^+-K^+-ATP 酶）。大多数细胞内 Na^+ 浓度低于细胞外 $10\sim20$ 倍，而 K^+ 的浓度比细胞外高 $10\sim20$ 倍，这种细胞内的高 K^+ 低 Na^+ 的离子梯度，主要靠细胞膜上的 Na^+-K^+ 泵来维持。

钠钾泵逆浓度梯度运输 Na^+、K^+ 是通过 ATP 驱动泵的构象变化来完成的。首先细胞内的 Na^+ 结合到离子泵的 Na^+ 结合位点上，激活了 ATP 酶活性，引起酶构象的改变，Na^+ 结合位点转向膜外侧。此时酶对 Na^+ 的亲和力低而对 K^+ 的亲和力高，将 Na^+ 释放到细胞外，同时与细胞外的 K^+ 结合，K^+ 与酶结合后，酶的构象又恢复原状，将 K^+ 转运到细胞内（图 $3-9$）。

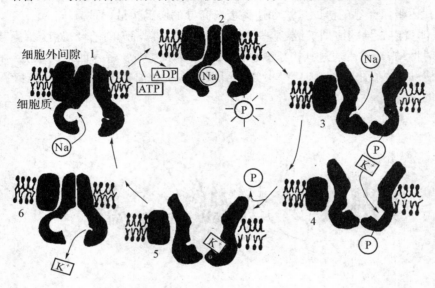

1. 钠钾泵处于接受 Na^+ 状态；2. Na^+ 结合到结合位点上；

3. 酶构象变化，Na^+ 释放到细胞外；4. 钠钾泵处于接受 K^+ 状态；

5. K^+ 结合到结合位点上；6. 酶构象复原，K^+ 释放到细胞内

图 $3-9$　Na^+-K^+-ATP 酶活动模型

通过钠钾泵的作用直接维持了细胞内低钠高钾的特殊离子浓度，如人红细胞内的 K^+ 浓度为血浆中的 30 倍，而细胞内 Na^+ 的浓度则比血浆低 13 倍。这种细胞内外的 Na^+-K^+ 浓度梯度在维持膜电位、调节渗透压、保持细胞容积恒定和驱动糖与氨基酸的主动运输方面都起着重要的作用。

2. **大分子物质的膜泡转运**　细胞膜上的膜转运蛋白能介导亲水性小分子和无机离子的转运，但不能够帮助大分子（如蛋白质、脂肪、多聚糖等）及颗粒性物质（如细菌、病毒颗粒、细胞碎片等）的运输，这类物质的运输是通过与膜结合并形成小泡的方式进行的，称为膜泡转运。膜泡转运需要细胞提供能量，包括胞吞作用和胞吐作用两种运输方式。

（1）胞吞作用：胞吞作用又称入胞作用，是指细胞外的大分子或颗粒性物质与细胞膜结合，被细胞膜包裹形成小泡，被转运到细胞内的过程。根据吞入物质的形态和入胞机制的不同，又分为吞噬作用、吞饮作用两种主要方式。

吞噬作用：吞噬作用是细胞摄取较大的固体颗粒的过程。被摄取的物质往往是细菌、细胞碎片或大分子复合体。当大分子或颗粒性物质附着在膜上时，致使附着处的膜向内凹陷而两边的膜向外突起、形成伪足，融合封闭形成小泡，并从细胞膜上分离进入细胞质，成为吞噬体或称吞噬小泡。吞噬体内的物质最终被溶酶体消化分解。吞噬作用只发生在一些特殊

的细胞中,如巨噬细胞、中性粒细胞等。

吞饮作用:吞饮作用又称胞饮作用,是细胞摄入细胞外液及其中溶质的过程。当细胞外环境中某些液体物质达到一定浓度时,这些物质吸附在细胞表面,引起这部分质膜凹陷,包围液体物质后与质膜分离,形成吞饮体或称吞饮小泡。一部分吞饮体与内体性溶酶体结合,其中的物质被降解为小分子后进入细胞质被细胞利用;有的吞饮体则贮存在细胞内。

(2)胞吐作用:胞吐作用又称外排作用,是细胞将其在胞质内合成的分泌物以分泌泡的形式或将胞质内其他膜泡中的代谢产物经细胞膜排出的过程。以胞吐作用排出细胞外的物质,都被单位膜包裹,即位于囊泡之内,囊泡游离在细胞质之中。胞吞作用发生时,首先是包裹了外排物质的囊泡,逐渐移到细胞膜的内表面,与细胞膜接触;然后囊泡的膜与细胞膜融合、重组,形成一个孔洞,将物质排出细胞。腺体产生的激素、消化酶,神经细胞产生的神经递质等,都是通过此种方式进行分泌的。

(二)细胞膜与细胞的信息传导

受体是存在于细胞膜上或存在于细胞内,能接受外环境中的化学信号,并将这一信号转化为细胞内的一系列的代谢反应,而对细胞的结构或功能产生影响的蛋白质。存在于细胞内的受体称胞内受体;存在于细胞膜上的受体称为膜受体,多数是镶嵌在细胞膜脂质双层中的各种特异性的跨膜糖蛋白。

受体所接受的外界信号统称为配体,包括激素、神经递质、生长因子、光子、某些化学物质等。配体与受体之间的结合具有高度的特异性,各种配体作用于相对应的受体后,产生不同的生物学效应。

根据结构和功能不同,细胞膜受体可分为三类:

1. 生长因子类受体　此类受体是单条肽链一次性跨膜的蛋白质,细胞外区有配体结合部位,细胞质区具有酪氨酸激酶的特性。当细胞外的配体与受体结合后,受体蛋白的构象发生改变,使细胞质区酶的活性被激活,酪氨酸激酶使底物磷酸化,即把细胞外的信号转导到细胞内。这一类受体包括表皮生长因子受体、胰岛素受体、胰岛素样生长因子受体、血小板生长因子受体、血小板源性生长因子受体等。

2. 离子通道受体　某些神经递质的受体本身就是一种离子通道或与离子通道相偶联的蛋白质。当配体与这类受体结合后,改变了受体的空间构象,使离子通道开放或关闭,控制离子进出细胞,并进一步调节细胞的生命活动。

3. G蛋白偶联的受体　此类受体都是一条由350～400个氨基酸残基组成的多肽链,具有高度的保守性和同源性。当受体与相应的配体结合后,触发了受体蛋白构象的改变,后者再进一步调节G蛋白的活性,激活效应蛋白,实现把细胞外的信号传递到细胞内的过程。

(三)细胞膜与细胞识别

细胞识别是指细胞对同种和异种细胞以及对异己物质的识别。细胞识别是生物界普遍存在的重要的生命现象,其特点是具有种属特异性和组织特异性。细胞识别的本质是细胞表面识别分子的相互作用,如巨噬细胞识别并吞噬衰老的红细胞而不吞噬正常的红细胞,是因为正常红细胞膜上糖链末端的糖基是唾液酸,衰老的红细胞膜上由于糖链末端的唾液酸丢失,使半乳糖暴露出来,巨噬细胞可识别半乳糖这个标记从而将衰老的红细胞吞噬。

1. 下列哪种物质跨膜运输方式不需要消耗能量 （　　　）
A. 主动运输　　　B.胞吞作用　　　C. 胞吐作用　　　D. 单纯扩散
2. 什么是受体？它有什么作用？

知 识 链 接

细胞膜缺陷与高血压：

科学家 Richand Bright 于 1827 年首先注意到高血压与肾病有关，Tigenstedt 等于 1898 年发现了肾素，Goldblatt 于 1934 年建立肾性高血压的动物模型，随后，Page 提出了镶嵌学说，Guyton 提出了肾脏中心学说，Bohr 提出了共同通路学说。随着研究的深入，Habby 和 Blaustein 提出了高血压发生的"膜学说"，即细胞膜异常导致高血压，认为高血压本质上是一种细胞膜病，这种细胞膜缺陷表现为膜流动性降低及膜离子转运功能异常。

第三节　细胞质

细胞质是位于细胞膜之内核膜之外的所有物质，它包括细胞质基质、细胞器以及其他成形的内容物。细胞器是指细胞中具有一定的形态结构、化学组成，并具有特定功能的小器官。存在于细胞质中的细胞器主要有核糖体、线粒体、内质网、高尔基复合体、溶酶体、过氧化物酶体、中心粒以及由微管、微丝、中间纤维组成的细胞骨架等。细胞质基质是指细胞质中的胶态物质，是各种细胞器功能活动的外部环境以及某些代谢反应进行的场所。

一、核糖体

核糖体是细胞中普遍存在的一种非膜性结构的细胞器，除哺乳动物的成熟红细胞外，核糖体几乎存在于所有的细胞内。电镜下核糖体是直径为 15～25 nm 的致密小颗粒，常常分布在细胞内蛋白质合成旺盛的区域。在真核细胞中，根据核糖体存在的部位不同，将其分为附着核糖体和游离核糖体。附着核糖体是指附着在粗面内质网膜上的核糖体；以游离形式分布在细胞质基质中的核糖体称游离核糖体。

（一）核糖体的化学组成和分子结构

核糖体均由大亚基和小亚基构成。大小亚基在细胞内一般以游离状态存在，只有当小亚基与 mRNA 结合后，大亚基才与小亚基结合，形成完整的核糖体（图 3 - 10）。肽链合成终止后，大小亚基解离，又游离于细胞基质中。

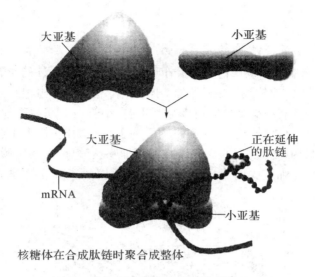

核糖体在合成肽链时聚合成整体

图 3-10　核糖体的立体结构模式图

核糖体的主要组成成分是蛋白质和核糖体 RNA(rRNA)。rRNA 主要分布在大小亚基的内部,蛋白质分布在大小亚基的表面。蛋白质和 rRNA 在组装形成核糖体的过程中,单链的 rRNA 分子首先折叠成复杂的三维结构,组成大小亚基的骨架,接着,构成核糖体的多种蛋白质分子通过与 rRNA 的识别,自动组装到骨架上,构成严格有序的超分子结构——大、小亚基。

（二）核糖体的功能

核糖体是蛋白质合成的场所,能按照 mRNA 的指令把氨基酸高效而精确地缩合成多肽链。蛋白质合成时,多个核糖体结合到一个 mRNA 上,成串排列,形成蛋白质合成的功能单位,此种结构称多聚核糖体。由于蛋白质的合成是以多聚核糖体的形式进行的,使得一条 mRNA 分子上有多个核糖体在同时进行蛋白质的合成,从而大大提高了蛋白质合成的效率（图 3-11）。游离核糖体和附着核糖体都能够合成蛋白质,但它们合成的蛋白质的用途与去向有所不同,游离核糖体合成的是细胞所需的基础性蛋白,供细胞本身使用。附着核糖体合成分泌蛋白,供生物体其他细胞或器官使用;合成膜蛋白,构成膜的结构;合成溶酶体的酶,执行消化分解功能。

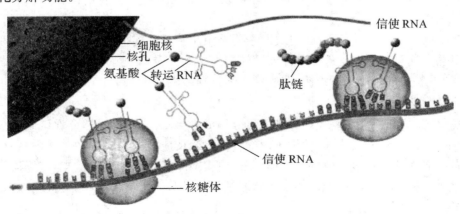

图 3-11　蛋白质合成示意图

二、内质网

（一）内质网的形态结构与类型

1. 内质网的形态结构　内质网广泛分布于除成熟红细胞以外的所有真核细胞的细胞质中。电镜下，内质网是由单位膜构成的小管、小泡和扁平囊样结构相互连接构成的三维网状膜系统。构成内质网的扁平囊彼此间可以相互重叠，小管彼此间相互连通，小管与扁平囊之间可在扁平囊的边缘部位延续连通；小泡是内质网在执行功能时，由小管的游离端或扁平囊的边缘芽生形成的结构（图3-12）。另外，在靠近细胞核部分，内质网膜可与核外膜相连，在靠近细胞膜部分也可与细胞膜的内褶部分相连，内质网的这些连接使细胞的各种膜性结构构成了一个结构上的整体。

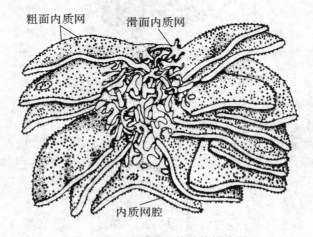

图3-12　内质网立体结构模式图

2. 内质网的类型　根据内质网膜的外表面是否有核糖体的附着，可将内质网分为粗面内质网和滑面内质网两大类。

（1）粗面内质网：电镜下粗面内质网呈囊状或扁平囊状，排列较整齐，因在其外表面有许多颗粒状的核糖体附着，表面粗糙而得名。粗面内质网是内质网和核糖体共同形成的复杂结构，主要功能是合成分泌蛋白、膜蛋白和溶酶体酶蛋白。因此在分泌细胞（如胰腺腺泡细胞）和分泌抗体的浆细胞中，粗面内质网非常发达，而在一些未分化的细胞与肿瘤细胞中则较稀少。

（2）滑面内质网：电镜下滑面内质网主要是由小管相互连接构成的网状结构，小管的游离端可芽生出小泡样结构，表面没有核糖体附着。在多数细胞中，滑面内质网所占比例较小，但在一些特化的细胞如肝细胞、肌细胞中却特别发达。

（二）内质网的功能

在整体上，内质网在细胞质内将细胞质分隔成许多不同的小区域，并在细胞质极为有限的空间内建立起大量的膜表面，使细胞内的各种代谢反应能够在不同的区域内独立地进行，大大提高了各种代谢过程的效率。具体而言，内质网除了对细胞有机械支持、物质交换和运输作用之外，还与蛋白质的合成、加工与修饰、运输，以及与脂类合成、糖类代谢、解毒作用等密切相关。

1. 粗面内质网的功能　粗面内质网主要执行蛋白质的合成、转运、蛋白质的修饰和加工以及脂类的合成等功能。

（1）蛋白质的合成：细胞内蛋白质的合成都是始于细胞质基质中的核糖体中。如果细胞基质中的核糖体在与 mRNA 结合后，首先合成的是一段信号肽（由 mRNA 信号密码编码的，通常是由 18～30 个疏水氨基酸构成的多肽），则核糖体就会在信号肽引导下附着到内质网膜的表面，在内质网表面继续进行蛋白质的合成（核糖体合成的多肽链上若没有信号肽，则留在细胞质基质中完成多肽链的合成）。随着多肽链的不断延长，多肽链可穿过内质网膜进入内质网囊腔，而信号肽在进入内质网囊腔后不久就被信号肽酶切除。以这种方式合成的蛋白质主要有分泌蛋白、膜蛋白、驻留蛋白和溶酶体蛋白等，其中分泌蛋白主要包括各种抗体、酶、多肽激素和细胞外基质蛋白等。

（2）蛋白质的修饰与加工：蛋白质进入内质网腔后立即被修饰。糖基化是内质网中最常见的一种蛋白质修饰方式，此处的糖基化主要是 N—连接（糖分子与蛋白质的天冬酰胺残侧链上的氨基基团连接）的糖基化。

（3）蛋白质的折叠与装配：进入到内质网腔内的多肽链要在内质网囊腔中进行折叠和装配，形成寡聚体。经过正确折叠和装配的蛋白质可通过内质网芽生出的小泡包装，以小泡的形式运输到高尔基复合体。

（4）脂类的合成：内质网也是脂类合成的重要场所。构成细胞膜和内膜系统的膜脂，如磷脂和胆固醇等，大多数在粗面内质网上合成，膜脂合成后，立即嵌入到粗面内质网膜的脂质双分子层靠细胞质基质面的脂质单分子层中，经整合后构成膜的结构，因此，粗面内质网是膜的发源地（内质网合成的膜蛋白可与脂质双分子层进行整合）。

2. 滑面内质网的功能　肝细胞中的滑面内质网非常丰富，已有实验证明，这些滑面内质网与糖原的合成和分解有关；肝细胞的滑面内质网中还含有一些酶，可清除脂溶性的废物和代谢产生的有害物质，因而滑面内质网还具有解毒作用。肌细胞中含有发达的特化的滑面内质网，称肌浆网，肌浆网能进行 Ca^{2+} 的储存和释放，可引起肌肉收缩。此外，滑面内质网还与非蛋白性激素（如性激素）的合成与分泌有关。

三、高尔基复合体

高尔基复合体是普遍存在于真核细胞内的一种细胞器。1898 年，由意大利学者 Camillo Golgi 首次发现，后人便将其命名为高尔基复合体。

（一）高尔基复合体的形态结构

高尔基复合体是一种由单位膜构成的膜性结构的细胞器，其结构的主体由 3～8 层表面光滑的扁平膜囊紧密堆叠形成，扁平膜囊的周围分布着大量的大小不等的囊泡结构。高尔基复合体是一种有极性的细胞器，这不但表现在它在细胞中有比较恒定的位置和方向，而且物质只从高尔基复合体的一侧进入，从另一侧输出。多数学者认为，高尔基复合体至少由三部分组成（图 3-13）。

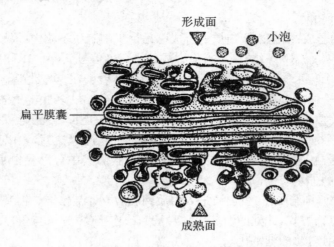

图 3 - 13　高尔基复合体立体结构模式图

1. **形成面**　形成面朝向细胞核,靠近内质网,是中间多孔而呈连续分支状的管网结构,其周围散布着许多由粗面内质网芽生的小泡(内含由内质网新合成的物质)。形成面可以通过与周围的小泡融合的方式接受来自内质网转运而来的蛋白质等物质,将其分类后大部分转入高尔基复合体中间膜囊,并使中间膜囊的膜结构和内容物不断得到补充。

2. **中间膜囊**　中间膜囊是位于形成面和成熟面结构之间的片层膜囊,其重要功能是进行蛋白质的糖基修饰,形成糖脂,合成多糖。

3. **成熟面**　成熟面远离细胞中心,朝向细胞膜。形态呈管网状,并与囊泡(其中多数为未成熟的分泌囊泡)相连。此部分结构的主要功能是对蛋白质进行分选与包装,之后这些蛋白质将由分泌囊泡输出或运向溶酶体。

高尔基复合体的形态结构与分布状态在不同的细胞中有很大的差异,这与细胞的生理状态和功能有关。在分泌功能旺盛的细胞中(如杯状细胞、胰腺细胞),高尔基复合体很发达,通常可围成环状或半环状。在未分化的细胞如肿瘤细胞中,高尔基复合体往往较少,而在分化较好的细胞中,高尔基复合体较发达,成熟的红细胞和粒细胞中高尔基复合体消失或明显萎缩。

(二)高尔基复合体的功能

高尔基复合体的主要功能是将内质网合成的多种蛋白质进行加工修饰、分选与包装,然后分门别类地运送到细胞特定的部位或分泌到细胞外。此外,高尔基复合体在细胞内膜的交通上也起重要作用。

1. **分泌蛋白的加工与修饰**　当在内质网经过初步糖基化后的蛋白质进入高尔基复合体的中间膜囊后,还要进一步进行糖基化修饰,在此处的糖基化主要是 O—连接糖基化(寡糖与蛋白质天冬酰胺残基侧链上的氨基基团的羟基基团共价结合),形成 O—连接糖蛋白。在粗面内质网合成的某些蛋白质,是没有生物活性的蛋白原,运至高尔基复合体后,需要在高尔基复合体中水解切除部分肽段,才能成为有活性的分泌蛋白。

2. **蛋白质的分选和运输**　蛋白质在高尔基复合体内经加工和修饰后,要通过成熟面的分选并送往细胞的各个部位。所谓分选是指成熟面通过特定的机制,将执行特定功能的某种或某类蛋白质分门别类地集中到膜的某一部位,并通过芽生出小泡的形式将它们包装在一起。高尔基复合体的分选机制,目前尚不清楚。高尔基复合体对蛋白质的运输是通过成熟面芽生出的运输小泡来完成的,运输小泡可将各种特异性蛋白质准确地运送到细胞特定的部位或分泌到细胞外。

3. 溶酶体的形成　溶酶体中含有几十种酸性水解酶类,它们在内质网中合成后进入高尔基复合体内进行加工和修饰,然后在成熟面完成分选包装。内含溶酶体酶的运输小泡在细胞质中与内体结合后,形成内体性溶酶体。

4. 细胞内膜的交通　高尔基复合体参与了细胞内膜的转化,并发挥了枢纽作用。内质网是膜的发源地,其膜可通过运输小泡流向形成面,使高尔基复合体的扁平膜囊得到膜的补充和更新;与此同时,成熟面又不断形成分泌泡向细胞膜移动,并与细胞膜融合,使高尔基复合体的膜变成了细胞膜的一部分。膜的这种交通过程也称为膜流。

1. 高尔基复合体的主体部分是 （　　）
A. 小管　　　　B. 小囊泡　　　　C. 大囊泡　　　　D. 扁平囊
2. 内质网和高尔基复合体在形态、结构和功能上有何异同?它们之间有何联系?

四、溶酶体

(一)溶酶体的形态结构与类型

溶酶体是单层膜包裹的内含多种酸性水解酶的膜性结构的细胞器。在电镜下溶酶体多呈球形,大小不一,多数直径为 $0.2\sim0.8\ \mu m$。溶酶体内含 40 多种酸性水解酶,能分解蛋白质、脂类、糖类、核酸等大分子物质。

(二)溶酶体的功能

溶酶体在细胞内具有消化、防御和保护作用,可视为细胞内的消化装置。根据溶酶体不同的消化作用可分为:

1. 异溶作用　溶酶体对进入细胞内的吞噬小泡或吞饮小泡进行消化和分解。当吞噬泡进入细胞后,溶酶体逐渐和它靠近并接触,在接触处双方的膜融合,成一较大囊泡,溶酶体内的酶便对外来物、细菌等进行分解、消化。一些未被完全消化的物质残留下来,形成残余体。残余体除小部分不能被排出外,大部分能被排出细胞外。

2. 自体吞噬　溶酶体对细胞内衰老和病变的细胞器的消化作用。可促进细胞成分的更新,对细菌、病毒等的消化分解,具有防御保护作用。

自体吞噬作用和异溶作用的过程一样,只是被消化、分解的物质不同。自体吞噬作用形成自体吞噬泡,进而形成残余体。在人体心肌、神经、肌组织的细胞内常见有脂肪及色素物质的沉淀,即脂褐质,就是自体吞噬作用过程中残留在细胞内的残余体(图 3-14)。

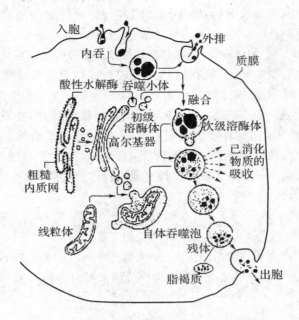

图 3-14　溶酶体的异溶作用和自体吞噬

3. 自溶作用　细胞内溶酶体膜破裂，使整个细胞或组织被释放出来的酶消化分解的过程。在正常的个体发育中，常可见到某些细胞有规律地死去，这和溶酶体的自溶作用有关。例如，蝌蚪变成青蛙时尾部的退化、哺乳类动物子宫内膜的周期性萎缩等都是溶酶体进行自溶作用的结果。

某些疾病与溶酶体的功能状态密切相关。职业病矽肺，是人吸入过多的二氧化矽粉尘，二氧化矽聚集在肺泡细胞内，使溶酶体的膜被破坏，多种水解酶便流入细胞质将细胞杀死，释放出的二氧化矽再度破坏肺泡健康细胞，使肺的弹性降低，肺的功能受损，形成矽肺。

4. 细胞外的消化作用　溶酶体除了在细胞内具有消化作用外，也可以将水解酶释放到细胞外消化细胞外物质。例如，精子头部顶端的顶体是一种特化的溶酶体，内含多种水解酶。受精过程中，当精子与卵细胞外被接触时，顶体膜便与精子的细胞膜互相融合并将水解酶释放出来，消化围绕卵细胞的放射冠（卵泡细胞），便于精子的核进入卵细胞，达到受精的目的。

五、线粒体

（一）线粒体的形态结构

1. 线粒体的形态、数量和分布　光镜下线粒体呈粒状、杆状、线状等。一般动物细胞内线粒体的数目由数百到数千个不等，但哺乳动物成熟的红细胞缺少线粒体。线粒体数目与细胞的生理功能及生理状态有关，在新陈代谢旺盛的细胞中线粒体多，如人和哺乳动物的心肌细胞、肝细胞、骨骼肌细胞中线粒体很丰富；而在精子、淋巴细胞等新陈代谢较低、能量需要较少的细胞中线粒体较少。

2. 线粒体的超微结构　在电镜下观察，线粒体是一个由内外两层单位膜套叠成的封闭的囊状结构，主要由外膜、内膜、膜间腔和基质组成（图 3-15）。外膜是包围在线粒体最外面的一层单位膜，膜上有排列整齐的由蛋白质构成的筒状圆柱体，圆柱体中央有直径

2～3 nm 的小孔，相对分子质量在 10 kD 以下的小分子物质均可自由通过。内膜向线粒体内室突起形成管状或板层状的结构，称为线粒体的嵴，内膜（包括嵴）的内表面附着许多突出于内腔的颗粒，称为基粒。基粒由头部、柄部和基片三部分组成，球形的头部突出于内腔中，基片嵌于内膜中，柄部连接头部和基片。基粒又称 ATP 酶复合体，是偶联磷酸化的关键装置。内外膜之间存在一个封闭的腔隙，称为膜间腔，其中充满胶态的物质，含有许多可溶性酶、底物和辅助因子。内膜和嵴围成的腔隙称为基质腔，腔内充满可溶性的胶状物，称为基质。线粒体基质中含有催化三羧酸循环、脂肪酸氧化、氨基酸氧化、蛋白质合成等生物化学反应的上百种酶，还有可溶性代谢中间产物、环状 DNA、RNA、核糖体、维生素和金属离子等其他成分，基质中含量最多的是水，水既是酶促反应的溶剂，又是物理介质，代谢产物通过介质在线粒体各酶系之间扩散及转移。

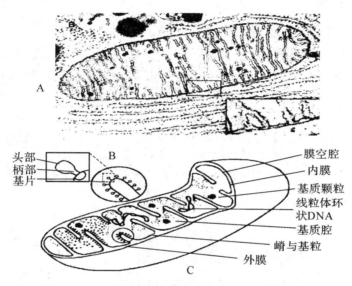

A. 线粒体电镜照片　B. 嵴的超微结构模式图　C. 超微结构模式图

图 3-15　线粒体的形态结构

（二）线粒体的半自主性

研究证实，线粒体中含有遗传物质 DNA，还含有 RNA（mRNA、tRNA、rRNA）、核糖体、氨基酸活化酶等，说明线粒体具有自我繁殖所需的基本成分，是一个含有 DNA 并能进行转录和翻译的细胞器。

在哺乳动物的细胞中，线粒体的基因组是一个裸露的环状 DNA 分子，称为线粒体 DNA（mtDNA），与细菌 DNA 相似。mtDNA 具有自我复制能力，能以自身为模板，进行半保留复制。mtDNA 复制的周期与线粒体增殖平行，从而保证了线粒体本身的 DNA 在生命过程中的连续性。

线粒体有自己的蛋白质翻译系统，mtDNA 能编码 22 种线粒体的 tRNA、2 种 rRNA 和13 种线粒体蛋白质。但是线粒体中大多数酶或蛋白质是靠核基因编码，在细胞质核糖体上合成，通过转运到达线粒体中的。因此，线粒体基因在转录与翻译过程中对核基因有很大的依赖性，受到核基因的控制，线粒体是半自主性的细胞器。

（三）线粒体的功能

线粒体的主要功能是进行氧化磷酸化，合成 ATP，为细胞生命活动提供能量。它是糖类、脂肪和蛋白质最终氧化释能的场所。蛋白质、糖和脂类是细胞主要的能源物质,它们被细胞利用,大致要经历以下过程:首先它们要经过生物体的消化分解,形成氨基酸、单糖、脂肪酸和甘油等小分子,然后这些小分子物质被细胞摄取,进入细胞质基质中;进入细胞质中的小分子物质经过降解作用,形成丙酮酸和乙酰乙酸,最终进入线粒体基质,并进一步形成乙酰辅酶 A(乙酰 CoA);乙酰 CoA 参与到三羧酸循环中,通过氧化(放能),磷酸化(储能)形成 ATP 分子。

由于线粒体具有自己的 DNA,DNA 的突变将导致线粒体遗传病。另外,线粒体还与细胞中氧自由基的生成、细胞凋亡、信号转导、细胞内多种离子的跨膜转运及电解质稳态平衡的调控等有关。

六、过氧化物酶体

(一)过氧化物酶体的形态结构

在电镜下观察,过氧化物酶体是由一层单位膜包裹的卵圆形或圆形小体,直径约 0.5 μm。过氧化物酶体中含有 40 多种酶,其中的过氧化氢酶存在于各种细胞的过氧化物酶体中,因此,过氧化氢酶可看作过氧化物酶体的标志酶。

(二)过氧化物酶体的功能

过氧化物酶体中的各种氧化酶能氧化多种底物,同时使氧还原为过氧化氢(H_2O_2),而过氧化氢酶能把过氧化氢还原成水,从而清除 H_2O_2,防止其在细胞内积聚。这些反应对肝、肾细胞的解毒作用是非常必要的。另外,过氧化物酶体还与物质的代谢有关,可能参与核酸、脂肪和糖的代谢过程。

学 与 问

1. 由于溶酶体膜破裂而引起的疾病有　　　　　　　　　　　　　　　　　(　　)
   A. 类风湿关节炎　　　　B. 痛风　　　　C. 矽肺　　　　D. 糖原贮积症
2. 由两层单位膜围成的细胞器有　　　　　　　　　　　　　　　　　　　(　　)
   A. 内质网　　　　　　　B. 线粒体　　　C. 溶酶体　　　D. 高尔基复合体
3. 线粒体内膜的基质面上规则排列着带柄的球状小体称为_____。它可分为_____、_____和_____三部分。

七、细胞骨架

细胞骨架是由蛋白纤维交织而成的网状结构,充满整个细胞质空间,与外侧的细胞膜和内侧的核膜都存在一定的结构上的联系,以保持细胞特有的形状并与细胞运动有关。细胞骨架有微管、微丝和中间纤维 3 种类型,它们分别由不同的蛋白单体组装而成。

(一)微管

1. 微管的化学组成及结构　　微管由微管蛋白和微管结合蛋白组成。微管蛋白是 1 种球形的酸性蛋白质,是微管的主要组成蛋白,有 α 微管蛋白和 β 微管蛋白 2 种单体。微管结合蛋白是一类可与微管结合并与微管蛋白共同组成微管系统的蛋白质,其主要功能是调节微管的特异性并将微管连接到特异的细胞器上。

微管是一种中空的蛋白质丝。α 和 β 微管蛋白可组成异二聚体,它是构成微管的基本单位。在微管的外观上,异二聚体以螺旋盘绕的方式组成微管的壁,13 个异二聚体围成一圈,故在微管的横断面上可见其由 13 个原纤维构成(纵向排列的异二聚体相互结合形成的结构称为原纤维)(图 3-16)。微管是一种动态的结构,能很快地进行组装和去组装,组装时微管的长度增加,去组装时微管的长度缩短。

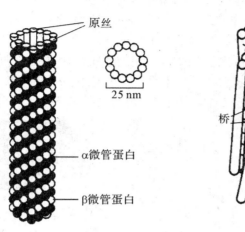

图 3-16 微管结构模式图　　　　图 3-17 中心粒的结构模式图

2. 微管与中心粒　中心粒是存在于细胞质中,由微管构成的一种非膜性结构的细胞器。在电子显微镜下,每个中心粒呈短圆柱状,成对存在,且彼此相互垂直排列。每个中心粒由 9 组三联体微管组成(图 3-17),每组三联管之间斜向排列围成一圈,形似风车的旋翼。中心粒是微管的组织中心,中心粒的功能与微管的组装与去组装有关,微管在组装时可延伸加大长度,去组装时则缩短长度;微管与染色体的着丝粒区的动粒可发生连接,微管的伸长与缩短可使染色体在细胞中移动位置,中心粒向细胞两极移动也是微管伸长的结果。

3. 微管的功能　微管在细胞中有着重要的作用,具体可概括为:①微管具有一定刚性,在保持细胞外形方面起支撑作用,如细胞伪足、鞭毛、纤毛、神经轴突等突起部分的形状的维持,依靠的是微管的支持作用;②构成纤毛、鞭毛等细胞运动器官,参与细胞运动;③可固定细胞核、线粒体等细胞器的位置;④参与细胞内物质运输,在细胞内,小泡和蛋白质颗粒常常可以进行相当远距离的运输,并可被运送到特定的区域,这是由微管与其他细胞骨架共同作用完成的;⑤微管是构成有丝分裂时纺锤体的主要成分,与染色体的分裂与位移有直接关系;⑥微管在胞质中分布广泛,跨越质膜到细胞核,同时,细胞中的微管具有很大的蛋白表面积,因此人们认为微管具有足够的空间进行信号转导。

(二) 微丝

1. 微丝的结构　微丝是真核细胞中由肌动蛋白组成的细丝,成束平行排列或弥散成网状分布在细胞质中。微丝是 1 种实心的结构,直径 5~9 nm,长度不一。在电镜下,单根的微丝呈双螺旋结构(图 3-18)。

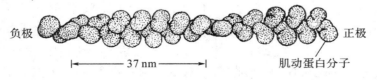

图 3-18 微丝结构模式图

2. 微丝的功能 微丝的功能主要有以下几个方面：①构成细胞的支架，维持细胞的形态；②作为肌纤维的组成成分，参与肌肉收缩活动；③在动物细胞有丝分裂末期的细胞质中，肌动蛋白组装成大量平行排列的微丝，它们在质膜下卷曲形成环状的收缩环，收缩环的逐渐收缩可使细胞横溢，使一个细胞分裂成两个子细胞；④参与细胞的各种运动，如变形运动以及细胞的吞噬活动等都与微丝有关；⑤微丝在微丝结合蛋白介导下可与微管一起进行细胞内物质运输；⑥微丝可作为某些信息传递的介质，参与细胞内信号转导。

（三）中间纤维

中间纤维存在于大多数真核细胞中，直径约 10 nm，由于其直径介于微丝和微管之间，故被命名为中间纤维。中间纤维在细胞核膜下形成核纤层，在胞质中形成网状结构，联系核膜、质膜及其他细胞骨架，维持细胞的形态结构与功能，对细胞的生命活动具有重要作用。

知 识 链 接

线粒体与男性不育：

日本科学技术振兴机构和筑波大学联合研究小组证实，精子线粒体基因组发生突变可导致雄性实验鼠不育。实验中，线粒体基因组突变的实验鼠精子数量减少、运动能力下降，陷入重度不育状态。其中，基因组变异率高于 81% 的雄性实验鼠和健康雌性实验鼠结合后没能生下一只子鼠。研究发现，这些雄鼠的精子数量只有正常雄鼠的 5% 左右，同时，它们的精子也不具备使卵子受精的运动能力。研究人员深入研究发现，作为细胞能量储存和供给场所的线粒体因内部基因组变异，不能产生细胞活动必需的三磷酸腺苷，导致细胞缺乏能量并诱发精母细胞减数分裂停滞，精子数量减少和运动能力不足。不育男性精子线粒体存在相同的突变，这可能是人类男性不育的诱因。

第四节 细胞核

细胞核是真核细胞中最重要的细胞器，细胞核的出现，是生物进化史上极其重要的转折点。细胞核是细胞内遗传信息储存、复制、转录的场所；在细胞质的共同作用下，细胞核对细胞的代谢、生长、分化和增殖起调控作用。

一、细胞核的形态、位置和数目

细胞核的形态往往与细胞的形状相适应，如球形、立方形、多边形的细胞中，其核一般呈球形；柱状和梭形细胞中，核多呈卵圆形或杆状；但也有完全不规则的细胞核，如中性粒细胞的细胞核呈分叶状。

细胞核通常位于细胞的中央，但也会偏于一端或被细胞内的其他结构挤到一侧，如腺细胞、脂肪细胞等。

一般来说，一个细胞只有一个细胞核，但有的细胞有两个核，如人的肝细胞和肾细胞；有的细胞有多个核，甚至几十个核，如横纹肌细胞的核可多达几十个，破骨细胞的核可达100多个乃至数百个；也有的细胞没有细胞核，如哺乳动物的成熟红细胞。

只有间期细胞才可观察到细胞核，此期的细胞核由核膜、核仁、核基质、染色质等四部分组成(图3-19)。

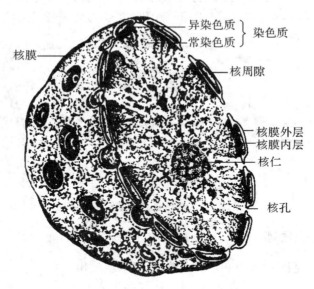

图 3-19 细胞核的立体结构模式图

二、核膜

核膜又称核被膜，是分隔细胞质和核物质的界膜。在电镜下可以观察到核膜是由两层单位膜组成的，包括外核膜、内核膜、核周隙、核孔等结构(图3-20)。

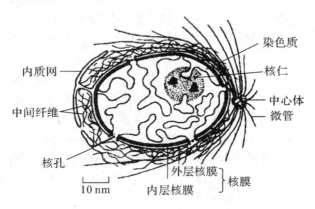

图 3-20 核膜结构示意图

外核膜比内核膜稍薄，面向细胞质的表面有核糖体附着，形态与粗面内质网颇为相似，在一些部位可见到它与粗面内质网相连，被认为是内质网膜的特化区域。内核膜与外核膜平行排列，稍厚，没有核糖体附着，表面光滑。外核膜与内核膜之间的腔隙称为核周隙，核周隙与粗面内质网腔相通，内部充满液态不定形物质，含多种蛋白质和酶。

核孔是内外核膜融合产生的圆环状结构。一个典型的哺乳动物细胞核膜上有 3 000～4 000 个核孔。核孔并非简单的孔洞，在电镜下显示为复杂而有规律的结构，是由孔环颗粒、边围颗粒、中央颗粒等蛋白颗粒以特定的方式排列而成的，称为核孔复合体(图3-21)。核孔复合体的重要功能是介导细胞质和细胞核间的物质运输。定量检测实验显示,相对分子质量小于 5 kD 以下的分子可自由快速地进出核孔;相对分子质量在 17～44 kD 的蛋白质可进出核孔,但速度较慢,可能与核孔复合体主动转运有关;相对分子质量在 60 kD 的蛋白质则不能进入核内,核糖体的大、小亚基从核内转运到细胞质则需要通过核孔复合体进行主动运输完成。

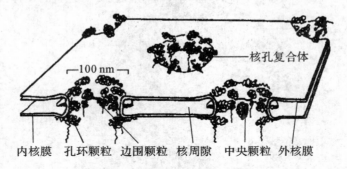

内核膜　孔环颗粒　边围颗粒　核周隙　中央颗粒　外核膜

图 3-21　核孔复合体结构示意图

三、染色质与染色体

染色质和染色体是同一物质在不同细胞时相所表现出的不同形态。在间期细胞中,染色质伸展、弥散,呈丝网状结构,形态不规则;在细胞进入分裂期时,染色质高度折叠、盘曲而凝缩成线状或棒状的染色体。

(一)染色质的化学成分

染色质的主要化学成分是 DNA、组蛋白,此外,还有非组蛋白、RNA。其中组蛋白与 DNA 之比近于 1∶1,是染色质的稳定成分,而非组蛋白与 RNA 的含量随着细胞的生理状态不同而变化。

1. DNA　DNA 是遗传信息的载体,含量稳定。原核细胞具有闭合环状的双链 DNA 分子,没有重复序列。真核细胞的 DNA 为线性的双螺旋分子,除单一序列外,还含有大量的重复序列。

2. 组蛋白　组蛋白是真核细胞中特有的染色质的主要蛋白质成分,组蛋白为富含精氨酸和赖氨酸的碱性蛋白质;组蛋白带正电荷,能与带负电荷的 DNA 紧密结合。根据精氨酸和赖氨酸的比例不同组蛋白可分为五类:H_1、H_2A、H_2B、H_3、H_4。

3. 非组蛋白　非组蛋白是指染色体上与特异 DNA 序列相结合的蛋白质,又称为序列特异性 DNA 结合蛋白,为富含天门冬氨酸、谷氨酸的酸性蛋白质,带负电荷。

4. RNA　染色质中含有少量 RNA,且含量变化很大。这些 RNA 是染色质的正常组成部分,还是转录出来的各种 RNA 的混杂,尚有争论。

(二)染色质的超微结构与组装

1. 核小体　核小体是染色质的基本结构单位。一个核小体的结构包括长约 200 bp 的 DNA、一个组蛋白八聚体和一个分子的组蛋白 H1(图 3-22)。组蛋白八聚体构成核小体的圆盘状核心结构;DNA 分子(146 bp)盘绕组蛋白八聚体 1.75 圈,这部分 DNA 称为核心 DNA;核心 DNA 和组蛋白八聚体构成核小体的核心颗粒;组蛋白 H_1 在核心颗粒外结合 20 bp DNA,锁住 DNA 的进出端,起着稳定核小体的作用。两个核心颗粒之间以 DNA 相连,这部分 DNA 称为连接者 DNA,其典型长度为 60 bp,不同的物种中其长度不同,变化范围在 0～80 bp 不等。通过这一过程,DNA 压缩了约 7 倍。

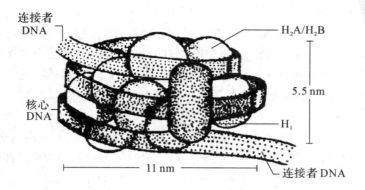

图 3－22　核小体的结构模式图

　　核小体形成后在 H_1 的介导下彼此连接形成直径约 10 nm 的核小体串珠结构，称为核小体丝（链），这是染色质的一级结构（基本结构）。

　　2. 螺线管　核小体丝进行螺旋，形成外径 30 nm、内径 10 nm、相邻螺距为 11 nm 的中空的螺线管，此结构为染色质的二级结构。经此过程 DNA 又压缩了 6 倍。

　　3. 超螺线管　螺线管进一步螺旋盘绕，形成超螺线管，其直径为 400 nm，该结构是染色质的三级结构。经此过程 DNA 再次被压缩近 40 倍。

　　4. 染色单体和染色体　超螺线管再经过进一步的盘曲折叠，形成 0.2～1 μm 染色单体，即染色质的四级结构。从超螺线管到染色单体 DNA 又压缩了 5 倍。两条化学组成相同，大小相等，形态相同的染色单体由着丝粒相连，构成染色体。

　　从线性 DNA 分子到染色单体，DNA 共压缩了约 8 400 倍（图 3－23）。

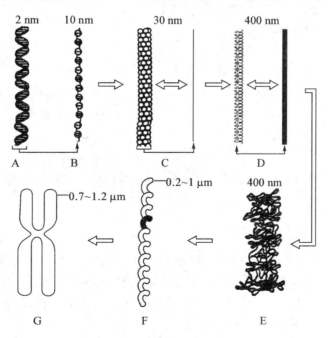

A. DNA　B. 核小体丝　C. 螺线管（30 nm 纤维）　D. 超螺线管

E. 超螺线管盘曲折叠　F. 染色单体　G. 分裂中期的染色体

图 3－23　染色体结构模式图

（三）染色质的形态

间期细胞核中的染色质根据其形态可以分为两类，常染色质与异染色质。常染色质是间期细胞核中结构较疏松的染色质，呈解螺旋化的细丝纤维，具有较弱的嗜碱性，染色较浅，折光性小，纤维的直径约为 10 nm，螺旋化程度低，为有功能的染色质，能活跃地进行转录或复制，在一定程度上控制着间期细胞的活动。电镜下可见染色质均匀分布于核内，多位于细胞核中央部位和核孔的周围。

异染色质是间期核中结构紧密的染色质，即处于高级别染色质结构状态的染色质，碱性染料着色深，螺旋化程度高，转录不活跃，常分布于核的边缘，贴在核膜的内表面；还有一些与核仁结合，构成核仁染色质的一部分。

常染色质和异染色质的基本结构都是核小体丝，在结构上往往是连续的。常染色质与异染色质疏、密状态的不同，这是由于染色体在转变成染色质时，染色体不同部位解盘曲折叠及解螺旋的程度不同造成的。常染色质在一定条件下可以转变为异染色质，如人的淋巴细胞核中的大部分染色质处于异染色质状态，而体外培养的淋巴细胞中可见异染色质转变为常染色质。

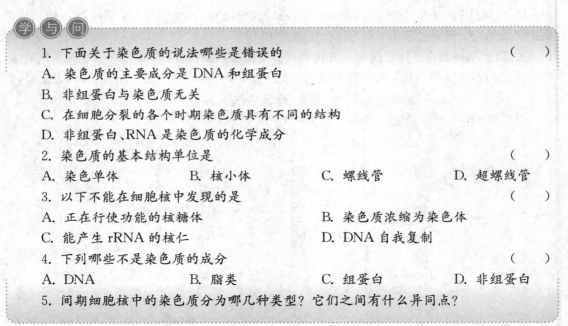

学 与 问

1. 下面关于染色质的说法哪些是错误的 （　　）

A. 染色质的主要成分是 DNA 和组蛋白

B. 非组蛋白与染色质无关

C. 在细胞分裂的各个时期染色质具有不同的结构

D. 非组蛋白、RNA 是染色质的化学成分

2. 染色质的基本结构单位是 （　　）

A. 染色单体　　　　　B. 核小体　　　　　C. 螺线管　　　　　D. 超螺线管

3. 以下不能在细胞核中发现的是 （　　）

A. 正在行使功能的核糖体　　　　　　　　B. 染色质浓缩为染色体

C. 能产生 rRNA 的核仁　　　　　　　　　D. DNA 自我复制

4. 下列哪些不是染色质的成分 （　　）

A. DNA　　　　　　　B. 脂类　　　　　　C. 组蛋白　　　　　D. 非组蛋白

5. 间期细胞核中的染色质分为哪几种类型？它们之间有什么异同点？

四、核仁

核仁是细胞核的一个重要组成部分，也是真核细胞间期核中最明显的结构，核仁的大小、数目因生物种类、细胞的类型和生理状态不同而有差异，蛋白质合成旺盛、活跃生长的细胞如分泌细胞、卵母细胞，核仁较大，可占核总体积的 25% 左右；蛋白质合成能力较弱的细胞如肌细胞、休眠的植物细胞，核仁较小。

（一）核仁的化学组成和结构

核仁的主要化学成分是 RNA、DNA、蛋白质，此外还有微量的脂类。核仁中蛋白质的含量很高，占核仁干重的 80%，主要是核仁染色质的组蛋白与非组蛋白，其次是组成核糖体的蛋白质;核仁中还有多种酶类。

DNA 占核仁干重的 8%,这些 DNA 是转录 rRNA 的基因,称为 rDNA。RNA 占核仁干重的 11%,主要是 rRNA;在 RNA 转录及蛋白质合成旺盛的细胞中,核仁的 RNA 含量增加。

（二）核仁的功能

核仁与细胞内蛋白质的合成密切相关,它是蛋白质合成机器——核糖体的装配场所。分布于核仁中的 rDNA 在 RNA 聚合酶Ⅰ的参与下转录合成 rRNA,rRNA 与组成核糖体的蛋白质一起,最终装配成核糖体的大、小亚基。大、小亚基经过核孔运输到细胞质中去,形成有功能的核糖体。

五、核基质

核基质是指真核细胞核内除核被膜、染色质、核纤层、核仁以外的精密网架结构系统。其基本形态与细胞质中的骨架相似,并与核纤层、中间纤维相互连接形成网络体系,因此又称为核骨架。

核基质参与 DNA 包装和染色体的构建,对间期核内 DNA 的空间构型起着维系和支架作用。有证据表明,核基质参与基因的表达与调控,有人提出了基因只有结合于核基质才能进行转录的观点。

知 识 链 接

克隆绵羊"多莉"：

"多莉"绵羊是如何"创造"出来的呢？威尔莫特等学者先给一只"苏格兰黑面羊"注射促性腺素,促使它排卵。得到卵之后,立即用极细的吸管从卵细胞中取出核。与此同时,从一只"芬兰白面羊"的乳腺细胞中取出核,立即送入取走核的"苏格兰黑面羊"的卵细胞中。手术完成之后,用相同频率的电脉冲刺激该换核卵,让"苏格兰黑面羊"的卵细胞质与"芬兰白面羊"乳腺细胞的核相互协调,使这个"组装"细胞在试管里经历受精卵那样的分裂、发育而形成胚胎的过程。然后,将胚胎巧妙地植入另一只"苏格兰黑面羊"的子宫里。最终产下了小绵羊"多莉"。"多莉"不是由母羊的卵细胞和公羊的精细胞受精的产物,而是"换核卵"一步一步发展的结果,因此是"克隆羊"。

"多莉"有三个母亲：它的"基因母亲"是芬兰白面母绵羊;科学家取这只绵羊的乳腺细胞,将其细胞核移植到"借卵母亲"一个剔除细胞核的苏格兰黑脸羊的卵子中,使之融合、分裂、发育成胚胎;然后移植到第三只羊——"代孕母亲"子宫内发育形成"多莉"。

知识点归纳

知识点	知识内容
细胞膜	包围在细胞外周的一层薄膜
细胞膜化学组成	脂类、蛋白质、糖类
细胞膜分子结构	液态镶嵌模型
跨膜蛋白	细胞膜上贯穿脂质双分子层的内在蛋白
单纯扩散	脂溶性的小分子物质顺浓度梯度自由穿越脂质双层的运输方式
协助扩散	无机离子或亲水性的小分子物质在跨膜蛋白的帮助下,顺浓度梯度进行扩散的运输方式
主动运输	细胞膜上的膜转运蛋白直接利用细胞代谢产生的能量(ATP)将物质逆浓度梯度或电位梯度跨膜转运的方式
胞吞作用	细胞外的大分子或颗粒性物质与细胞膜结合,被细胞膜包裹形成小泡,被转运到细胞内的过程
胞吐作用	细胞将其在胞质内合成的分泌物以分泌泡的形式或将胞质内其他膜泡中的代谢产物经细胞膜排出的过程
吞噬	细胞摄取较大的固体颗粒的过程
吞饮	细胞摄入细胞外液及其中溶质的过程
受体	存在于细胞膜上或细胞内,能接受外界环境中的化学信号,并将这一信号转化为细胞内的一系列的代谢反应,而对细胞的结构或功能产生影响的蛋白质
膜受体	存在于细胞膜上的受体称为膜受体
配体	受体所接受的外界信号统称为配体
核糖体功能	蛋白质合成的场所
内质网分类	粗面内质网、滑面内质网
高尔基复合体功能	将内质网合成的蛋白质进行加工、分选与包装后运送到特定部位
溶酶体功能	消化、防御作用
异溶作用	溶酶体对进入细胞内的吞噬小泡或吞饮小泡进行消化和分解作用
自体吞噬	溶酶体对细胞内衰老和病变的细胞器的消化作用
自溶作用	溶酶体膜破裂,使整个细胞或组织被释放出来的酶消化分解的过程
线粒体功能	进行氧化磷酸化,合成 ATP,为细胞生命活动提供能量
基粒	线粒体内膜(包括嵴)的内表面附着许多突出于内腔的颗粒
线粒体 DNA	线粒体的基因组是一裸露的环状 DNA 分子,称为线粒体 DNA(mtDNA)
染色质	在间期细胞中,染色质伸展、弥散,呈丝网状结构,形态不规则
染色体	在细胞进入分裂期时,染色质高度折叠、盘曲而凝缩成线状或棒状的染色体
染色质与染色体关系	染色质和染色体是同一物质在不同细胞时相所表现出的不同形态

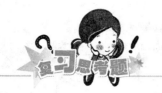

一、名词解释

1. 细胞膜 2. 单位膜 3. 生物膜 4. 跨膜蛋白 5. 单纯扩散 6. 协助扩散 7. 主动运输 8. 配体 9. 膜受体 10. 细胞识别 11. 异溶作用 12. 自溶作用 13. 基粒 14. 线粒体DNA 15. 染色质 16. 染色体 17. 细胞骨架

二、填空题

1. 细胞膜具有两个明显特性是_____和_____。

2. 小分子物质穿膜运输主要有_____、_____和_____三种方式;大分子物质膜泡运输主要有_____和_____两种方式。

3. 帮助物质进行易化扩散的膜转运蛋白有两类,即_____和_____。

4. 根据结构和信息转导方式的不同,膜受体可分为_____、_____和_____三类。

5. 根据内质网膜外表面是否有核糖体附着可将内质网分为_____和_____两大类。

6. 高尔基复合体是由一层单位膜围成的扁平的泡状复合结构,由_____、_____和_____三部分组成。

7. 核糖体的主要成分是_____和_____;在结构上它是由_____和_____组成。

8. 根据核糖体在细胞质中的位置可以分为_____和_____;核糖体是_____合成的场所。

9. 在动物细胞中,既含有DNA分子,又能产生ATP的细胞器是_____。

10. 线粒体的主要功能是进行_____,合成_____,为细胞生命活动提供能量。

11. 间期细胞核的组成包括_____、_____、_____和_____。

12. 染色质的主要成分是_____、_____和_____。

13. 染色体的基本结构单位是_____。

14. 核仁的主要功能是合成_____和组装_____。

三、选择题

1. 原核细胞和真核细胞都有的细胞器是   (   )
   A. 中心体   B. 核糖体   C. 线粒体   D. 内质网

2. 糖分布在细胞膜的   (   )
   A. 内表面   B. 外表面   C. 内外表面之外   D. 膜脂分子中

3. 下列过程中,不属于穿膜运输的是   (   )
   A. 胞吞作用   B. 单纯扩散   C. 易化扩散   D. 主动运输

4. Na^+逆浓度梯度进入细胞,其转运方式是   (   )
   A. 主动运输   B. 简单扩散   C. 易化扩散   D. 单向运输

5. 细胞无选择地吞入固体物质的过程为   (   )
   A. 吞噬作用   B. 吞饮作用   C. 胞吞作用   D. 胞吐作用

6. 目前氧气、二氧化碳比较肯定的运输方式是   (   )
   A. 主动运输   B. 单纯扩散   C. 易化扩散   D. 胞吞作用

7. 溶酶体所含的酶是   (   )
   A. 氧化酶   B. ATP合成酶   C. 糖酵解酶   D. 酸性水解酶

8. 矽肺与哪一种细胞器受损有关   (   )
   A. 内质网   B. 高尔基复合体   C. 线粒体   D. 溶酶体

9. 合成分泌蛋白的细胞器是 （　　）
  A. 内质网、溶酶体   B. 附着核糖体、粗面内质网
  C. 附着核糖体、滑面内质网   D. 线粒体、粗面内质网

10. 一条 mRNA 分子可以结合核糖体的数目为 （　　）
  A. 1个   B. 2个   C. 3个   D. 许多个

11. 线粒体中 ADP→ATP 发生在 （　　）
  A. 内膜   B. 膜间腔   C. 基粒   D. 基质

12. 细胞内消耗游离氧的代谢发生在 （　　）
  A. 溶酶体   B. 线粒体   C. 内质网   D. 细胞核

13. 下列关于线粒体的描述错误的是 （　　）
  A. 含有自己的 DNA   B. 是产生 ATP 的场所
  C. 为双层膜结构   D. 线粒体中大多数蛋白质是由 mtDNA 编码的

14. 组成核小体的主要物质是 （　　）
  A. rRNA 和蛋白质   B. mRNA 和蛋白质   C. RNA 和组蛋白   D. DNA 和组蛋白

15. 研究染色体形态的最佳时期是 （　　）
  A. 间期   B. 中期   C. 后期   D. 末期

16. 染色体与染色质的关系正确的是 （　　）
  A. 同一物质在细胞周期中同一时期的不同表现
  B. 不是同一物质，所以形态不同
  C. 是同一物质在细胞增殖周期中不同时期的形态表现
  D. 是同一物质，且形态相同

四、问答题

1. 举例说明非细胞生物、原核细胞和真核细胞的一般形态和构造。
2. 简述原核细胞与真核细胞的主要区别。
3. 以"液态镶嵌模型"说明细胞膜的分子结构。
4. 简述核糖体的形态结构与功能。
5. 分别简述被细胞吞入的细菌及细胞内衰老的细胞器被溶酶体消化分解的过程。
6. 描述线粒体的结构，简述线粒体的功能。
7. 描述染色质的超微结构，比较染色质和染色体的异同。
8. 细胞核的构造如何？试说明它在细胞中的作用。

（张蓓蓓）

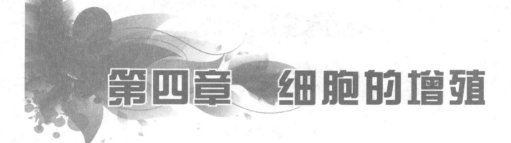

第四章 细胞的增殖

细胞增殖是生命延续的基本保证,也是生命的基本特征之一。细胞增殖是通过细胞分裂方式实现的。单细胞生物,以细胞分裂的方式产生新的个体。多细胞生物,以细胞分裂的方式产生新的细胞,用来补充体内衰老和死亡的细胞;同时,多细胞生物可以由一个受精卵,经过细胞的分裂和分化,最终发育成一个新的多细胞个体。上述三种情况就是我们生物界存在的三种细胞分裂方式,即无丝分裂、有丝分裂和减数分裂。

随着生物的进化,细胞分裂也是一个从简单到复杂的发展过程。低等的单细胞生物通过无丝分裂繁殖后代,延续种族;多细胞生物则通过减数分裂产生雌、雄配子,由雌、雄配子形成受精卵,受精卵经过细胞分裂和细胞分化过程逐渐发育成成熟的个体。人类成年后,通过细胞的增殖,每秒钟仍有数百万个细胞产生,用以补偿血细胞、小肠黏膜和皮肤上皮细胞等的死亡和脱落,以保持机体细胞数量的相对平衡。可见,细胞增殖是生物体生长、发育、繁殖和遗传的基础。

细胞增殖,不仅是医学生物学的基础理论问题,同时也是理解人体生命活动奥秘,诠释临床医学现象的重要前提,尤其是对于探索肿瘤的病因、病理、诊断和治疗等都具有重要意义。

第一节 无丝分裂

无丝分裂又称直接分裂,是指细胞的细胞核和细胞质直接分裂而形成两个子细胞(图4-7)。因为在分裂过程中没有出现纺锤丝和染色体的变化,故被称为无丝分裂,与有丝分裂相对。

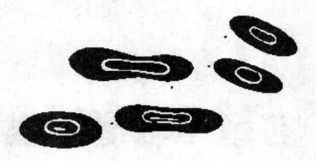

图 4-1 蛙的红细胞的无丝分裂

无丝分裂最早是在鸡胚血细胞中观察到的，是发现最早的一种细胞分裂方式。人体大多数腺体都有部分细胞进行无丝分裂，主要见于高度分化的细胞，如肝细胞、肾小管上皮细胞、肾上腺皮质细胞等；另外，在一些病理性组织细胞如炎症、癌变及衰老细胞中也存在无丝分裂。有人认为无丝分裂是机体在生理或病理情况下的"应急"反应。

知 识 链 接

无丝分裂的四个时期：

第一期：核内染色质复制而数量倍增，核及核仁体积增大，核仁组织中心分裂。

第二期：以核仁及核仁组织中心为分裂制动中心，以核仁与核膜周染色质相联系的染色质丝为牵引带，分别牵引着新复制的染色质和原有的染色质。新复制的染色质在对侧核仁组织中心发出的染色质丝的牵引下，离开核膜移动到核的赤道面上。

第三期：核拉长呈哑铃形，中央部分缢缩变细，这是因为赤道面部位的核膜周染色质不与核膜分离，而核仁组织中心发出的染色质丝（与核膜周染色质相）螺旋化加强，产生的牵引拉力导致赤道面部位的核膜内陷。

第四期：核膜内陷加深，终于缢裂成两个完整的子细胞核。每个子核中含有一半原有染色质和一半新复制的染色质。

第二节　细胞增殖周期和有丝分裂

一、细胞周期的概念

细胞增殖周期简称为细胞周期，细胞周期是指连续分裂的细胞从上一次有丝分裂结束后开始，到下一次有丝分裂结束为止的全过程。该过程分为间期和分裂期（M 期）两个阶段，每阶段又分为若干个时期（图 4-2）。

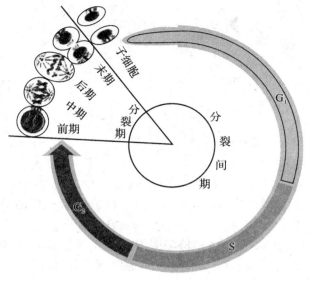

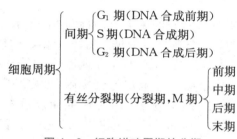

$$
细胞周期
\begin{cases}
间期
\begin{cases}
G_1\ 期（DNA\ 合成前期）\\
S\ 期（DNA\ 合成期）\\
G_2\ 期（DNA\ 合成后期）
\end{cases}\\[2mm]
有丝分裂期（分裂期，M\ 期）
\begin{cases}
前期\\
中期\\
后期\\
末期
\end{cases}
\end{cases}
$$

图 4-2　细胞增殖周期的分期

细胞周期所经历的时间称为细胞周期时间（Tc）。不同生物、不同组织以及机体发育的不同阶段，细胞周期时间是不相同的。有的只需几十分钟（如早期胚胎细胞），有的要几十个小时（如某些上皮细胞），也有的要 1～2 年（肝、肾实质细胞），有些细胞的周期甚至和人的寿命一样长。另外，环境条件和生理状况的改变也会影响细胞周期的时间。如以 28 天为一个周期的子宫内膜细胞增殖，接受激素作用后细胞周期可缩短到几天；机体的失血过程也可以刺激造血细胞的细胞周期变短。

G_1 期的时间长短各类细胞差异很大。有些细胞可以持续几天、几年甚至几十年，有的细胞只停留几分钟，甚至完全没有 G_1 期（如早期胚胎细胞）。一般来说，细胞周期时间的差异取决于 G_1 期的长短。S 期持续时间在大多情况下相当稳定，一般为 7～8 小时。G_2 期持续时间较短，一般为 2～4 小时。M 期持续的时间最短，一般为 0.5～2 小时。

二、细胞周期各时相的动态及特点

（一）间期

细胞从上一次分裂结束到下一次分裂开始之前的一段时间称为间期。此期内最重要的是细胞遗传物质 DNA 的复制倍增（图 4-3）。这是细胞正常增殖的物质基础和关键。

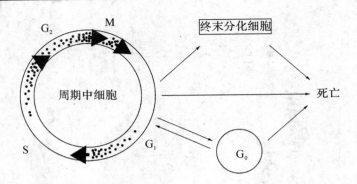

图 4-3 细胞增殖活动图解

1. DNA 合成前期（G_1 期） G_1 期是为 DNA 的复制做准备的时期,主要特征是进行 RNA 和蛋白质的合成。G_1 期是从前一次细胞增殖完成后开始的,在此期 RNA、结构蛋白及酶蛋白、组蛋白和非组蛋白迅速合成,细胞因物质代谢活跃生长较快,体积增大,为细胞进入 S 期创造必要的基本条件。由于 G_1 期的物质代谢活跃,因此此时是药物等因素作用于细胞的一个敏感点。

在正常细胞的 G_1 期,有一个特殊的调节点,叫做限制点（R 点）。细胞在经历了连续分裂后,能否继续增殖,由细胞是否能够通过 R 点决定。根据细胞能否通过 R 点,可将哺乳动物细胞分为 3 类（图 4-3）:①保持分裂能力,不断地由一次有丝分裂进入下一次有丝分裂,这类细胞称为周期中细胞,如小肠绒毛上皮隐窝细胞、表皮基底层细胞和部分骨髓细胞;②暂时离开细胞周期,停止分裂,但在适当的刺激下,可重新进入细胞周期又开始分裂,这类细胞称为静止期细胞或 G_0 期细胞,如某些免疫淋巴细胞和肝、肾实质细胞;③还有一类是终末分化细胞,即由 G_1 期直接走向分化、衰老、死亡的细胞,它们永久丧失了分裂能力,如神经、肌细胞、多形核白细胞等。终末分化细胞需要依靠干细胞来补充。

知 识 链 接

G_0 期:

细胞周期的调节主要是通过 G_1 期的阻留而实现的,G_0 期即指细胞处于阻留的状态。细胞通过 M 期一分为二,有的可继续分裂进行周期性循环,有的转入 G_0 期。G_0 期是脱离细胞周期暂时停止分裂的一个阶段。但在一定适宜刺激下,又可进入周期,合成 DNA 与分裂。G_0 期的特点为:①在未受刺激的 G_0 期细胞,DNA 合成与细胞分裂的潜力仍然存在;②当 G_0 期细胞受到刺激而增殖时,又能合成 DNA 和进行细胞分裂。

2. DNA合成期(S期)　　S期主要特征是进行DNA完成复制,组蛋白和非组蛋白也有合成。DNA复制是细胞增殖的关键,只有完成DNA复制的细胞才能进入M期,而细胞一旦启动DNA的合成,若没有外来因素的干预,细胞增殖就会继续进行直到完成细胞分裂。DNA完成复制后,DNA数量增加一倍,细胞中有两两相同的核小体丝,可构建出两两相同的染色单体,使M期出现的染色体含有两条相同的染色单体(二分体)。S期持续时间在大多数情况下相当稳定。此期对肿瘤治疗具有重要意义,临床上有些化疗药物专门作用于S期肿瘤细胞,目的是阻断其DNA的合成。

3. DNA合成后期(G_2期)　　G_2期主要特征是DNA合成终止,为细胞进入M期进行物质和能量的准备,合成少量的RNA和蛋白质。此期细胞合成与有丝分裂有关的各种特殊蛋白质(如微管蛋白、促进因子);如果细胞中有DNA的损伤,也在此期进行修复;同时染色质开始螺旋化,产生凝集。临床上也有些化疗药物作用于G_2期的肿瘤细胞。

细胞经过G_1、S、G_2期,DNA分子已复制,染色质已增倍(染色体已含两条染色单体),细胞做好了进行有丝分裂的准备,这时细胞增殖便由间期进入有丝分裂期。

(二)有丝分裂期(M期)

细胞的有丝分裂期是通过有丝分裂器的形成等一系列细胞结构、形态上的变化,使已复制的遗传物质平均分配,产生两个与亲代细胞完全相同的子细胞的过程。有丝分裂器是在有丝分裂时产生的专门执行细胞分裂功能的临时性结构,它包括中心体、星体、染色体、纺锤体等。这些结构的产生,是为了保证复制过的染色体能够精确地分配到两个子细胞中。

有丝分裂期是一个复杂而连续的动态变化过程,为了便于叙述,根据其形态特征,常将有丝分裂期人为地划分为前期、中期、后期、末期四个时期(图4-4)。

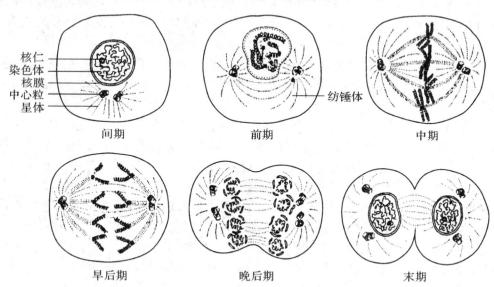

图4-4　动物细胞有丝分裂过程示意图

1. 前期　　前期的主要特征是染色质凝集成染色体、核仁消失、核膜解体和纺锤体形成。

(1)染色质凝集:进入有丝分裂前期,染色质就开始不断进行螺旋化、盘曲折叠等浓缩组装步骤,最终形成线状或杆状的染色体。此期的染色体由两条染色单体组成,它们靠着丝粒相连。着丝粒两侧在前期末形成动粒。

（2）核仁消失，核膜解体：在染色体凝集过程中，核仁逐渐分解，并最终消失。在前期末，核膜解体成许多断片及小泡，散布于细胞质中。核仁消失，核膜解体后，染色体存在于细胞的中央区域。

（3）纺锤体形成：前期开始时，细胞中的一对中心粒已复制成两对。每对中心粒的周围出现放射状的星体微管，中心粒和星体微管构成两个星体，两对星体之间连有微管，随着微管的伸长，使星体彼此远离，移向细胞两极。到前期末，部分微管与染色体相连。由两端星体、微管、染色体组合在一起，形成的纺锤形结构，称纺锤体。纺锤体与染色体的运动密切相关。

2. 中期　中期的主要特征是染色体排列于细胞中央的赤道面上，构成赤道板。此期染色体达到最大限度的凝集，形态最稳定，可清晰地看到一条染色体中的两条染色单体。此期，染色体在微管的牵引下，排列在细胞赤道面上，这时位于染色体两侧的微管长度相等，作用力量平衡。此期是观察染色体的最好时期。

科 学 视 野

秋水仙素：

秋水仙素是一种生物碱。因最初从百合科植物秋水仙中提取出来，故名，也称秋水仙碱。秋水仙素能抑制有丝分裂，破坏纺锤体的形成，使染色体停滞在分裂中期。这种由秋水仙素引起的不正常分裂，称为秋水仙素有丝分裂。在这样的有丝分裂中，染色体虽然纵裂，但细胞不分裂，不能形成两个子细胞，因而使染色体加倍。自1937年美国学者布莱克斯利（A. F. Blakeslee）等，用秋水仙素加倍曼陀罗等植物的染色体数获得成功以后，秋水仙素就被广泛应用于细胞学、遗传学的研究和植物育种的工作中。如在临床上可以使用秋水仙素对肿瘤细胞进行抑制，在植物育种方面，无籽西瓜的产生就是一个具体事例。

3. 后期　后期的主要特征是排列在赤道面上的每一条染色体的着丝粒纵裂，染色单体分开，成为两条独立的染色体。随后分别以同样的速度向细胞的两极移动，最后分别在两极集合成团。

4. 末期　末期的主要特征是染色体到达两极开始解旋，核膜、核仁重新出现。当染色体到达两极后，染色体逐渐解盘曲折叠和螺旋化，重新形成染色质；分散在胞质中的核膜前体小泡结合到染色体表面，并通过逐渐融合、整合装配等方式形成完整的核膜。此外核仁重新形成，于是在细胞的两极形成了两个子细胞核。

在子核之间的细胞中部的质膜下方，由微丝卷曲形成环状的收缩环，与细胞质膜发生连接，逐渐收缩，使细胞膜横溢，最终使一个细胞分裂成两个子细胞。

综上所述，有丝分裂是真核细胞增殖的主要方式，其主要特征是遗传物质DNA复制一次，细胞分裂了一次，染色体也同时分裂了一次，并且精确地平均分配到两个子细胞中。因此每个子细胞都含有与亲代细胞数目、形态、结构完全相同的全套染色体，从而保证了遗传物质的稳定性和连续性。

知 识 链 接

有丝分裂记忆口诀——以植物细胞为例：

有丝分裂分五段

间前中后末相连

间期首先做准备

间期染体复制在其间

前期两消两现一散乱

中期着丝点聚赤道板

后期丝牵染体两极走

末期两消两现壁重建

注：动物细胞末期不生成细胞壁。

三、细胞增殖的调控

机体对细胞增殖有十分精确的调控机制，使细胞生长和分裂过程能够按照生命活动的需要，表现出严格的时间和空间顺序性。机体不同的组织细胞具有不同的增殖周期，细胞增殖与细胞功能及机体的需要保持高度的一致性。如神经细胞、肌细胞若已分化就不再增殖，肝细胞暂不增殖，但保留增殖的潜能。若细胞增殖活动失去控制，将导致机体结构和功能发生异常，就会产生各种疾病。

细胞增殖的调控是一个极其复杂的过程，涉及多因素在多层面上的作用，主要受到细胞分裂周期基因、生长因子及某些蛋白质如细胞周期蛋白等的调控。它们之间相互作用调节着细胞周期的进程。

1. 细胞分裂周期基因 细胞周期进程中基因有规律地特异地表达是细胞周期调控的基础，许多调控因子的作用直接或间接与此有关，如细胞周期基因和癌基因、抑癌基因。已研究发现一些细胞周期基因可编码细胞周期依赖性激酶，而癌基因、抑癌基因不仅对正常细胞周期有调节作用，而且在细胞异常增殖及癌变中起关键作用。

2. 生长因子 生长因子是来自细胞自身（肿瘤细胞）或由其他细胞分泌的，通过与细胞膜受体结合，激活细胞内多种蛋白激酶的激活剂，进而可刺激或抑制静止期细胞。大多数生长因子是一大类与细胞增殖有关的信号物质，目前发现的生长因子多达几十种，多数有促进细胞增殖的功能，故又称有丝分裂原，如表皮生长因子（EGF）、神经生长因子（NGF），少数具有抑制作用如抑素、肿瘤坏死因子（TNF），个别如转化生长因子 β（TGF - β）具有双重调节作用，能促进一类细胞的增殖，而抑制另一类细胞。

3. 细胞周期蛋白 细胞周期蛋白是一类随细胞周期变化，呈周期性出现或消失的蛋白，在真核细胞中可分为 A、B、C、D、E 等几大类。它们在细胞周期的不同阶段相继表达，与细胞中其他蛋白结合,参与细胞周期各阶段的调控。细胞周期蛋白依赖性激酶与细胞周期蛋白结合成成熟促进因子,是专门在 G_2 期形成,促进 M 期启动的调控因子。

细胞增殖调控的许多极为复杂的问题,尚在进一步研究之中,随着研究的深入,我们将会发现更多的调控因子,并对调控机制有更深入了解,继而有可能人工促进不再分裂细胞(神经元)增殖,障碍细胞(再生障碍性贫血)和增殖失控细胞(癌细胞)恢复正常增殖。此方面的探索对揭示生命的本质,提高医学水平有着重要的现实意义。

第三节 减数分裂和配子发生

减数分裂是生物个体在有性生殖的过程中产生配子时一种特殊的细胞分裂。其主要特征是 DNA 复制一次后,细胞连续分裂两次,经过分裂形成的子细胞(配子)染色体数目(或 DNA 含量)减少了一半。在有性生殖个体中,由亲代产生的精子和卵子合称为配子,精子和卵子的形成过程称为配子发生。虽然配子的染色体数目各减少了一半,但通过受精作用,由精子和卵子结合成的受精卵,其染色体数目恢复到亲代的水平,这样由受精卵再经过有丝分裂而发育的子代就保持了与亲代相似的遗传特征。更重要的是,在减数分裂中发生同源染色体分离、非姐妹染色单体局部交换重组、非同源染色体自由组合,最终产生特异的多样性的配子,从而构成生物变异及多样性的基础。在减数分裂过程中,染色体有着特殊的行为事件发生。

一、减数分裂的过程

减数分裂由两次连续的分裂组成,即第一次减数分裂和第二次减数分裂,分别简称为减数分裂Ⅰ和减数分裂Ⅱ。减数分裂Ⅰ分为间期和分裂期,间期与有丝分裂间期相同,也可分为 G_1 期、S 期和 G_2 期,其中 G_1 和 G_2 期主要合成有关蛋白质和 RNA,S 期则完成 DNA 的复制。分裂期又分为前期Ⅰ、中期Ⅰ、后期Ⅰ和末期Ⅰ。前期Ⅰ较复杂,再分为细线期、偶线期、粗线期、双线期和终变期。减数分裂的特殊事件主要发生在减数分裂Ⅰ中。从减数分裂Ⅰ到减数分裂Ⅱ的间期短暂,无 DNA 的复制,减数分裂Ⅱ的分裂期称作前期Ⅱ、中期Ⅱ、后期Ⅱ和末期Ⅱ,与有丝分裂相同(图 4-5)。

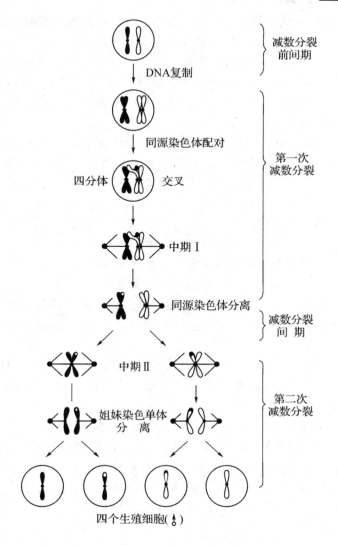

减数分裂
前间期

第一次
减数分裂

减数分裂
间 期

第二次
减数分裂

DNA复制

同源染色体配对

四分体 交叉

中期Ⅰ

同源染色体分离

中期Ⅱ

姐妹染色单体
分 离

四个生殖细胞(♂)

图 4-5 减数分裂的基本过程示意图

（一）减数分裂Ⅰ

染色体的互换重组，同源染色体分离，非同源染色体的随机组合就发生在减数分裂Ⅰ。

1. 前期Ⅰ 前期Ⅰ比有丝分裂的前期要长，可持续数周、数月，甚至长达几年、几十年。同源染色体互换重组发生在该期。根据染色体的变化特征，可将该期分为五个阶段，必须注意的是这 5 个阶段本身是连续的，它们之间并没有明显的界限。

（1）细线期：染色体呈细线状，具有念珠状的染色粒。持续时间最长，占减数分裂周期的40%。染色质（DNA 在间期已复制）开始凝集，细长如线，但在光镜下辨认不出两条染色单体。

（2）偶线期：持续时间较长，占有丝分裂周期的 20%。染色体形态渐显，同源染色体之间联会配对。同源染色体是指大小和形态相同的一对染色体，其中一条来自父方，另一条来自母方，在减数分裂中相互配对。联会是指同源染色体之间在相等位点上靠拢并准确地配对，如人类初级卵母细胞联会配对成 23 对。这一时期同源染色体间形成联会复合体。在光镜下可以看到两条结合在一起的染色体,称为二价体。其目的是为了使同源染色体之间的非姐妹染色单体(分别来源于父本与母本)有机会进行交换重组。

(3)粗线期:染色体进一步螺旋化,变得粗短,局部发生重组。在光镜下可以看到每条染色体由两个姐妹染色单体构成,两条配对的同源染色体呈四分体状,在四分体中两条非姐妹染色单体之间局部片段互换重组,这样重组后四分体中就有两条单体经互换携有父母双方的遗传信息,另两条单体仍保持不变。

(4)双线期:随着染色体的进一步缩短,联会复合体解体,互换重组后非姐妹染色单体呈交叉状。交叉是因为互换后的染色体相互排斥分离所致。人和许多动物中,双线期常停留非常长的时间。例如,人的卵母细胞在5个月胎儿中已达到双线期,停留在此期一直到排卵时,而排卵年龄在12～50岁,所以,人卵母细胞双线期可持续50年之久。

(5)终变期:染色体螺旋化达到最高程度,染色体变得更粗短。在此阶段,纺锤体开始形成,核仁及核膜消失。此期是观察染色体的良好时期。

2. 中期 I 每对同源染色体排列在赤道面上,纺锤体完全形成,纺锤丝的微管与染色体着丝粒区的动粒相连。这时,每对同源染色体仍交叉联系着。

3. 后期 I 同源染色体彼此分离,非同源染色体之间随机组合,形成两组染色体,在纺锤丝的牵引下移向细胞的两极。每组染色体数目(DNA 含量)为分组前的一半,这将使末期子细胞的染色体数目减半。

4. 末期 I 染色体到达两极后,去凝集成细丝状(或不明显),核仁、核膜重新形成,同时进行胞质分裂,形成两个子细胞,每个子细胞的染色体数目为分裂前的一半,每条染色体含有两条染色单体。

(二)减数分裂 II

减数第二次分裂与减数第一次分裂紧接着,也可能出现短暂停顿。染色体不再复制。每条染色体的着丝点分裂,姐妹染色单体分开,分别移向细胞的两极,有时还伴随细胞的变形。第二次减数分裂与有丝分裂过程基本相同,可分为前、中、后、末各期。

1. 前期 与减数第一次分裂前期相似,染色体首先是散乱地分布于细胞之中,而后再次聚集,核膜、核仁再次消失,再次形成纺锤体。

2. 中期 染色体的着丝点排列到细胞中央赤道板上。注意此时已经不存在同源染色体了。

3. 后期 每条染色体的着丝点分离,两条姐妹染色单体也随之分开,成为两条染色体。在纺锤丝的牵引下,这两条染色体分别移向细胞的两极。

4. 末期 重现核膜、核仁,到达两极的染色体,分别进入两个子细胞。两个子细胞的染色体数目与初级精母细胞相比减少了一半。至此,第二次分裂结束。

经过上述的两次减数分裂,1个母细胞分裂成4个子细胞,子细胞的染色体数目与母细胞相比,减少了一半,而且染色体的组成和组合也各不相同。

知 识 链 接

减数分裂记忆口诀：

性原细胞做准备　　初母细胞先联会
排板以后同源分　　从此染色不成对
次母似与有丝同　　排板接着点裂匆
姐妹道别分极去　　再次质溢各西东
染色一复胞二裂　　数目减半同源别
精质平分卵相异　　往后把题迎刃解

（三）减数分裂与有丝分裂的区别

1. 减数分裂过程中细胞连续分裂两次，所以只有减一周期，而有丝分裂过程中细胞只分裂一次。

2. 减数分裂的结果是染色体数目减半，而有丝分裂的结果是染色体数目不变。

3. 减数分裂后，1 个细胞变为 4 个含有不同遗传物质组合的子细胞（考虑四分体中非姐妹染色单体片段交换）或者两两相同的子细胞（不考虑非姐妹染色单体片段交换）。而有丝分裂后，一个细胞只形成两个遗传物质相同的子细胞。

4. 减数分裂过程中有其特有的同源染色体配对和同源非姐妹染色单体间的局部交换，而有丝分裂没有。

5. 减数分裂发生部位为动物精巢或卵巢原始生殖细胞，有丝分裂发生部位为体细胞（当原始生殖细胞即性原细胞发生增殖时属于有丝分裂）。

6. 初级卵母细胞分裂时细胞质不均匀分裂，且有第二极体产生，第二极体会逐渐消失，而有丝分裂不会产生这种现象。

（四）减数分裂的意义

1. 保持着生物物种染色体数目的相对稳定　在有性生殖过程中，经减数分裂形成的精子和卵子都是单倍体（人类 $n=23$）。在受精过程中，精卵结合成受精卵，又恢复至原来的二倍体（人类 $2n=46$），使生物体染色体数目相对稳定，也保证了遗传性状的相对稳定，这是减数分裂最重要的生物学意义。

2. 遗传学规律的细胞学基础　减数分裂中同源染色体的相互分离是孟德尔分离定律的细胞学基础；非同源染色体之间可以随机组合进入不同的生殖细胞是孟德尔自由组合定律的细胞学基础；同源染色体之间可能发生非姐妹染色单体的部分交换是基因连锁和互换的细胞学基础。

3. 遗传复杂性的细胞学基础　减数分裂过程中，非同源染色体随机组合进入不同的生殖细胞，使生殖细胞中染色体构成多样化，从而表现出人类遗传和变异的多样性。例如，在人类细胞中有 23 对染色体，经过减数分裂则形成 $2^{23}=8\,388\,608$ 种染色体组成不同的配子，如果再考虑到非姐妹染色单体间所发生的互换，则人类可能形成的配子种类是极其繁多的。因此，减数分裂是生物变异及多样性的细胞学基础。

二、配子的发生

在哺乳动物和人类中,配子发生是指精子和卵子的形成过程。精子携带父方的一半遗传信息,卵子携带母方的一半遗传信息,通过精子与卵子的结合(受精作用),合并成一套完整的遗传信息传给子代。精子和卵子的形成都要经过增殖期、生长期、成熟期三个阶段,在成熟期都要进行减数分裂,精子有变形期,而卵子却无此阶段,只是在形成过程中其细胞质分配不均(图4-6)。

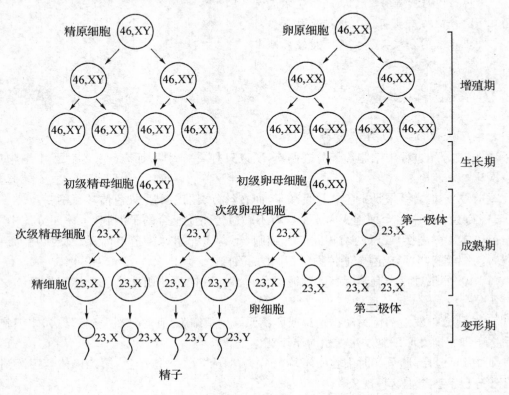

图 4-6 精子和卵子的发生过程示意图

(一)精子的发生

在睾丸生精上皮中的精原细胞是精子发生的起源。下面以人类为例说明精子的形成过程。

1. 增殖期 青春期性成熟,精原细胞通过有丝分裂增殖,细胞数量显著增加,染色体数与母细胞一样。人类的精原细胞染色体数目为 46 条,属二倍体(2n)。

2. 生长期 精原细胞经多次增殖后,一部分精原细胞继续增殖,另一部分精原细胞体积增大,分化为初级精母细胞,其染色体数目仍为 46 条。

3. 成熟期(减数分裂期) 初级精母细胞经过 DNA 复制后,进行第一次减数分裂,形成 2 个次级精母细胞,每个次级精母细胞再经第二次减数分裂,结果共形成 4 个精细胞。由于经历了两次连续分裂,而 DNA 或染色体只在第一次分裂前的间期中复制了一次,所以形成的精细胞中染色体数目减少了一半,即只有 23 条,为单倍体。

4. 变形期 精子细胞在此期经过形态变化,形成具有头部和尾部、形似蝌蚪、能主动游动的精子。

（二）卵子的发生

卵子发源于卵巢的生发上皮中的卵原细胞，其基本过程与精子发生相似，无变形期，且生长期特别长，因其形成过程中有停顿阶段。

1. 增殖期　在胚胎发育早期的卵巢中卵子的发生就开始了，人类卵原细胞具有 46 条染色体，也是二倍体（2n）。经过有丝分裂不断增殖，在胚胎期这类细胞数目可达到 600 万个。

2. 生长期　此期历时较长，在胚胎发育晚期，卵原细胞体积增大并已分化成初级卵母细胞，细胞内积累了大量卵黄、RNA 和蛋白质等物质，为受精后的发育提供物质和能量准备，其染色体仍然为二倍体。

3. 成熟期（减数分裂期）　初级卵母细胞也经过两次连续分裂。第一次分裂时，初级卵母细胞形成两个子细胞，一个是次级卵母细胞，体积大细胞质多，另一个体积很小，称为第一极体。次级卵母细胞再经过第二次减数分裂，形成一个体积大的卵细胞，一个体积小的第二极体。第一极体进行第二次减数分裂，形成两个第二极体。这样，一个初级卵母细胞经过减数分裂形成一个卵细胞和三个极体，它们的染色体数目都减少了一半，只有 23 条，即单倍体。极体因以后不能继续发育而退化、消失。

卵子与精子在形成周期上的不同：精子的形成周期较短，约 70 天，男性从青春期直到老年一直产生精子，无停顿阶段，一生中产生精子的总数约 1 万亿个。但老年人 DNA 的稳定性差，精子突变率高。

卵子的形成周期长，并且形成过程也与精子不同。因为从总体上看，卵原细胞的发育有一个退化两个停顿阶段。在女性出生后，大部分初级卵母细胞退化，只有约 400 个能继续发育，但停留在减数Ⅰ前期的双线期。从青春期开始，在停留于减数Ⅰ前期的双线期初级卵母细胞中，每月只有一个完成减数Ⅰ，形成一个次级卵母细胞，并推进到减数Ⅱ中期停止分裂。排卵后，若受精，停止在减数Ⅱ中期的次级卵母细胞才能完成第二次减数分裂；若未受精，停止在减数Ⅱ中期的次级卵母细胞将退化死亡。

部分减数分裂Ⅰ前期的双线期的初级卵母细胞在女性体内停留的时间较长，可达到 50 多年之久。随着妇女年龄的增长，这些初级卵母细胞将历经更多环境因素的影响，引起减数分裂过程的异常，如染色体不分离，导致生殖细胞中染色体数目异常，受精后将会发育成染色体异常的后代。故高龄妇女生育染色体病患儿的概率增高。

第四节　细胞增殖与医学

人类细胞增殖异常性疾病大致可分为两类，一是细胞增殖受抑制，二是细胞增殖失控。前者可引起细胞功能障碍性疾病，如血细胞再生障碍性贫血，生殖细胞增殖受抑制性不育，T 淋巴细胞凋亡所致的全身性免疫缺陷（艾滋病）等；后者，如肿瘤。

知 识 链 接

细胞增殖与肿瘤：
肿瘤是人体正常细胞在细胞周期中发生 R 点消失，细胞自身分泌大量的生长因子时,细胞增殖失控形成的赘生物。细胞周期理论促进了人们对肿瘤的病因、病理的认识,并指导临床上对肿瘤的诊断与治疗。

1. 细胞周期与肿瘤细胞的生长　恶性肿瘤的迅速增长不是由于细胞周期变短,细胞分裂加快,相反,绝大多数肿瘤细胞的周期时间比相应的正常组织细胞有明显延长。根据细胞周期的特点,肿瘤的细胞群体可分为以下三类:①增殖细胞群:是指连续进入细胞周期,不断进行分裂的细胞,与肿瘤增大直接有关。②暂不增殖细胞群:主要为一些 G_0 期细胞。因具有潜在的分裂能力,在外界环境因素的刺激下,可重新进入细胞周期而发生分裂,这是肿瘤复发的根源。③不增殖细胞群:它们已经脱离了细胞周期,丧失了分裂能力,通过分化、衰老直至死亡。

2. 细胞周期与肿瘤治疗　肿瘤的常规治疗方法包括化疗、放疗和手术等,根据肿瘤细胞分裂、增殖的情况,针对性地选用治疗方法,可最大限度地杀灭肿瘤细胞,尽量少损伤正常细胞。

G_0 期细胞对物理、化学疗法不敏感,又具有肿瘤复发的潜在危险,可先用一些刺激因子,如血小板生长因子等诱导它们返回细胞周期,再用物理或化疗手段治疗。若选择手术治疗,则应尽量清除残余组织,以避免复发。G_1、G_2 期细胞对放射线敏感,采用放疗较合适。S 期肿瘤细胞,主要用化疗手段来阻断 DNA 的合成。

根据对细胞周期的作用不同,抗癌药物可分为三类:①非周期特异性药物,如氮芥。②周期特异性药物,只可作用于增殖状态细胞,对 G_0 期细胞无效,如放线菌素 D。③周期相药物,只可作用于周期某一相,如秋水仙素、长春碱能与微管结合,使微管蛋白解聚,纺锤体破坏,因此,只对 M 期细胞发生作用。阿糖胞苷选择性抑制核苷三磷酸还原酶,阻断核苷酸转变成脱氧核苷酸,从而抑制 DNA 合成,属 S 期特异性药物。

知识点归纳

细胞周期

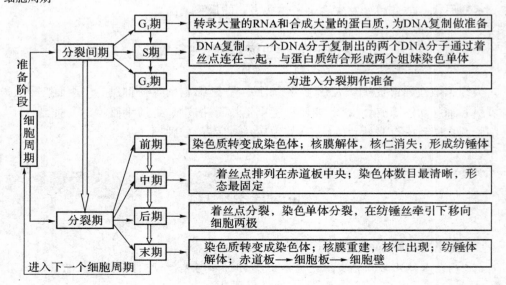

减数分裂

时期		染色体行为	染色体数（个）	DNA 数（个）	染色单体数（个）	同源染色体数（对）
分裂间期		DNA 复制和有关蛋白的合成	2n	2n→4n	0→4n	n
减数第一次分裂	前期	同源染色体联会,形成四分体,可能部分发生互换	2n	4n	4n	n
	中期	同源染色体成对排列在赤道板上	2n	4n	4n	n
	后期	同源染色体分离,分别移向两极	2n	4n	4n	n
	末期	染色体部分解旋,细胞分裂为二,染色体数目减半	1n,1n	2n,2n	2n,2n	0,0
减数第二次分裂	前期	每条染色体含两条染色单体但无同源染色体	1n,1n	2n,2n	2n,2n	0,0
	中期	染色体排列在细胞赤道板位置上（无同源染色体）	1n,1n	2n,2n	2n,2n	0,0
	后期	着丝粒分开,染色单体成为染色体,分别向两极移动	2n,2n	2n,2n	0,0	0,0
	末期	细胞质分裂,共形成四个子细胞,染色体数目减半	n,n,n,n	n,n,n,n	0,0,0,0	0,0,0,0

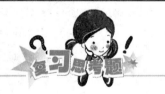

复习思考题

一、名词解释

1. 有丝分裂　2. 减数分裂　3. 同源染色体　4. 四分体　5. 联会　6. 姐妹染色单体　7. 非姐妹染色体

二、选择题

1. 右图表示细胞有丝分裂一个细胞周期所用的时间,下列说法正确的是　　　　（　　）

①A→B 的过程表示分裂间期　②B→A 的过程表示分裂期

③A→A 可表示一个细胞周期　④B→B 可表示一个细胞周期

A. ①②③　　　　　B. ①②④　　　　　C. ③　　　　　D. ④

2. 下列关于细胞分裂周期的叙述,正确的是　　　　　　　　　　（　　）

A. 间期只包括 G_1 期和 G_2 期　　　　B. 出现纺锤体的时期是 S 期

C. G_1 期和 G_2 期均能合成蛋白质　　　D. M 期发生 DNA 复制

3. 在有丝分裂过程中,细胞中的染色体数目为本物种体细胞中染色体数目两倍的时期是　　（　　）

A. 前期　　　　　B. 中期　　　　　C. 后期　　　　　D. 末期

4. 下图表示细胞有丝分裂过程中一个染色体的变化情况(虚线表示纺锤丝)。在一个细胞周期中,染色体变化的顺序应该是 ( )

① ② ③ ④ ⑤

A. ②①②③④⑤ B. ②③①④⑤ C. ②①⑤④③② D. ①⑤④③②①

5. 在细胞有丝分裂间期,染色体复制的实质是指 ( )
A. 染色体数加倍 B. 染色单体数加倍
C. DNA 数加倍 D. 染色体数和 DNA 数同时加倍

6. 减数分裂中染色体数目减半的直接原因是 ( )
A. 同源染色体的联会 B. 同源染色体的分离
C. 非同源染色体的自由组合 D. 染色体的复制

7. 下列关于同源染色体的说法最准确的是 ( )
A. 形态大小相同 B. 所含基因相同
C. 减数分裂时可以联会 D. 含有等位基因

8. 下列动物细胞中,染色体数目、种类与受精卵相同的是 ( )
A. 精原细胞、体细胞 B. 体细胞、次级卵母细胞
C. 精子、卵细胞 D. 初级精母细胞和次级卵母细胞

三、填空题

1. 细胞周期包括_____和_____两个阶段。

2. 右图为细胞分裂某一时期的示意图。据图回答:
(1) 此细胞处于_____分裂时期,此时有四分体_____个。
(2) 可以和 1 号染色体组成一个染色体组的是_____号染色体。
(3) 此细胞全部染色体中有 DNA 分子_____个。
(4) 在此细胞分裂后的一个子细胞中,含有同源染色体_____对。子细胞染色体组合为_____。

3. 下图是有关细胞分裂的图谱,请据图回答:

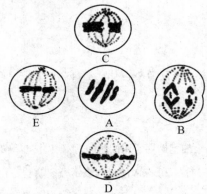

(1) A 细胞经_____分裂形成 B 细胞,B 细胞处在_____期。
(2) A 细胞经_____分裂形成 C 细胞,C 细胞处在_____期。
(3) A 细胞经_____分裂形成 D 细胞,D 细胞处在_____期。
(4) A 细胞经_____分裂形成 E 细胞,E 细胞处在_____期。

四、简答题

1. 简述细胞周期概念及有丝分裂各期主要特点。
2. 概括染色体在减数分裂Ⅰ中的主要行为特征及减数分裂的生物学意义。
3. 列表比较有丝分裂与减数分裂的异同。
4. 列表比较精子与卵子发生过程的异同。

(徐永超)

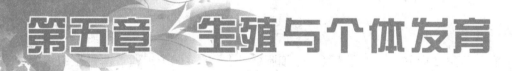

第五章 生殖与个体发育

1. 生殖的基本类型。
2. 了解动物胚胎发育的基本过程。
3. 影响动物胚胎发育的因素有哪些？

生殖和发育是生命的基本现象；没有生殖，物种不能繁衍，没有发育，个体不能形成。

第一节 生殖的基本类型

生物产生和自身相似新个体的过程称为生殖，亦称繁殖。生殖是生物增加个体数量、保障物种延续的一个生物学特征。生物的生殖方式可以分为两大类：无性生殖和有性生殖。

一、无性生殖

无性生殖是指不经过生殖细胞的结合，由母体直接产生子代的生殖方式。常见的有以下几种：

1. 分裂生殖　指由一个母体平均纵裂或横裂成两个子体的生殖方式。这是一种最原始的生殖方式。如细菌、蓝藻和涡虫等。

2. 出芽生殖　指由母体在一定的部位长出芽体，芽体逐渐长大并与母体分离，形成独立生活的新个体的生殖方式。如酵母菌、水螅。

3. 孢子生殖　由母体产生的一种特殊细胞，称为孢子。孢子成熟后脱离母体，遇到适宜环境，每个孢子通过发育形成新个体的生殖方式称为孢子生殖。动物中孢子生殖的种类不多，如原生动物中的孢子虫纲。植物中孢子生殖现象较为普遍，如青霉的孢子生殖。

4. 营养生殖　指由植物的根、茎、叶等营养器官发育成新个体的生殖方式。如扦插、压条、嫁接等。某些植物的组织和细胞也可通过培养来繁育新个体。

由于无性生殖的后代只有一个亲体的遗传特征，若长此下去，其后代对环境的适应能力会有所降低。但无性繁殖速度快，产生的新个体数量多，才得以使它们在自然界能够长期生存。

学 与 问

1. 生物体为什么要进行生殖呢?

2. 不同生物的生殖方式是什么样的?

二、有性生殖

有性生殖是指由亲体产生两性生殖细胞(雌配子与雄配子),通过两性生殖细胞的结合,发育成新个体的生殖方式。常见的有以下几种类型:

1. 同配生殖　指两个形态、大小相似的性细胞(即同形配子)相互结合的有性生殖方式。常见于低等生物,特别是藻类和真菌。

2. 异配生殖　指两个形态、大小不同的性细胞(即异形配子)相互结合的有性生殖方式。异配生殖是多细胞生物的生殖方式,在单细胞生物中比较少见。

3. 卵式生殖　指卵与精子结合的有性生殖方式。卵式生殖是多细胞生物所特有的一种高级的异配生殖方式。

4. 单性生殖　指在有性生殖的动植物中,卵细胞不经受精而单独发育成子代的一种生殖方式,亦称孤雌生殖。如蜜蜂(雄蜂)、蚜虫、蒲公英等。

从生物进化的观点看,有性生殖是在无性生殖的基础上发展而来的。单细胞生物大多通过无性生殖产生后代。在高等生物的有性生殖过程中,由于生殖细胞分别来自于不同的亲体,这就使后代不但具备了双亲的遗传特征,同时为后代进行遗传物质的重新组合创造了条件,增加了生物的变异能力,增强了生物对环境变化的适应性。所以说,有性生殖是生物生殖的高级形式,在生物界演化过程中具有一定的进步性。

第二节　胚胎发育

有性生殖的生物个体的世代延续是从受精卵开始的。受精卵经过一系列复杂而有序的变化,形成与亲代相似的成熟个体,再经过幼年、成年、衰老等时期,直至死亡,这个过程称为个体发育。在个体发育过程中,个体的生理功能、组织结构、器官形态会发生一系列的变化。脊椎动物的个体发育过程可分为两个阶段:胚胎发育和胚后发育。

一、胚胎发育概述

胚胎发育指动物在卵膜内或母体内的发育过程。脊椎动物的胚胎发育是一个连续而复杂的过程,都需经过几个共同时期:卵裂期、囊胚期、原肠胚期、神经轴胚期和器官发生期。

(一)卵裂期

受精卵进行有丝分裂称卵裂。卵裂形成的子细胞称卵裂球。因受精卵外面包有透明带,因而随着细胞数目增加,细胞体积逐渐变小。当受精卵分裂成12~16个细胞时,这些细胞密集地堆集在一起,形成一个实心的细胞团,形似桑葚,称为桑葚胚。人类的桑葚胚在受精后的第3天形成(图5-1)。

(二)囊胚期

桑葚胚中的卵裂球继续分裂,卵裂球的数量不断增多,实心的胚体中间出现若干个小的腔隙,它们逐渐汇合成一个大腔,腔内充满液体,此腔称为囊胚腔。此时的胚呈现囊泡状,故称为囊胚。人类的囊胚称为胚泡,在胚胎发育的第1周末形成。胚泡壁由单层细胞构成,称滋养层。由滋养层围成的腔称胚泡腔,内有液体。位于胚泡腔内一侧的一群细胞称为内细胞群(图5-1)。

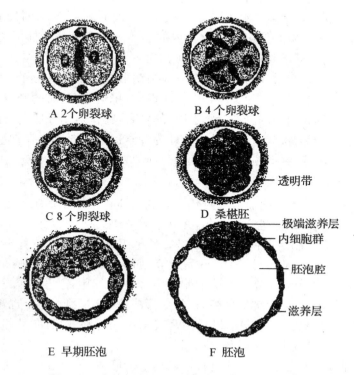

图 5-1 人胚胎发育过程中的卵裂、桑葚胚和胚泡

(三)原肠胚期

原肠胚期是胚胎逐渐分化为三胚层的时期,是胚胎发育中极其重要的时期。从原肠胚形成开始到原肠胚形成,细胞分裂使细胞数量不断增多,同时,细胞发生一系列复杂的迁移和重排,并进一步分化,最终形成外胚层、内胚层和中胚层。

人的原肠胚形成从第2周胚泡逐渐埋入子宫内膜时开始(以后胚体的发育即在子宫内膜中进行)。滋养层分化形成绒毛膜;内细胞群增殖分化形成两个胚层组成的胚盘。临近滋养层的一层柱状细胞为外胚层,靠近胚泡腔的一层立方细胞为内胚层。随后,外胚层表面的滋养层分化形成一层扁平的羊膜细胞,与外胚层细胞相连续,共同围成一囊,称羊膜囊,其内的腔称羊膜腔,内储羊水。胚盘是人体的原基,胚盘以外的结构对胚盘起营养和保护作用。

人胚的三胚层出现在第3周。第3周初,在外胚层正中线的一侧,部分外胚层细胞快速增殖,形成一条增厚区,称原条。原条的头端略膨大,称原结。继而在原条的中线出现浅沟,原结的中央出现浅凹,分别称原沟和原凹。沟底的细胞在内、外胚层间向周边扩展,在内、外胚层间形成一层新细胞层,即为胚内中胚层,简称中胚层。于是,在第3周末,三胚层胚盘形成。

(四)神经轴胚期

原肠胚后期,胚胎逐渐沿纵轴伸长,胚层开始分化,在胚体背部产生中轴器官——脊索和神经管,这时期的胚胎称为神经胚。所有的生物都有相同的发生模式。

神经管由外胚层发育而成,其形成大致分为三个阶段:在胚体背部位于脊索原基上方的外胚层细胞增生,形成一增厚的细胞层称神经板。不久,神经板的两侧向上隆起形成神经褶,中部凹陷形成神经沟。神经褶向上生长并相互愈合形成神经管。神经管向下沉入胚胎内部,而背面则为外胚层所覆盖。将来神经管的前端膨大形成脑,后部的其余部分形成脊髓。

脊索是由背正中区的中胚层细胞分化形成的一条纵贯胚体的圆柱形中轴结构,脊索的下方为内胚层,两侧为中胚层,将来发育成体节。

人胚的脊索和神经管在第3周形成。在第3周初形成的原条决定了胚盘的头尾端和中轴,即原条出现侧为尾端,其前方为头端。由于头端大,尾端小,此时的胚盘呈梨形。从原结向头端增生迁移的细胞在内、外胚层间形成杆状的脊索,它在早期胚胎发育过程中起一定的支架作用,以后退化。成人椎间盘中央的髓核即为脊索退化的遗迹。脊索形成后,在其诱导下,第3周末,神经管形成,并向头、尾两端延长。

(五)器官发生期

器官发生是指由内、外、中三个胚层分化发育成胚体各个器官系统的过程。当胚胎发育到原肠胚,胚层逐渐形成,细胞进一步分化,并开始分离成为初级器官的原基,以后这些细胞进一步聚集和分化,形成固定的次级器官原基。各种组织开始明显分化出来。有的细胞局部加厚(如神经板),有的细胞聚集成团,排列成节(如生骨节、生肌节),有的细胞层折叠,卷成管状(如神经管、消化管等),有的胚层细胞分散成叶间细胞,于是各器官逐渐分化定型。胚胎的形态也随之发生变化,首先躯体变长,然后形成头和尾,颈和躯干也逐渐形成,出现肢芽,动物雏形显现。在形态发生时期,胚胎对环境的影响特别敏感,在某些因素(药物、理化因素、病毒等)作用下,易发生先天畸形。

人的胚胎在第4周由鞋底形的胚盘长成圆柱形的胚体,三个胚层分化形成器官的原基(表5-1)。第5周起,眼、耳、鼻及颜面逐渐生长形成;胚体出现肢芽,逐渐生长形成四肢;胚体头部也由起初向腹侧弯曲的"C"字形逐渐抬起,躯干变直;外生殖器已发生,但不能分辨性别;脐带形成,神经、肌肉已发育(图5-2)。到第8周末胚体已初具人形。

表5-1 人类胚胎三胚层形成的组织和器官

外胚层	中胚层	内胚层
皮肤的表皮、毛发、皮脂腺、乳腺、牙釉质、内耳、视网膜、晶状体、脑、脊髓、脑神经节、感觉神经节、肾上腺髓质嗜铬细胞	肌肉、血液、心脏和血管、结缔组织、淋巴管、肾上腺皮质、泌尿生殖系统、骨骼、皮肤的真皮、牙本质	气管、支气管、肺上皮、消化道上皮、肝、胰、膀胱、咽、甲状腺、鼓室、咽鼓管、扁桃体、甲状旁腺

二、胚胎发育的机制

多细胞生物从一个受精卵开始发育成为一个新个体,要经历复杂而有序的演变过程。包括细胞增殖、分化、迁移、相互识别、聚集组合等多种细胞活动方式,再经历由细胞→组织→器官→系统→个体等完成胚胎发育。在此过程中,细胞的核质之间,细胞彼此之间,细胞与环境之间,严格按时间、空间顺序进行了一系列的相互作用。胚胎发育的每一步都是受到严格调控的。

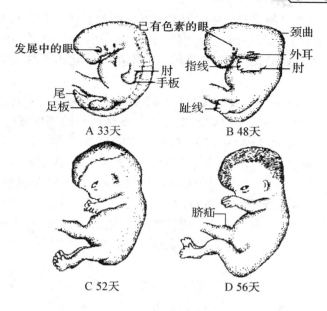

图 5-2 人类胚胎胚体外形的建立

（一）细胞分化

细胞分化是个体发育过程中组织、器官形成的基础,贯穿于高等生物个体发育全过程,其中以胚胎发育最旺盛和典型。细胞分化是遗传信息(基因)按照特定时间、空间顺序进行差异性表达的结果。

1. 细胞分化的概念　细胞分化是指受精卵经过卵裂产生的同源细胞在形态结构、生理功能和蛋白质合成等方面产生稳定性差异的过程。在胚胎发育早期,卵裂球的细胞之间并没有形态结构和生理功能上的差异,然而到胚胎成熟时,生物体内出现了上百种甚至更多种不同类型的细胞。这些细胞在形态结构、生理功能及蛋白质合成等方面出现了十分明显的差别,如人的红细胞呈双凹的圆盘状,无细胞核,含有血红蛋白,具有携带氧和二氧化碳的功能;神经细胞从胞体伸出许多长短不等的突起,能够感知、整合、传递外界的信息;肌细胞呈柱状或梭形,能合成肌动蛋白和肌球蛋白,具有收缩和舒张功能等。

2. 细胞分化潜能　受精卵具有分化出各种组织和细胞的潜能,并能发育成完整的个体,这种细胞称为全能性细胞。全能性细胞具有完整的基因组,可以表达基因组中任何基因,能分化形成个体的任何种类细胞。除受精卵外,哺乳动物和人类胚胎8细胞期以前的卵裂球的每个细胞也都具有全能性。随着胚胎发育,三个胚层形成后,细胞所处的微环境和空间位置关系发生了变化,其全能性已经受到限制,失去了发育成完整个体的能力,只能向发育为本胚层的组织、器官的若干种细胞的方向分化,这种类型的细胞称为多能性细胞。例如,哺乳动物和人胚泡的内细胞团中的细胞具有分化为机体任何一种组织器官的潜能,但是已失去了单独发育成完整个体的能力。三胚层形成后,在器官的发生过程中,各种组织、细胞的发育潜能逐渐受限减弱,虽然细胞都含有全套的基因组,但是只能分化出一种细胞,这种类型的细胞称为单能性细胞。由单能性细胞分化出形态结构上特化、功能专一化的细胞,称为终末分化细胞。由此可知,在胚胎发育过程中,细胞的发育潜能是从"全能"到"多能",最后到"单能"逐渐转变的过程。

3. 决定细胞分化的重要因素　细胞分化受细胞核与细胞质之间、细胞群与细胞群之间、胚胎不同部位之间、细胞外物质等一系列因素相互作用的制约。在胚胎发育过程中,以上因素连续地或选择性地激活某些基因,使基因组中的基因按一定的时间和空间顺序选择性地表达,控制某些特定的蛋白质的合成,使细胞按时空顺序分化为某种类型的细胞,从而决定组织器官的结构。

(1)细胞核基因组与细胞质间的相互作用:细胞质中一些成分可以调节细胞核中基因的表达,从而影响细胞分化。不同细胞的产生往往与细胞获得的不同成分的细胞质有关。许多实验证明,在受精卵和早期胚胎细胞中,细胞质中的某些物质的分布有区域性(包括均黄卵),即在细胞质中某些物质的分布是不均匀的。在细胞分裂时,细胞核均等分裂,但胞质呈不均等分配,即子细胞中获得的胞质成分是不相同的,这些尚不完全明确的胞质成分可以调节核基因的差异性表达,使细胞向不同的方向分化。因此,胞质成分的不均匀性,在很大程度上决定了细胞的早期分化,对胚胎的早期发育产生很大的影响。如,De Robertis 等把非洲爪蟾肾细胞核注入蝾螈的去核卵母细胞内,发现原来在肾中表达的基因被关闭,而原来失活的基因开启表达。

(2)胚胎诱导与抑制:原肠胚形成以后,三个胚层的发育方向虽已确定,但各胚层进一步发育还有赖于细胞之间、细胞群之间的相互作用。主要表现在胚胎诱导与抑制方面。

胚胎诱导:在胚胎发育过程中,一部分细胞对邻近的另一部分细胞产生影响,并决定其分化方向的作用称为胚胎诱导。起诱导作用的组织称为诱导组织,被诱导而发生分化的组织称为反应组织。胚胎诱导一般发生在中胚层与内胚层、中胚层与外胚层之间。从诱导的层次上看,可分为初级诱导、次级诱导和三级诱导。脊椎动物的组织分化和器官形成是一系列多级胚胎诱导的结果。眼的发生是胚胎诱导的典型例证:中胚层脊索诱导外胚层细胞向神经方向分化,神经板产生,这是初级诱导。神经板卷折成神经管后,其头端膨大的原脑的视杯可以诱导其外表面覆盖的外胚层形成眼晶状体,这是次级诱导。晶状体进一步诱导其外面的外胚层形成角膜,这是三级诱导,最终形成眼球(图 5-3)。

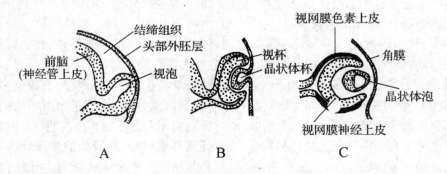

图 5-3 眼球发育过程的多级诱导

抑制:细胞群彼此间除有相互诱导促进分化的作用外,还有相互抑制的作用。例如,将一个正在发育的蛙胚放于含有一块成体脑组织的培养液中,则蛙胚不能发育产生正常的脑。这表明已分化的组织细胞可以产生某种物质,抑制临近细胞进行同样的分化,避免相同器官的发生。由此可见,细胞间的分化抑制作用对于胚胎发育也有重要影响。

(二)形态发生

形态发生是胚胎发育过程中,组织器官和机体形态结构的形成过程。形态发生与细胞分化同时进行,是使胚体形态结构异化的另一种发育形式。细胞的增殖和分化是形态发生的核心和基础,伴随核心进行的、与形态发生密切相关的还有细胞差异性生长、细胞迁移和形态变化、细胞识别和黏着、细胞的凋亡等机制问题。

1. 细胞差异性生长 胚胎的生长是细胞数量不断增多的结果,而细胞数量的增多是由细胞增殖完成的。在胚胎发育过程中,由于基因的差异性表达,使不同空间细胞增长的数量和增长率出现差异,这种现象称为细胞差异性生长。由于细胞的差异性生长,使各种组织器官出现形态结构上的不同。

2. 细胞凋亡 细胞凋亡是在胚胎发育过程中伴随细胞增殖和分化发生的另一种生命现象。在胚胎发育过程中,细胞在不断分裂的同时也将产生一些丧失功能的、受损的、异常增殖的细胞,这些细胞将通过细胞凋亡的形式被消除,以维持组织细胞数量上的动态平衡,消灭威胁机体生存的细胞,使机体成为一个完善的个体。例如,人胚在第5~6周时为无性别时期,具有雌雄两套管道。一套为米勒管,可发育为雌性生殖管道,另一套为吴尔夫管,可发育成为雄性生殖管道。随着个体的发育,机体出现了性别分化,每一性别个体都要淘汰另一性别的一套生殖管道,这种淘汰过程即是通过细胞凋亡实现的。

3. 细胞识别与黏着 在胚胎形态发生中,细胞的识别与黏着起着重要的作用。由于胚胎细胞的广泛迁移,当到达最终位置时,同类细胞只有通过识别与黏着,才能进一步分化,构成组织器官和系统,形成机体形态结构。

4. 形态调节运动 形态调节运动使生长着的有关部位之间产生细胞的变形和迁移。如实心的桑葚胚变为空心的胚泡,由胚泡发育成三胚层,三胚层继续发育成各种器官等,在这一系列过程中发生了细胞的内迁和外移、组织的展开和卷折等形态调节运动。通过形态调节运动,胚体逐步改变形态,最终形成完整的个体。

大量的研究发现,在个体发育过程中,一个细胞中的全部基因并非都同时表达。在一定时空上,有的基因在进行表达,有的基因处于沉默状态,而在另一时空上,原来有活性的基因可能继续处于活性开启状态,也可能关闭,而原来处于关闭状态的基因也可能被激活,处于活性状态。基因在胚胎发育过程中按一定的时间、空间顺序进行有选择性的差异表达,从而决定了细胞的分化和胚胎形态的发生。

三、发育异常

遵循发育规律,高等生物从受精卵开始,要经过卵裂、囊胚、原肠胚、神经轴胚、器官发生等一系列复杂而有序的演变过程,形成生命个体。这一进程表现出了严格的时间和空间顺序。这一切不但受遗传物质调控,同时也需要良好的环境条件。若遗传因素异常,或环境中某些因素造成干扰,都将引起胚胎发育异常。

(一)发育异常的影响因素

胚胎发育受内在和外在多种因素的影响和调控。内因主要是细胞核内的遗传基因,即个体的基因型。外因则指环境条件,包括外界环境和母体子宫环境。在人类出生缺陷中,有人认为致畸因素可分为三类:环境因素,约占致畸量的10%;遗传因素,约占致畸量的25%;综合因素,由环境因素和遗传因素等共同作用,约占致畸量的65%。可见,大多数畸形是由综合因素引起的。

1. 环境因素 长期以来人们总以为,哺乳类的胚胎在母体内发育因有胎膜的保护,外界环境不易影响胚胎的正常发育。但大量的研究和事实说明,许多环境因素均有明显的致畸作用。如物理因素(X射线、机械压迫等)、生物因素(病原体如风疹病毒、巨细胞病毒等)、化

71

学因素（化学物质污染物、食品添加剂与防腐剂、药物等）、高龄孕妇、孕妇妊娠期间维生素和微量元素的缺乏、精神抑郁、严重营养不良等都可导致发育异常。

2. 遗传因素　染色体数目畸变、结构畸变可引起个体发育异常，而有一些基因突变可引起先天性代谢异常和个体发育异常。

3. 综合因素　一般情况下，单纯由环境因素或遗传因素引发的发育异常相对较少，大多数畸形是综合因素作用的结果。这其中包含两个方面，一种是由于环境因素的影响改变了胚胎的遗传结构而引起发育异常；另一种则是胚胎的遗传物质组成决定了发育过程中胚胎对致畸因素的易感性。如人类中绝大多数心血管病，既不是一个突变基因控制的，也不是染色体异常决定的，而是由于一个易感性遗传素质和环境的同时作用发生的，先天性心脏病的发生即属于此。

（二）发育异常的易感期

从受精卵到正常生物体的形成，是细胞的增殖和通过受精卵内基因调控表达的过程。各种细胞的分裂、组织分化、器官的形成，都将受遗传物质的操纵，依照严格的时间顺序，协调地实现诱导效果。非正常因素作用于胚胎发育的任何环节，都可能影响胚胎的正常发育，导致畸形。胚胎各个器官在发育的一定时期内，对某一致畸因素最敏感，此期就称为该器官的致畸易感期或临界期。胚胎对不同的致畸因子有着不同的敏感期。

知 识 链 接

人类发育过程中，受精后 2 周内胚胎处在分化前期，有害因素可对胚胎产生影响，超过一定阈值以上的物理、化学因素可以引起胚胎死亡。但此阶段对致畸因素不敏感，这是因为此时的胚胎细胞分化程度很低，如果致畸作用强，胚胎即死亡；如果致畸作用弱，少数细胞受损死亡，多数细胞可以代偿调整。大多数器官的致畸易感期在受精后第 3～8 周，此期正是主要器官和形态形成的时期，该期若受到致畸因素的作用，往往产生较严重的畸形，甚至引起死亡。

各类先天畸形的发生，具有严格的规律性，即由于器官、系统分化的顺序不同，因而在不同时期受到致畸因素影响时，常会出现不同类型的畸形，如唇的吻合是在受精后的第 36 天，在此前若受到刺激，即有发生唇裂、腭裂的可能性；妊娠第 9 周直到妊娠终止，器官的分化已基本完成，对致畸因素的敏感性逐渐下降，即使受到有害因素影响，一般不会引起畸胎。但此时期内生殖器官的分化尚未完成，中枢神经系统仍在继续分化，因而仍有可能出现形态学异常（图 5-4）。

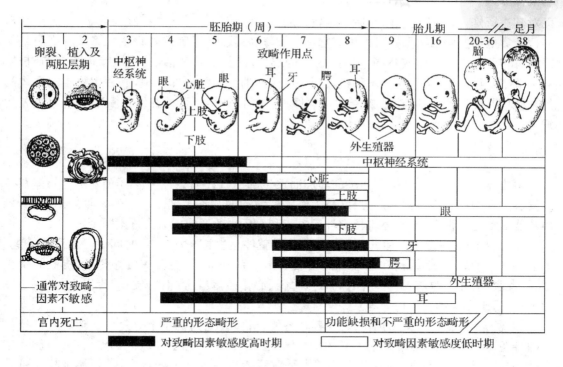

图 5-4 胚胎发育各器官致畸敏感期

第三节 胚后发育

胚后发育是指动物从卵膜孵出或从母体分娩后，经过幼年、成年直到衰老死亡的全部过程。这个发育阶段的变化，包括明显的生长、未成熟器官的继续发育、损伤器官的修复、年龄变化特征表现等。

一、生长

生物体的重量增加及体积增大即为生长。生长是由于新陈代谢的过程中同化作用大于异化作用以及通过细胞的不断分裂，使细胞数目增加而实现的。生物个体的大小一般与细胞大小无关，而与细胞数量的多少有关。例如鲸（几十吨）和金鱼（几十克）、巨杉（140 多米）和蘑菇（10 厘米左右），它们之间的重量和体积大小悬殊，但内部的细胞大小则相差不大。生长通常伴随发育过程的细胞分化和形态建成。一些生物到了成年以后就停止了生长，有些生物则终生持续生长，如树木、鱼类、爬行类动物。

二、再生

生物体在其身体某部分受损、脱落或截除之后重新生成的过程称为再生。再生可分为生理性再生和病理性再生两类。生理性再生是机体在正常生命活动中某些组织在生理条件下进行更新的过程。如皮肤表皮、消化道黏膜上皮的不断脱落补充、红细胞的新旧更替、动物羽毛随季节变化的脱换等。病理性再生是指某些组织或器官受到损伤后引起的再生，因而也称创伤后再生或补偿性再生。如人的肝脏受到损伤后，处于休眠期的细胞可迅速分裂而对其进行修复;壁虎尾巴断落后的重新生成等。

人类虽不能像动物那样可再生器官,但在医疗实践中,可利用外科手术将某一部分组织或器官转移到同一个体或不同个体内的一定部位,使其继续生活,达到治疗创伤、修补机体某种缺陷的目的,这个过程叫做移植。同一个体内的移植称自体移植,同种生物不同个体间的移植称同种移植,不同种生物个体间的移植称异种移植。移植在医疗实践中有着重要的意义。

三、衰老

生物体的结构和机能随着年龄的增加而发生的退行性老化称衰老。衰老是生物体在生命发展过程中一个不可抗拒的过程,是人体生命活动的基本表现之一。随着年龄的增长,机体功能活动进行性下降,机体维持内环境恒定和对环境的适应能力会逐渐降低。

1. 衰老的形体变化 哺乳动物到一定年龄就停止生长,经过一定时间后开始逐渐衰老。人进入衰老期后,机体结构和生理机能会表现出一系列特征:毛发灰白并脱落、皮肤皱褶粗糙、耳聋眼花、牙齿脱落、脊柱弯曲、肺容量降低、心排血量减少、血管硬化、代谢率降低、免疫力下降,易于发生各种疾病等等。

2. 衰老的机制 衰老的临床表现各种各样,机体衰老的机制十分复杂。随着人口老龄化的日益突出,衰老机制和影响因素的研究已成为生物学和医学领域的热点之一。近20年来,国内外医学界从器官、细胞乃至分子水平对衰老机制进行了深入探讨,积累了相当可观的资料。

(1) 遗传决定说:在我们的日常生活中,常可看到在一些地区的某些家庭中,一家人中世代均有长寿者;与之相反,也有同一个家庭中同胞兄弟、姐妹均表现为早老症患者的病例报道。这些事实说明,衰老在一定程度上由基因决定。很多发育生物学家认为衰老是遗传决定的自然演化过程,是受特定基因控制的。在正常情况下,控制生长发育的基因在各个发育时期均能有序地开启和关闭,而有些基因在个体发育至生命的后期才开启表达,这类基因就是"衰老相关基因"。这些基因的开启表达,使细胞按期执行"自我毁灭"的指令,从而引起生物机体的一系列结构和功能的改变。外部因素只能在一定限度内影响细胞的衰老和寿命。

(2) 自由基与衰老学说:此学说认为,生物体的衰老过程是由于机体的组织细胞在代谢过程中产生的自由基积累的结果。自由基是正常条件下生物氧化和酶促反应的副产品。当生物体受到空气污染、辐射、某些化学物质等的侵害时,可发现细胞内的自由基数量增加。自由基的反应能力很强,可使细胞中多种物质发生氧化反应,损害生物膜。同时自由基也可引起DNA损伤从而导致其突变,诱发异常组织形成。因此,衰老过程中的退行性变化是由于细胞正常代谢过程中产生的自由基的有害作用造成的。

(3) 神经内分泌-免疫调节学说:下丘脑为人体衰老的生物钟,下丘脑的衰老是导致神经内分泌失调的关键环节。此学说认为,由于下丘脑—垂体内分泌腺轴系的功能衰退,致使生物体的内分泌功能降低,免疫功能减退。如新生儿的胸腺为10～15 g,随后继续增长,至青春期可达30～40 g,此后开始退化,到老年期胸腺实体几乎全部被脂肪组织所代替,功能基本丧失。因而老年人免疫功能降低,易患各种疾病。

四、死亡与寿命

1. 死亡 机体生命活动和新陈代谢的终止即为死亡,这是个体发育的必然结果。人和高等动物的死亡可分为：因衰老而发生的生理死亡或称自然死亡；因疾病造成的病理死亡；因机体受机械的、化学的或其他因素造成的意外死亡。

医学界将死亡过程分为濒死期、临床死亡和生物学死亡3个阶段。

（1）濒死期：脑干以上神经中枢功能丧失或深度抑制，而脑干的功能尚存，但由于失去上位中枢神经的控制而处于紊乱状态。如表现为神志不清、循环系统和呼吸系统衰竭、代谢紊乱、各种反射迟钝等。

（2）临床死亡：延髓处于深度抑制和功能丧失的状态。临床上各种反射消失，呼吸和心跳停止，但组织细胞仍进行着微弱的代谢过程，若积极进行复苏抢救，有的尚可恢复生命。

（3）生物学死亡：死亡过程中的最后阶段。此时，自大脑皮质开始，整个神经系统以及其他各器官系统的新陈代谢相继停止，机体的生理功能陷于不可恢复的状态。

由于脑死亡是不可逆的，1968年8月召开的世界第22次医学会上提出"不可逆脑功能的丧失作为死亡的诊断标准"。

2. 寿命　寿命是指机体从出生到死亡的时间。衡量人寿命长短的指标是年龄。

（1）自然寿命：自然寿命是指人类在进化过程中形成的相对稳定的平均寿命的最高限度，即寿命的极限。大量资料表明，人的自然寿命可达百岁以上。推算方法有几种：一般认为生物最高寿命为性成熟年龄的8～10倍，为生长期的5～7倍。人类的性成熟年龄为11～15岁，生长期为20～25岁。按此推算，人类的最高自然寿命应为120～150岁，但绝大多数人都未达到这个寿限。当今我国人均寿命，从20世纪50年代初约33岁已增至1981年的67.9岁，近年已达到70岁，与发达国家的人均寿命相近。

（2）影响寿命的因素：包括自然遗传因素、环境因素和心理因素。遗传因素表现在家系与性别两个方面。长寿家庭中子女一般寿命较长，而女性的平均寿命比男性长2～5岁。环境因素对寿命的影响表现在多方面。首先是疾病的影响，疾病是导致人类死亡的直接原因，如老年人的循环系统疾病、肿瘤、呼吸衰竭。死亡率最高的年龄为60岁以后。其次，社会的经济状况、不良的生活习惯对寿命也会有影响。心理因素主要指积极向上的情绪和良好的心理状态，是个体健康长寿的一个重要因素。因为心理变化会对生理变化产生重要的影响。1992年世界卫生组织宣布，每个人的健康与寿命60%取决于自己，15%取决于遗传因素，10%取决于社会因素，8%取决于医疗条件，7%取决于气候（如酷暑与严寒的发生）。因此，良好的自然生活环境，有规律的饮食起居，开朗乐观的性格，长期的劳动习惯及遗传因素都与寿命有关。

知识点归纳

知识点	知识内容
生殖的基本类型	一、无性生殖分为：分裂生殖、出芽生殖、孢子生殖、营养生殖。
	二、有性生殖分为：同配生殖、异配生殖、卵式生殖、单性生殖。
胚胎发育	卵裂期、囊胚期、原肠胚期、神经轴胚期、器官发生期。
胚后发育	生长、再生、衰老、死亡。

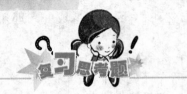

一、名词解释

1. 生殖　2. 再生　3. 衰老　4. 死亡

二、填空题

1. 无性生殖分_____、_____、_____、_____4 种类型。

2. 有性生殖分_____、_____、_____、_____4 种类型。

3. 胚胎发育分_____、_____、_____、_____4 个阶段。

4. 胚后发育分_____、_____、_____、_____4 个阶段。

三、问答题

1. 试述个体发育各个时期的主要特征。

2. 概述胚胎发育的机制。

3. 发育异常的影响因素有哪些？何谓致畸敏感期？

（张　磊）

第六章 基因与基因突变

学 习 重 点

1. 基因的概念及本质。
2. 真核生物基因的分子结构。
3. 基因的表达。
4. 基因突变的概念。
5. 诱发基因突变的因素。
6. 基因突变的特性。

1909 年丹麦遗传学家约翰逊用基因这一名词来表示遗传的独立单位,相当于孟德尔在豌豆试验中提出的遗传因子。在遗传学发展的早期阶段,基因仅仅是一个逻辑推理的概念,而不是一种已经被证实了的物质和结构。由于科学研究水平的不断提高,基因的概念也在不断地修正和发展。1910 年摩尔根等通过果蝇杂交实验表明,染色体在细胞分裂时的行为与基因行为一致,从而证明基因位于染色体上,并呈直线排列,因此人们认为基因是染色体上的遗传单位。摩尔根还科学地预见了基因是一个化学实体,并认为基因控制相应的性状,基因可以发生突变,基因之间可以发生交换,由此提出基因既是一个功能单位,又是一个突变单位,也是一个交换单位的"三位一体"概念。自 20 世纪 50 年代,随着分子遗传学的发展,1953 年在沃森和克里克提出 DNA 的双螺旋结构以后,人们普遍认为基因是 DNA 的片段,确定了基因的化学本质。

遗传学的研究始终是以基因的结构和功能为中心展开的。20 世纪中叶,人们就已证实,生物体的遗传信息蕴藏在 DNA 中,而在某些病毒中,RNA 是遗传物质。根据目前的认识,在分子生物学水平上,基因是遗传的功能单位,是能够表达和产生基因产物(蛋白质或 RNA)的核酸(DNA 或 RNA)序列,主要是有遗传效应的 DNA 序列。基因有三个基本特征:①基因可以自体复制。基因的复制实际上是 DNA 的复制,通过复制,使遗传的连续性得到保持。②基因决定性状。基因通过转录和翻译决定多肽链的氨基酸顺序,从而决定某种酶或蛋白质的性质,最终表达为某一性状。③基因可以产生突变。基因虽很稳定,但也会发生突变,新突变的基因一旦形成,可通过自体复制在随后的细胞分裂中保留下来。

第一节　真核生物结构基因的结构

编码蛋白质的基因称为结构基因。真核生物（包括人类）与原核生物的结构基因有所不同：原核生物编码蛋白质的基因核苷酸序列是连续的，称为连续基因；真核生物结构基因的核苷酸序列包括编码序列和非编码序列两部分，编码序列在 DNA 分子中是不连续的，被非编码序列隔开，称为断裂基因，其结构由外显子和内含子组成的编码区及其两侧的侧翼序列组成（图 6-1）。

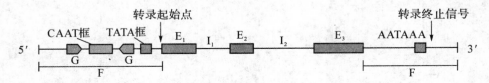

E. 外显子　I. 内含子　F. 侧翼序列　G. GC
图 6-1　真核生物结构基因的结构示意图

一、编码区

通常以 DNA 分子双链中的模板链（相对的另一条链则称为编码链，也称为反义链）$5' \rightarrow 3'$ 来描述基因的结构，以模板链上某一点为参照，其 $5'$ 端的部分称为上游，$3'$ 端的部分称为下游。

断裂基因中从转录形成起始密码的核苷酸顺序开始，至转录形成终止密码的核苷酸顺序为止的一段 DNA，是由外显子和内含子组成的编码区。

外显子是指编码区内具有表达功能的 DNA 序列；内含子是指相邻的外显子间无表达功能的 DNA 序列。编码区总是以外显子起始，并以外显子结束。因此，一个结构基因中总是有 n 个内含子和（n+1）个外显子。例如，人血红蛋白中的珠蛋白基因有 3 个外显子和 2 个内含子，鸡卵清蛋白基因有 8 个外显子和 7 个内含子。

每个外显子与内含子的连接处，即在每个内含子的 $5'$ 端开始的两个核苷酸都为 GT，$3'$ 端末尾的两个核苷酸都是 AG，这一段高度保守的特异性的 DNA 序列，称为外显子—内含子接头，也称为 GT—AG 法则（在 hnRNA 中为 GU—AG 法则），是 hnRNA 的剪接信号。

二、非编码区

非编码区是指每个结构基因在第一个和最后一个外显子的外侧的 DNA 序列，也称侧翼序列。非编码区虽不编码氨基酸，但有一系列的调控序列，对基因的有效表达起调控作用，包括启动子、增强子、终止子等。

1. 启动子　启动子是指结构基因中能与 RNA 聚合酶结合并启动和促进转录的特异的 DNA 序列；一般位于结构基因 $5'$ 端，通常在基因转录起始点 100 bp 范围内。常见的启动子有：

（1）TATA 框：位于转录起始点上游 -19 bp ~ -27 bp 处，由 TATAA(T)AA(T)7 个碱基组成，其中第 5 位和第 7 位的两个碱基可有变化。TATA 框能够与转录因子 TF Ⅱ 结合，再与 RNA 聚合酶 Ⅱ 形成复合物，从而准确地确定转录的起始位置。

（2）CAAT 框：位于转录起始点上游－70 bp～－80 bp 处，由 9 个碱基组成，顺序为 GGC(T)CAATCT，其中仅有第 3 位一个碱基发生变化。转录因子 CTF 能识别 CAAT 框并与之结合，促进转录。

（3）GC 框：有两个拷贝，位于 CAAT 框的两侧，由 6 个碱基组成，其序列为 GGGCGG。能与转录因子 Sp－1 结合，激活转录，提高转录的效率。

2. 增强子 增强子是指有增强启动子发动转录的作用，提高基因转录的有活性的 DNA 序列；一般位于转录起始点的上游或下游 3 000 bp 或更远处，增强子发挥作用的方向可以是 $5'→3'$ 方向，也可以是 $3'→5'$ 方向。例如，人的 β 珠蛋白基因的增强子是由两个相同顺序的 72 bp 串联重复序列组成，可位于转录起始点上游－1 400 bp 或下游 3 300 bp 处，当它被激活时，能使转录活性增强 200 倍。

3. 终止子 终止子是指提供转录终止信号的一段 DNA 序列；位于 $3'$ 端非编码区下游，由 AATAAA 和一段反向重复序列组成，AATAAA 是多聚腺苷酸(polyA)的附加信号，反向重复序列是 RNA 聚合酶停止工作的信号。该序列转录后，可以形成发卡式结构，阻碍 RNA 聚合酶的移动，其末尾的一串 U 与模板中的 A 结合不稳定，从而使 mRNA 从模板上脱离，转录终止。

第二节　人类基因组及核基因组的序列组织

基因组是指细胞或生物体的全套遗传信息。人类基因组包括两个相对独立而又相互联系的基因组：核基因组与线粒体基因组。如果不特别说明，通常所说的人类基因组是指核基因组。

人体每个体细胞内含有两个染色体组，每个染色体组的 DNA 构成一个基因组，即核基因组，每个核基因组的 DNA 约有 $3.2×10^9$ 个碱基对。这 32 亿个碱基对组成的人类基因组蕴藏着生命的奥秘。

人体基因组 DNA 分子，可以根据其结构和功能等方面的异同，将其序列分成不同的类别。

一、基因序列和非基因序列

基因序列指基因组里决定蛋白质（或 RNA 产物）的 DNA 序列，非基因序列则是基因组中除基因以外的所有 DNA 序列，主要是两个基因之间的居间序列。

二、编码序列和非编码序列

编码序列是指编码 RNA 和蛋白质的 DNA 序列。由于人类基因是由内含子、外显子以及侧翼序列组成的，内含子序列及侧翼序列是基因内的非蛋白质编码序列。所以非编码序列指的是基因的内含子序列、侧翼序列以及间隔序列的总和。

三、单一序列和重复序列

（一）单一序列

单一序列是指基因组里只出现一次的 DNA 序列。编码蛋白质的结构基因的编码区序列以及基因的间隔序列，多为单一序列，但也不全是单一序列，因为有些基因在基因组内的拷贝数不止一个。同时，非基因序列中也有单一序列。单一序列常被重复序列隔开。

（二）重复序列

重复序列是指在基因组中多次重复出现的DNA序列。基因组内的重复序列有的是散在分布，有的是成簇存在。根据DNA序列在基因组中的重复频率，可将其分为轻度重复序列、中度重复序列和高度重复序列。

1. 轻度重复序列　一般指一个基因组内有2~10份拷贝，但有时2~3份拷贝的DNA序列也被视作非重复序列。组蛋白基因和酵母tRNA基因属于轻度重复序列。

2. 中度重复序列　一般指10份到几百份拷贝的DNA序列，通常是非编码序列。这类重复序列平均长度约300 bp，往往构成序列家族，同单一序列相隔排列，分散在基因组中。这类序列可能在基因活性的调控中起作用。

3. 高度重复序列　一个基因组中有几百份甚至几百万份拷贝的高度重复序列，既有重复几百份拷贝的基因，如rRNA基因和某些tRNA基因，更多的则是很短的非编码序列的重复。这些序列往往是许多份拷贝呈头尾衔接的串联形式，也就是串联重复序列。

不同生物基因组中重复序列所占比例有很大差别。原核生物基因组中基本不含有重复序列；低等真核生物基因组中，重复序列不超过20%，且多半是中度重复序列；动物细胞的基因组中，中度和高度重复序列约占50%；在一些显花植物和两栖类动物基因组中，中度和高度重复序列几乎可以高达80%。

（三）基因家族

基因家族是指由一个祖先基因经过重复和变异所产生的一组来源相同、结构相似、功能相关的基因，也可归入重复序列。基因家族大致可分为两类：一类是基因家族成簇地分布在某一条染色体上，它们可同时发挥作用，合成某些蛋白质，如组蛋白基因家族就成簇地集中在第7号染色体长臂3区2带到3区6带区域内；另一类是一个基因家族的不同成员成簇地分布在不同染色体上，这些不同成员编码一组功能上紧密相关的蛋白质，如珠蛋白基因家族。在进化的过程中基因家族的大小不断地变化，会扩增或缩小，真核生物中基因家族被认为主要是由基因加倍产生的。

在基因家族中，一些和编码某些蛋白质的基因结构相似，但并不表达与其相应的蛋白质的DNA序列称为假基因，它们与有功能的基因同源，原来可能是有功能的基因，在进化过程中，由于有的DNA片段丢失，去除了必要的调节信号，因此不再具有转录功能。大多数基因家族中都有假基因，但是在基因组中假基因仅占很少的部分。

知　识　链　接

人类基因组计划：始于1990年，被誉为生命科学的"登月"计划，原计划于2005年完成。2000年6月人类基因组"工作框架图"完成，科学家发现人类基因数目约为3.4万至3.5万个，仅比果蝇多2万个，远小于原先10万个基因的估计；在整个基因组序列中，人与人之间99.99%的基因是相同的，个体间的变化仅仅为0.01%，即整个基因组中约有1250个"字母"不同。作为参与这一计划的唯一发展中国家，我国于1999年跻身人类基因组计划，承担了1%的测序任务。虽然参加时间较晚，但是我国科学家提前两年于2001年8月26日绘制完成"中国卷"，赢得了国际科学界的高度评价。2003年4月人类基因组序列图绘制成功,人类基因组计划的所有目标全部实现。这样,由美、英、日、法、德和中国科学家经过13年的努力共同绘制完成了人类基因组序列图,在人类揭示生命奥秘、认识自我的漫漫长路上又迈出了重要的一步。人类基因组是全人类的共同财富,基因组序列图首次在分子层面上为人类提供了一份生命"说明书",不仅奠定了人类认识自我的基石,推动了生命与医学科学的革命性进展,而且为全人类的健康带来了福音。

第三节 基因的表达与调控

基因有两大功能:一是通过复制把遗传信息传递给下一代,二是控制生物的性状。基因是如何决定性状的呢? 一般认为,基因控制生物的性状主要是通过基因的表达与调控来实现的。

一、基因的表达

基因的表达指储存遗传信息的基因经过一系列步骤表现出其生物功能的整个过程。典型的基因表达是基因经过转录、翻译,产生有生物活性的蛋白质的过程。

（一）转录

转录是DNA分子以其双链中的一条链为模板合成RNA的过程。与DNA复制不同,RNA合成时仅以DNA双链中的一条单链作为模板,此链称为模板链,也称为有意义链,相对的另一条链则称为编码链,也称为反义链。各基因进行转录的模板链并不是都在同一单链上。真核生物中,转录是在细胞核中进行的,其过程是以DNA的模板链为模板,在启动子和RNA聚合酶的作用下,从转录起始点开始,以碱基互补的方式合成一个RNA分子。这种新合成的RNA初始物称为核内异质或不均一核RNA(hnRNA),它包括外显子、内含子及部分侧翼序列的转录顺序。hnRNA合成后,需经过剪接、戴帽、加尾等加工过程才能形成成熟的mRNA(图6-2)。

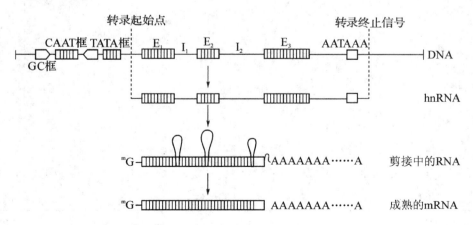

图6-2 hnRNA的转录和加工过程图解

1. **剪接** 是指在酶的作用下,按GU—AG法则将hnRNA中的内含子转录序列切掉,然后将各个外显子转录的序列按照顺序连接起来的过程。

2. 戴帽　是指在 mRNA 分子的 5′端的第一个核苷酸前加上一个 7-甲基鸟苷酸。这种帽子结构使 RNA 不再连接核苷酸,同时也使 mRNA 末端不受核酸外切酶等的消化而得到保护。另外,"帽子"结构还有利于 mRNA 从细胞核运到细胞质,并使核糖体小亚基易于识别mRNA,促进两者结合。

3. 加尾　是指在 mRNA 分子的 3′端加接 100～200 个腺苷酸,形成多聚腺苷酸 poly(A)尾的过程。这条尾维护 mRNA 3′端稳定,而且可促使 mRNA 由细胞核进入细胞质。

hnRNA 在核内的剪接、戴帽、加尾等过程是同时进行的,经过这些加工程序形成的成熟mRNA,可转运至细胞质指导蛋白质的合成。

(二) 翻译

翻译是指 mRNA 将转录的遗传信息"解读"成为蛋白质多肽链氨基酸排列顺序的过程。mRNA 的碱基排列顺序是怎样翻译成蛋白质分子多肽链上氨基酸顺序的呢? 经过科学工作者多年的研究,20 世纪 60 年代破译了遗传密码,建立了密码子的概念,明确了 mRNA 分子上的碱基排列顺序与多肽链上氨基酸排列顺序的关系。

1. 密码子　mRNA 每三个相邻的碱基构成一个三联体,作为一个遗传密码,称为密码子。每一个密码子决定一个氨基酸或相应的其他含意。mRNA 分子中的 4 种碱基(A、G、C、U),每三个为一组,共有 4^3 种组合方式,构成 64 种遗传密码(表 6-1)。

表 6-1　遗传密码表

第一碱基	第二碱基				第三碱基
	U	C	A	G	
U	UUU UUC 苯丙氨酸 UUA UUG 亮氨酸	UCA UCC UCA UCG 丝氨酸	UAU UAC 酪氨酸 UAA UAG 终止密码	UGU UGC 半胱氨酸 UGA 终止密码 UGG 色氨酸	U C A G
C	CUU CUC CUA CUG 亮氨酸	CCU CCC CCA CCG 脯氨酸	CAU CAC 组氨酸 CAA CAG 谷氨酰胺	CGU CGC CGA CGG 精氨酸	U C A G
A	AUU AUC 异亮氨酸 AUA AUG 甲硫氨酸	ACU ACC ACA ACG 苏氨酸	AAU AAC 门冬酰胺 AAA AAG 赖氨酸	AGU AGC 丝氨酸 AGA AGG 精氨酸	U C A G
G	GUU GUC GUA GUG 缬氨酸	GCU GCC GCA GCG 丙氨酸	GAU GAC 门冬氨酸 GAA GAG 谷氨酸	GGU GGC GGA GGG 甘氨酸	U C A G

* AUG 为起始密码

研究表明,密码子有如下特点:①密码子的通用性:从病毒、原核生物到真核生物,几乎所有生物体中的遗传密码都是通用的,这说明多姿多彩的生物具有同源性。②密码子的简并性:密码子有 64 种,其中 UAA、UAG、UGA 为终止密码,不决定氨基酸,其余 61 种密码子都可以编码氨基酸,而氨基酸只有 20 种,所以,必然出现多个密码子决定同一个氨基酸的现象,这叫做遗传密码的兼并性。如甘氨酸由 GGU、GGC、GGA、GGG 4 种密码子决定;密码子 AUG 有两种功能:既是甲硫氨酸的密码子又是蛋白质合成的起始密码。③遗传密码阅读的无间隔性:遗传密码的阅读是连续的,在每个三联体密码子之间没有间隔。

遗传密码的发现,揭示了 mRNA 与蛋白质之间的内在联系,只要测出某一基因的碱基序列,就可以推测出它所编码的 mRNA 的碱基顺序,从而可以得知其指导合成的多肽链的氨基酸顺序。

2. 蛋白质的合成过程 核糖体是蛋白质合成的场所,在核糖体上进行的蛋白质合成过程可分为三个阶段,即起始、延伸和终止。

(1)起始:指在各种起始因子作用下核糖体的大小亚基、氨酰- tRNA 和 mRNA 装配成核糖体起始复合物的过程。原核细胞与真核细胞形成的翻译起始复合物略有不同,原核细胞中为甲酰甲硫氨酰- tRNA,而真核细胞为甲硫氨酰- tRNA。在真核细胞中,起始复合物生成后,P 位被甲硫氨酰- tRNA 占据,而 A 位留空,准备第二个氨酰- tRNA 的进入(图 6-3)。

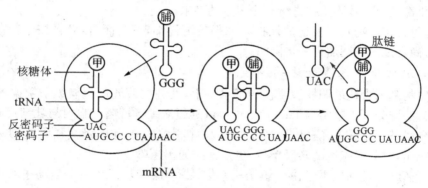

甲—甲硫氨酸　　　脯—脯氨酸

图 6-3 多肽链的形成

(2)延伸:肽链的延伸过程分为进位、成肽和转位三个阶段。进位是指氨酰- tRNA 根据遗传密码的指引,进入核糖体 A 位的过程。成肽是指在转肽酶的作用下,P 位上的甲酰甲硫氨酸(原核)或甲硫氨酸(真核)与 A 位上氨酰- tRNA 中的氨基酸形成肽键,使 P 位上的 tRNA 变为空载并从核糖体上释放,而 A 位上形成二肽的过程。转位是指在转位酶(GTP 酶)的作用下,核糖体沿 mRNA 5′→3′方向移动一个密码子,A 位上的肽链进入 P 位,A 位留空,于是下一位氨基酸进入 A 位。上述过程重复进行,使肽链逐渐延伸。

(3)终止:当 A 位出现终止密码 UAA、UAG、UGA 三者之一时,由于没有相应的氨酰- tRNA 与之结合,肽链合成便终止了。

以上基因表达的过程可以综合为:遗传信息由 DNA 流向 RNA,再由 RNA 流向蛋白质。这一过程就是遗传学中的"中心法则",这一法则阐明了 DNA、RNA 和蛋白质三者之间的关系。在遗传的"中心法则"被发现之后,科学家们又发现了一种新的情况,即在"逆转录酶"的作用下,能够发生以 RNA 为模板合成 DNA 的逆转录现象。因此,他们认为,在蛋白质合成的过程中,DNA 能决定 RNA,RNA 也同样可以决定 DNA,再通过 RNA 翻译成蛋白质(图 6-4)。

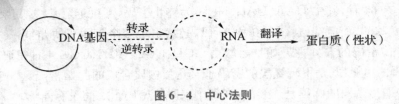

图 6-4　中心法则

二、基因表达的调控

同一生物体内,由于不同的组织细胞产生各自专一性的蛋白质,使得不同组织和器官具有不同的功能,例如肝细胞中编码鸟氨酸循环酶类的基因表达水平高于其他组织细胞,合成的某些酶(如精氨酸酶)为肝脏所特有;胰岛 B 细胞合成胰岛素;甲状腺滤泡旁细胞(C 细胞)专一分泌降血钙素等。为什么具有相同遗传信息的不同组织细胞能产生不同的蛋白质?遗传物质表达为蛋白质在细胞内是怎样进行调节和控制的呢?经过人们长期的研究探索,目前已经知道细胞内基因的表达在程序、时间和位置上受不同层次的调控元件所控制,这种控制不仅决定了基因表达的数量,而且也决定了基因表达的时、空秩序性。生物的正常生长、发育和分化都是由于基因受控进行有序表达的结果。

目前,对原核生物基因表达的调控研究得较为详细,相对而言,对真核生物基因表达调控的研究,尚有许多问题需进一步阐明。

(一)原核生物基因表达的调控

原核生物基因表达的调控主要在转录水平上,其调控系统可由操纵子学说解释。20 世纪 60 年代,法国分子生物学家 Jacob 和 Monod 通过对大肠杆菌细胞内与乳糖代谢相关且相互连锁的一组基因的研究提出:原核生物中功能相关的一组基因串联而成的一个转录单位——操纵子,它既是基因的转录单位,也是基因的调控单位。

大肠杆菌细胞乳糖操纵子由一组结构基因、一个操纵基因和一个启动子组成。结构基因由 LacZ、LacY 和 LacA 三个串联的基因组成,分别编码 β-半乳糖苷酶、半乳糖苷透膜酶和乙酰基转移酶。大肠杆菌的乳糖代谢需要这三种酶的共同作用。操纵基因和启动子位于结构基因的一端。在操纵子上游较远处有一个基因,能转录它自己的 mRNA,并翻译产生阻遏蛋白,对操纵基因进行调控,称为调节基因。

乳糖操纵子的开启与关闭受外环境因素的调控。当环境中没有乳糖时,调节基因可通过转录、翻译,形成阻遏蛋白,能与操纵基因结合。当阻遏蛋白与操纵基因结合时,虽然 RNA 聚合酶也可与启动子结合,但不能通过操纵基因,因而结构基因 LacZ、LacY 和 LacA 不能转录,即操纵子处于关闭状态(图 6-5)。

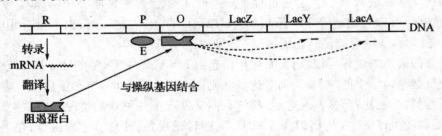

R:调节基因　P:启动子　O:操纵基因

图 6-5　乳糖操纵子关闭状态图解

当环境中有乳糖时,乳糖进入细菌细胞,可与阻遏蛋白结合,使阻遏蛋白构象发生变化,不能与操纵基因结合。这时,操纵基因开放,让 RNA 聚合酶与启动子结合后直达结构基因,转录出的 mRNA 翻译出利用乳糖的三种酶,共同参与乳糖的分解,即乳糖操纵子处于打开状态(图 6-6)。

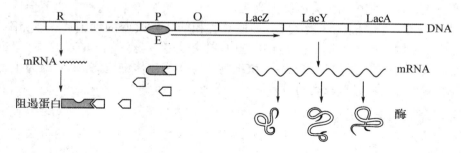

R:调节基因　P:启动子　O:操纵基因

图 6-6　乳糖操纵子打开状态图解

当环境中的乳糖分解用完后,阻遏蛋白又恢复原来的构象,重新结合到操纵基因上,结构基因转录停止,三种酶的合成终止,操纵子又处于关闭状态。这样,随着细胞中乳糖的有无,酶的合成与终止过程交替进行,从而调节控制细胞的发育。

(二)真核生物基因表达的调控

真核生物特别是多细胞高等生物的基因组不仅比原核生物的大,而且结构复杂,细胞核结构又将基因的转录和翻译分隔在细胞不同的区域,都使真核生物基因表达的调控要比原核生物复杂得多。真核生物基因表达在转录前、转录中、转录后、翻译及翻译后等水平上都可能存在调控机制。

基因表达调控意义就在于一方面使生物适应环境、维持生长和增殖,另一方面维持个体发育与分化。

第四节　基因突变

假如所有的生物均来自同一祖先,那么自然界如何形成现在数百万的生物种类? 唯一的答案是突变。荷兰植物遗传学家 Hugo De Vries 于 1901—1903 年研究月见草的变异,发现一些突然发生的变异(实际上是染色体畸变),提出了突变的概念,现在遗传学上的突变一般指基因突变。

一、基因突变的概念

基因突变是指 DNA 分子碱基对组成或排列顺序的改变,又称为点突变。基因突变后,使其由原来的存在状态而变为另一种新的存在状态,即变为它的等位基因。带有突变基因的细胞或个体叫做突变体。基因突变是可以遗传的。

基因突变可分自发突变和诱发突变。基因突变是在机体的各种内外环境因素作用下产生的,能诱导基因突变的各种因素称为诱变剂。如电离辐射、紫外线、化学试剂(甲醛、氮芥、环磷酰胺、亚硝酸盐等)、病毒等。自发突变指在自然状态下基因发生的突变,是由自然环境中诱变剂的作用或 DNA 复制、转录、修复时偶然的碱基配对错误等因素所引起的突变。因此,自发突变并不是没有诱因的突变。诱发突变是用实验手段、人工利用诱变剂所诱发的突变。由于癌的发生与基因突变密切相关,因此,诱变剂往往同时也具有致癌作用,也是致癌物。

基因突变可发生在个体发育的任何阶段,既可发生在体细胞中,也可发生在生殖细胞中。突变发生在体细胞中则称为体细胞突变,在有性生殖个体中,这种突变不会造成后代的遗传改变,但突变的体细胞经有丝分裂,形成具有相同遗传改变的细胞群——克隆,是细胞癌变的基础。基因突变如果发生在生殖细胞中,对突变者本身可能无直接影响,但突变基因可传递给后代,造成后代的遗传改变。生殖细胞的突变率比体细胞高,主要因为生殖细胞在减数分裂时对外界环境具有较高的敏感性。

二、基因突变的特性

基因突变有如下特性:

1. 基因突变的不对应性　　基因突变所引起的性状变异与引起突变的因素之间无直接的对应关系。任何通过诱发因素或通过自发突变过程都能获得任何性状的变异。例如,在紫外线诱发下可以出现抗紫外线菌株,通过自发或其他诱发因素也可以获得同样的抗紫外线菌株,紫外线诱发的突变菌株也有不抗紫外线的,也可以是抗青霉素的,或是出现其他任何变异性状的突变。

2. 基因突变的多向性　　一个基因可以向不同的方向发生突变,产生一个以上的等位基因。例如,控制小鼠毛色的灰色基因(A+)可以突变成黄色基因(AY),也可以突变成黑色基因(a)。但是每一个基因的突变,都不是没有任何限制的。例如,小鼠毛色基因的突变只限定在色素的范围内,不会超出这个范围。

3. 基因突变的可逆性　　由原始的野生型基因变异成突变型基因的过程称为正向突变,相反的过程称为回复突变。实验证明,任何遗传性状都可发生正向突变,也可发生回复突变。

4. 基因突变的随机性　　突变对每个细胞都是随机的,对每个基因也是随机的。每个基因的突变是独立的,既不受其他基因突变的影响,也不会影响其他基因的突变。例如,巨大胞孢杆菌抗异烟肼的突变率是 5×10^{-5},而抗氨基柳酸的突变率是 1×10^{-6},对两者双重抗性突变率是 8×10^{-10},与两者的乘积相近。

5. 基因突变的稀有性　　虽然自发突变随时都可能发生,但自发突变发生的频率是很低的。人们把每个细胞在每一世代中发生某一性状突变的概率称为突变率,自发突变率一般在 $10^{-9}\sim10^{-6}$。

三、基因突变的类型及分子机制

根据基因结构的改变方式,突变一般可分为碱基置换突变、移码突变、整码突变及染色体错误配对和不等交换引起的突变 4 种类型。

1. 碱基置换突变　　碱基置换突变是指 DNA 分子上一种碱基对被另一种碱基对取代所引起的突变,也称点突变。凡是一个嘌呤被另一个嘌呤所取代,或者一个嘧啶被另一个嘧啶所取代的置换称为转换;一个嘌呤被另一个嘧啶所取代或一个嘧啶被另一个嘌呤所替代的置换称为颠换。由此可产生 4 种不同的转换和 8 种不同的颠换(图 6-7)。但自然界的突变,转换多于颠换。碱基置换会导致蛋白质一级结构氨基酸组成的改变而影响蛋白质酶生物的功能。

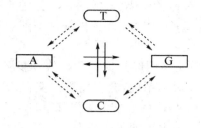

转换 ——→　颠换 ----→

图 6-7　碱基替换示意图

引起碱基置换突变的原因和途径有两个：①碱基类似物的掺入诱发碱基置换：在 DNA 复制中，少数碱基类似物可以置换天然碱基，引起配对错误，由一碱基对代替了另一不同的碱基对，从而诱发基因突变。例如，5-溴尿嘧啶（BU）与胸腺嘧啶（T）结构相似，可以置换胸腺嘧啶（T）导致突变。②碱基修饰剂诱发碱基置换：这类诱变剂不是掺入到 DNA 中，而是通过直接修饰碱基的化学结构，改变其性质，导致诱变。亚硝胺、羟胺、烷化剂等即属于此类物质。

2. 移码突变　基因中插入或者缺失一个或几个（非 3 或 3 的倍数）碱基对，会使 DNA 的阅读框架（读码框）发生改变，导致插入或缺失部位之后的所有密码子都跟着发生变化，结果产生一种异常的多肽链。

移码突变可由吖啶橙、原黄素、黄素等诱变剂诱发。这些物质分子扁平，分子大小与碱基大小差不多，它们可以插入到 DNA 的两个相邻碱基之间，导致 DNA 碱基对的增加或减少，从而产生移码突变（图 6-8）。

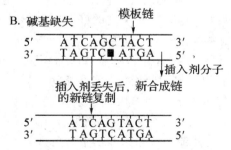

图 6-8　插入剂引起的移码突变图解

3. 整码突变 如果在 DNA 链的密码子之间插入或丢失一个或几个密码子,则合成的肽链将增加或减少一个或几个氨基酸,但插入或丢失部位的前后氨基酸顺序不变,这称为整码突变或密码子插入或丢失。

4. 染色体错误配对和不等交换引起的突变 减数分裂期间,同源染色体间的同源部分发生联会和交换,如果联会时配对不精确,会发生不等交换,造成一部分基因缺失和部分基因重复。这种突变常用来解释大段多核苷酸的丢失和重复。

根据遗传信息的改变方式,基因突变又可以分为同义突变、错义突变、无义突变和终止密码突变四种类型。

1. 同义突变 有时 DNA 的一个碱基对的改变并不会影响其所编码的蛋白质的氨基酸序列,这是因为改变后的密码子和改变前的密码子是简并密码子,它们编码同一种氨基酸,这种基因突变称为同义突变。

2. 错义突变 由于一对或几对碱基对的改变而使决定某一氨基酸的密码子变为决定另一种氨基酸的密码子的基因突变叫错义突变。这种基因突变有可能使它所编码的蛋白质部分或完全失活,例如人血红蛋白 β 链的基因,如果将决定第 6 位氨基酸(谷氨酸)的碱基由 CTT 变为 CAT,就会使它合成出的 β 链多肽的第 6 位氨基酸由谷氨酸变为缬氨酸,从而引起镰刀形细胞贫血病。

3. 无义突变 由于一对或几对碱基对的改变而使决定某一氨基酸的密码子变成一个终止密码子的基因突变叫无义突变。无义突变导致多肽链合成提前终止。这类突变常常使多肽链截短,产生没有活性的蛋白质。

4. 终止密码突变 终止密码突变是指碱基替换使原有的一个终止密码变成编码某个氨基酸的密码子,导致肽链继续延长,直到下一个终止密码出现才停止合成,结果使肽链延长。

四、基因突变的表型效应

根据基因突变对机体影响的程度,基因突变的表型效应可分为下列几种情况:

1. 变异后果轻微,对机体不产生可察觉的效应。例如,有些错义突变,虽蛋白质中氨基酸组成有所改变,但并不影响蛋白质或酶的生物活性,不会产生或只产生不明显的表型效应。从进化观点上来看,这种突变称为中性突变。

2. 造成正常人体生物化学组成的遗传学差异,这种差异一般对人体并无影响。例如,血清蛋白类型、ABO 血型、HLA 类型以及各种同工酶型。但在某种情况下也会发生严重后果,例如,不同血型间输血,不同 HLA 型间的同种移植产生排斥反应等。

3. 可能给个体的生育能力和生存带来一定的好处。例如,HbS 突变基因杂合子比正常的 HbA 纯合子更能抗恶性疟疾,有利于个体生存。

4. 引起遗传性疾病,导致个体生育能力降低和寿命缩短。由基因突变引起的遗传病包括蛋白质缺陷所致的分子病及酶缺陷所致的遗传性酶病。据估计,人类有 3 万多个结构基因,正常人同源染色体相对位点上的一对基因处于杂合状态的占 18%。一个健康人至少带有 5~6 个处于杂合状态的有害突变,这些突变如在纯合状态时就会产生有害后果。

5. 致死突变,造成死胎、自然流产或新生儿出生后夭折等。

五、DNA 损伤的修复

生物在长期进化中,细胞不仅演化出了能纠正偶然的 DNA 复制错误的修复系统,而且还存在着能修复由环境因素和体内化学物质造成的DNA分子损伤的修复系统。如果DNA分子损伤后按原样修复,则不会引起突变,修复过程出现差错,则引起突变。因此,突变往往是DNA损伤与修复这两个过程共同作用的结果。DNA损伤有多种类型,其中胸腺嘧啶二聚体(TT)最为常见,紫外线照射对DNA的一个损伤作用就是形成嘧啶二聚体,这些嘧啶二聚体使双螺旋的两条链的键减弱,使DNA结构局部变形,严重影响DNA的复制。以下介绍胸腺嘧啶二聚体的修复方式。

（一）光修复

生物体细胞内普遍存在一种光解酶,在可见光的照射下,光解酶被激活,识别胸腺嘧啶二聚体并与之结合,形成酶和DNA复合物。这种酶利用可见光提供能量,将胸腺嘧啶二聚体切开成为单体,使DNA恢复正常,同时释放光解酶。这种经过光解酶解聚作用使突变恢复正常的过程称为光修复。光解酶虽然在哺乳动物和人类细胞中也有发现,但此种损伤修复主要是低等生物的修复方式,用紫外线照射细菌并让细菌接触可见光,大部分细菌就能活下来,这是光能修复辐射引起的损伤的证据。

（二）切除修复

切除修复又称暗修复,它并不表示修复过程只在黑暗中进行,而只是说光在这里不起任何作用。切除修复是多步骤的酶促反应过程。首先,特异的核酸内切酶识别DNA损伤部位,并在5′端切断,造成一个切口,然后通过外切酶的作用扩大切口,越过损伤部位切除损伤片段,并在DNA聚合酶的作用下,以正常互补链为模板,合成一段新的互补序列,经DNA连接酶的作用,将新合成的片段连接好而封闭缺口(图6-9)。人的色素性干皮症是由常染色体隐性基因决定的。患者对阳光中的紫外线极度敏感,皮肤癌的发病率大大增加。这是由于皮肤成纤维细胞在DNA损伤之后缺乏修复能力所致。

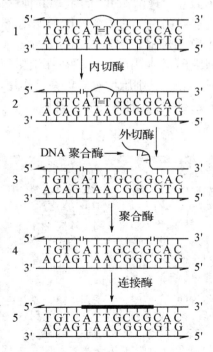

图6-9 DNA损伤的切除修复过程图解

（三）重组修复

当有嘧啶二聚体的损伤 DNA 没有得到修复完善就开始复制时，损伤修复可在复制后进行，此种修复方式称重组修复，也称复制后修复。重组修复并没有从亲代 DNA 中除去二聚体，而是使损伤的 DNA 链逐渐"稀释"，由于受损伤的 DNA 所占比例越来越低，使这种损伤无损于正常的生理过程，损伤也就得到了修复。

六、基因突变与肿瘤

随着分子生物技术的发展，已发现多种与肿瘤有关的基因，一些基因的突变与肿瘤的发生有密切关系。正常人体都存在两种生物学特性相反的基因，即癌基因和抑癌基因，当这些基因发生突变就有机会发生肿瘤。

1. 癌基因　癌基因是指能引起恶性肿瘤的基因，其异常表达时能导致细胞恶性生长。对癌变机制的认识，首先是从病毒基因开始的。对致癌病毒的基因组进行分析，发现其中具有转化宿主细胞为癌细胞的序列，将这些序列称为病毒癌基因（V-onc）。20 世纪 80 年代初，人们通过分子杂交技术发现，所有脊椎动物（包括人类）的细胞中普遍存在着与 V-onc 同源的 DNA 序列，并将这些存在于正常细胞中与 V-onc 相似的基因称为细胞癌基因（C-onc），也称为原癌基因。原癌基因突变则变成癌基因。

正常情况下，原癌基因的存在不仅是无害的，而且是生命活动过程中必不可少的。正常细胞中原癌基因实际上是一些参与细胞生长、分裂和分化的基因。我们身体中的每个细胞内都有许多原癌基因，一般为 300～400 个，控制正常的细胞功能。当原癌基因受致癌因素的（包括物理的、化学的、生物的）作用，使其结构发生改变时，就会突变成为癌基因。癌基因可表达产生量或质上异常的"癌"蛋白，这些蛋白可能是生长因子、生长因子受体、酶或调控蛋白，引起细胞增殖分化失控而致癌。现已知道，大约有 60 种癌基因与癌的发生有关。

2. 抑癌基因　细胞中还存在另一类对原癌基因的作用产生阻遏的基因，这类基因的缺失或失活也可引起细胞癌变，称为肿瘤抑制基因（TSG）或抑癌基因。抑癌基因实际上是正常细胞增殖过程中的负调控因子，其编码的蛋白往往在细胞周期的检验点上起阻止周期进程的作用。如果抑癌基因突变，丧失其细胞增殖的负调控作用，则导致细胞周期失控而过度增殖。最早发现的抑癌基因是视网膜母细胞瘤（Rb）基因。

知识点归纳

知识点	知识内容
基因	是遗传的功能单位，是能够表达和产生基因产物（蛋白质或 RNA）的核酸（DNA 或 RNA）序列，主要是有遗传效应的 DNA 序列
结构基因	编码蛋白质的基因称为结构基因。真核生物结构基因的核苷酸序列包括编码序列和非编码序列两部分，编码序列在 DNA 分子中是不连续的，被非编码序列隔开，称为断裂基因
基因组	是指细胞或生物体的全套遗传信息
基因的表达	指储存遗传信息的基因经过一系列步骤表现出其生物功能的整个过程。典型的基因表达是基因经过转录、翻译，产生有生物活性的蛋白质的过程
基因突变	是指 DNA 分子碱基对组成或排列顺序的改变，又称为点突变。基因突变有如下特性：基因突变的不对应性、基因突变的多向性、基因突变的可逆性、基因突变的随机性、基因突变的稀有性

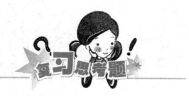

一、名词解释

1. 基因突变　2. 基因的表达　3. 转录　4. 翻译　5. 密码子　6. 外显子　7. 内含子　8. 启动子　9. 终止子　10. 碱基置换突变　11. 移码突变　12. 转换与颠换　13. 同义突变　14. 错义突变　15. 光修复　16. 暗修复　17. 癌基因　18. 抑癌基因

二、选择题

1. 断裂基因中的编码序列称为　　　　　　　　　　　　　　　　　　　（　　）

　　A. 启动子　　　　　B. 增强子　　　　　C. 外显子　　　　　D. 内含子

2. 若某基因原有 303 对碱基,现经过突变,变成 300 对碱基,它合成的蛋白质分子与原来的基因合成的蛋白质相比较,差异可能是　　　　　　　　　　　　　　　　（　　）

　　A. 只差一个氨基酸,其他顺序不变

　　B. 除长度相差一个氨基酸外,其他顺序也有改变

　　C. 长度不变,但顺序改变

　　D. A、B 都有可能

3. 某基因的片段中的一条链在复制时一个碱基由 G 突变为 C,该基因复制三次后发生突变的基因占该基因总数的　　　　　　　　　　　　　　　　　　　　　　　（　　）

　　A. 100%　　　　　B. 50%　　　　　C. 25%　　　　　D. 12.5%

三、填空题

下面是人类镰刀型红细胞贫血症的图解,请据图回答:

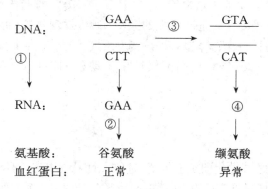

(1) 图解中,①是_____过程。②是_____过程,是在_____中完成的。

(2) ③是_____过程,但由于一个碱基发生了改变,最终导致红细胞变形。这种碱基变化叫做_____。

(3) ④的碱基排列顺序是_____,这是决定缬氨酸的一个_____。

四、问答题

生物体内发生的所有基因突变是否都能引起生物表现型的变化? 为什么?

（王　　峻）

第七章 遗传的三大定律

学 习 重 点

1. 遗传学三大定律的内容、细胞学基础、实质和应用条件与范围。

2. 掌握性状、相对性状、显(隐)性状、基因型、表现型;显(隐)基因、纯合子、杂合子、等位基因、互换(基因重组)等名词的含义。

3. 理解发现三大定律实验的解释。

遗传学的奠基人孟德尔(G. T. Mendel,1822—1884),以豌豆为实验材料,经过 8 年的连续观察和实验研究,从豌豆的性状出发,最先揭示出遗传的两个基本规律——基因分离定律和基因的自由组合定律(也称孟德尔定律)。在 1910 年,美国的遗传学家摩尔根(T. H. Morgom,1866—1945)及其合作者,又通过果蝇的杂交实验,发现生物性状在遗传中的连锁与互换现象,揭示出了遗传的另一个基本规律——基因的连锁与互换定律(也称摩尔根定律),以上三个定律被称为遗传三大定律,它们不仅适用于动植物遗传,同样也适用于人类遗传的分析。

第一节 分离定律

生物体的性状是孟德尔时代研究遗传的对象。性状是指生物体的形态结构或生理、生化特征及功能的总称。豌豆具有一些稳定的容易区分的性状,例如豌豆种子的形状、茎的高度等等。相对性状指同一性状的不同表现类型,例如豌豆种子的形状有圆形和皱形,茎的高(1.5~2.0 米)与矮(0.3 米左右)。

观察并利用网络搜素回答下列问题:

1. 图 7-1 中表示了豌豆的哪几对相对性状?

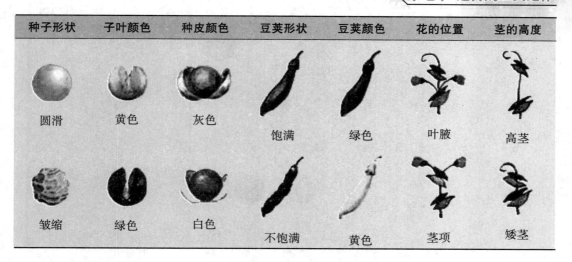

种子形状	子叶颜色	种皮颜色	豆荚形状	豆荚颜色	花的位置	茎的高度
圆滑	黄色	灰色	饱满	绿色	叶腋	高茎
皱缩	绿色	白色	不饱满	黄色	茎项	矮茎

图 7 - 1 豌豆易于区分的七对相对性状

2. 比较我们与父母在眼睫毛的长与短、眼皮的单与双、用手习惯、耳垂有与无上的异同,说出几种人类易于区分的性状与相对性状。

3. 不同品种植物进行交配称为杂交,同一品种的雌雄配子的结合称为自交。预习孟德尔豌豆的一对相对性状杂交实验,思考他是如何操作的?

一、孟德尔豌豆的一对相对性状杂交实验

(一)实验材料及研究对象

孟德尔用豌豆作为实验材料。豌豆是自花传粉的植物,而且是闭花受粉,即豌豆花还没有开放的时候,雌蕊的柱头上已经粘上了花粉,所以在自然状态下它永远是纯种,因此用之杂交,其结果既可靠又便于分析。

孟德尔研究的对象是豌豆的某一对相对性状,他一共选择了豌豆 7 对相对性状,分别做杂交实验,观察它们的遗传现象(表 7 - 1)。

(二)实验方法与步骤

先杂交(异花授粉),即先除去一品种未成熟豌豆花的全部雄蕊,套上纸袋,待花成熟时采集另一品种花粉撒在去雄的花蕊柱头上,结出杂种豌豆子一代 F_1,观察其性状表现。再让杂种豌豆 F_1 自交(自花授粉),观察其后子二代 F_2 的性状表现,最后解析实验结果。

比如用圆粒(纯种)豌豆和皱粒(纯种)豌豆作为亲本(P)进行杂交,第一年得到 F_1 全是圆粒豌豆(杂种)。孟德尔认为 F_1 之所以显现出圆粒性状,是因为皱粒性状被隐蔽了,他称在杂种子一代表现出来的亲本的性状为显性性状,如圆粒。而未表现出来的亲本性状为隐性性状,如皱粒。第二年他将这些杂种圆粒豌豆种下去,让它们自交,得到子二代豌豆 F_2,共7 324 粒,既有圆粒又有皱粒,在子一代中隐蔽的皱粒性状又重新出现,这种在杂种后代 F_2 中表现不同性状的现象,称为性状分离现象。其中圆粒 5 474 粒,皱粒 1 850 粒,两者比值接近3:1,如图 7 - 2 所示:

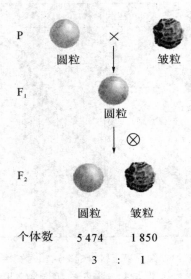

个体数　5 474　　1 850
3 ： 1

P:代表亲本,×:代表杂交,F₁:代表子一代,⊗:代表自交,F₂:代表子二代

图 7-2　圆粒与皱粒相对性状的杂交与自交

（三）实验结果

孟德尔通过豌豆的七对相对性状的杂交实验,观察到两个结果,一是 F₁ 全表现显性性状。二是 F₂ 出现性状分离,且显隐性之比均接近 3:1,如表 7-1。

表 7-1　孟德尔豌豆七对相对性状杂交实验的统计

性状类别	新代相对性状		子一代性状表现	子二代性状表现及数目		比率
	显性	隐性				
种子形状	圆粒	皱粒	圆粒	圆粒:5 474	皱粒:1 850	2.96:1
子叶颜色	黄色	绿色	黄色	黄色:6 022	绿色:2 001	3.01:1
种皮颜色	灰色	白色	灰色	灰色:705	白色:224	3.15:1
豆荚形状	膨大	皱缩	膨大	膨大:882	皱缩:299	2.95:1
豆荚颜色	绿色	黄色	绿色	绿色:428	黄色:152	2.82:1
花的位置	腹生	顶生	腹生	腹生:651	顶生:207	3.14:1
茎的高度	高茎	矮茎	高茎	高茎:787	矮茎:277	2.84:1

知 识 链 接

现代研究证明,基因是 DNA 上有遗传效应的片段。基因、DNA、染色体三者之间关系是:含有基因的 DNA 片段浓缩后成为染色体上一点,基因在染色体上成直线排列。基因控制生物体性状的表现,并有两种方式,其一通过控制酶的合成来控制代谢过程的间接控制,其二通过对控制蛋白质的结构的直接控制。因此,在生物体上下代之间遗传的并非性状本身而是控制性状的基因。那么孟德尔是如何解释自己的实验结果的呢?

（四）假说与解释（讨论）

孟德尔在1865年发表了《植物杂交试验》的论文，成为阐明遗传定律的第一人，提出著名的"孟德尔假说"。其要点是：① 基因（孟德尔称遗传因子）控制性状，显性基因控制显性性状，隐形基因控制隐性性状，显性基因与隐形基因分别用同一字母的大、小写表示。② 基因在体细胞中成对存在，在成熟的配子中成单存在。③ 雌雄配子数目相等，随机结合成受精卵，基因又回复成对。④ 在受精卵发育成个体的过程中，显性基因对隐性基因起决定作用，成对的基因中只要有一个显性基因就表现显性性状，但只有两个都是隐形基因时才表现隐形性状。

因此可以解释上述实验结果，比如由要点②可推断，在杂交过程中，显性亲本纯种圆粒豌豆含基因DD，产生含基因D的配子，隐性亲本纯种皱粒豌豆含基因dd，产生含基因d配子，两者即雌雄配子结合成F_1(Dd)，由要点④推断F_1全为显性性状（圆粒）（图7-3上）。

同理，由要点②可推断在自交过程中，F_1产生含D或d基因雄配子，和同样数目的雌配子。雌雄配子两两结合，F_2便出现了3种基因组成（基因型）：DD、Dd和dd，比例为1∶2∶1，而由要点④推断出F_2的性状表现（表现型），是3（圆粒）∶1（皱粒）。其中一对基因相同的个体为纯合子（纯种），如DD，dd，一对基因不相同的个体为杂合子（杂种），如Dd（图7-3下）。

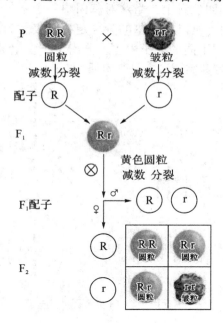

图7-3 一对豌豆相对性状杂交实验图解

（五）结论

孟德尔假说与解释中的关键是基因在体细胞中成对存在，在成熟的配子中成单存在。这着重概括为杂合子的成对基因（Dd）在形成配子时彼此分离，分别进入到不同的配子中，产生含基因D或d的2种配子。

（六）验证

孟德尔用测交验证了上述结论，即用F_1(Dd)与纯合隐性亲本（dd）杂交。若上述结论正确，则F_1(Dd)产生D和d两种配子，而纯合隐性亲本（dd）只能产生d一种配子，杂交后代只应有圆粒与皱粒两种表现型，比例为1∶1，实验结果与预测的一致（图7-4）。

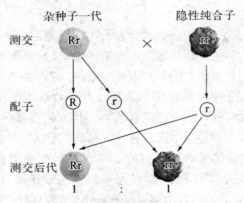

图7-4　一对相对性状测交实验图解

二、分离定律内容、细胞学基础、实质

直到20世纪初,遗传学通过大量的实验才证实基因存在染色体上,并且成对的基因正好存在于一对同源染色体相同位置上。当这对基因中一个是显性另一个是隐性,控制一对相对性状时则称为等位基因。所以孟德尔的分离定律可表述为:杂合子的等位基因在形成配子时彼此分离,分别进入到不同的配子中去。分离定律发生的细胞学基础是减数分裂中同源染色体的分离,其上等位基因的分离是其实质所在(图7-5)。

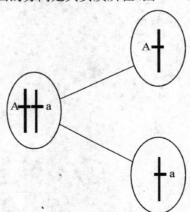

图7-5　等位基因彼此分离

三、分离定律应用条件和范围

分离定律常用于解释生物的一对相对性状或人类受一对等位基因控制的某种遗传病的遗传现象。分离定律的应用需要满足一定的条件:①在所有生殖细胞中,精卵细胞结合的机会均等;②不同基因型的个体,如DD、Dd、dd有相同的存活率;③显性是完全的,基因型DD与Dd在表型上无区分。

基因分离定律是遗传学中最基本的规律,掌握这一定律不仅有助于人们正确解释生物界的某些遗传现象,而且能够预测杂交后代的类型和各种类型出现的概率,这对于动植物的育种实践和医学实践都具有重要意义。基因分离定律将指导单基因遗传病的诊断分析,详见第九章内容。

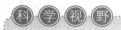

人类一些常见的单基因性状遗传符合孟德尔分离定律,例如双眼皮与单眼皮(前为显性性状,后为隐性性状,下同)、褐色虹膜与蓝色虹膜、长睫毛与短睫毛、有耳垂与无耳垂、有腋臭与无腋臭、有中指毛与无中指毛、钩鼻尖与直鼻尖、肤色正常与白化、正常与先天聋哑等等。

基因决定眼皮是单还是双,双眼皮受显性基因控制,即基因型 AA 或 Aa 决定双眼皮;单眼皮受隐性基因控制,即基因型 aa 决定单眼皮。单眼皮、双眼皮的产生与人的上眼睑中一条提上睑肌有关系。双眼皮的形成是由于这条提上睑肌有纤维延伸至皮下,肌肉收缩造成附着处皮肤的退缩,构成皮肤皱襞,即双重睑,俗称双眼皮;单眼皮则缺少这种附着于皮肤上的提上睑肌纤维,因此没有皱襞。如果一个人的基因型中含有控制双眼皮的显性基因 A,则他的性状表现一般来说应是双眼皮。但是在个体发育过程中,由于其他基因的修饰作用或者内、外环境条件等复杂因素的影响,可能导致提上睑肌纤维发育的不完全,就有可能导致某只眼是单眼皮,另一只眼为双眼皮;还有的则表现出某个阶段呈现双眼皮、某个阶段呈现单眼皮。

由此可知眼皮这一性状的遗传是受基因、内、外环境条件等复杂因素共同作用的,这也是生物体遗传的一般特征。

科学研究的一般方法

在科学研究上,常采用演绎法。一般是:寻找实验材料及研究对象→设计实验方法与步骤→得到实验结果→解释或讨论(假说、推论)→得出结论→实验验证。与结论一致的结论上升为真理,不一致的否定所得的假说、结论。

查阅科研期刊,了解科研论文的写作方法,自备资料模拟写一篇科研小论文。

第二节 自由组合定律

孟德尔在完成对豌豆一对相对性状的研究后,进一步探索两对或两对以上相对性状的遗传规律,又揭示出了遗传的第二大定律——基因的自由组合定律。

1. 观察图 7-6。
2. 指出两对相对性状中谁与谁是一对。
3. 指出两对相对性状实验结果,思考每一对相对性状是否服从分离定律,而两对之间呢?

一、两对相对性状的豌豆杂交实验

(一)实验材料及研究对象

孟德尔选用豌豆的两对相对性状,即黄色圆粒与绿色皱粒,简称黄圆与绿皱。

（二）实验方法、步骤

先让纯种的黄色圆粒与纯种的绿色皱粒豌豆杂交,再让它们的杂交后代自花授粉（自交）,观察分析 F_1,F_2 的性状表现。

（三）实验结果

孟德尔发现,子一代 F_1 结出的都是黄色圆粒豌豆,黄色对绿色是显性,圆粒对皱粒是显性。子二代 F_2 总共得到 556 粒种子,其中黄圆 315 粒、绿圆 108 粒、黄皱 101 粒、绿皱 32 粒,4 种表现型的数量比接近于 9∶3∶3∶1,不仅出现了亲代原有的性状（亲组合）——黄色圆粒和绿色皱粒,还出现了新的性状（新组合）——绿色圆粒和黄色皱粒,显示出不同相对性状之间的自由组合,如图 7-6。

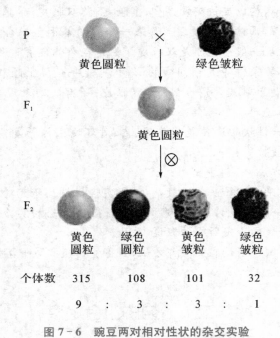

图 7-6　豌豆两对相对性状的杂交实验

知 识 链 接

若对上述每对相对性状单独进行分析,可以看出圆粒∶皱粒＝（315＋108）∶（101＋32）＝423∶133＝3∶1,黄色∶绿色＝（315＋101）∶（108＋32）＝416∶140＝3∶1,从 3∶1 的比例可以看出圆粒与皱粒受一对等位基因控制,黄色与绿色受另一对基因控制,即粒形与颜色分别受两对等位基因控制,各自服从分离定律——等位基因彼此分离。那么把两对相对性状进行自由组合分析,能合理解释 F_2 中黄圆∶绿圆∶黄皱∶绿皱＝9∶3∶3∶1 吗?

（四）解释

孟德尔首先假设豌豆的形状和颜色各由一对等位基因控制,即黄色和绿色分别由 Y 和 y

控制;圆形和皱形分别由 R 和 r 控制,两者各自独立,这样,纯种黄色圆形豌豆和纯种绿色皱形豌豆的基因型就分别是 YYRR 和 yyrr,它们的配子则分别是 YR 和 yr。受精后,F_1 的基因型为 YyRr。Y 对 y,R 对 r 都具有显性作用,因此,F_1 的表现型为黄色圆粒(图 7-7 上)。

孟德尔进一步认为,F_1 自交产生配子时,根据分离定律,每对基因都要彼此分离,所以 Y 与 y 分离,R 与 r 分离。与此同时,不同对的基因之间可以自由组合,也就是 Y 与 R 或 r,y 与 R 或 r 可以自由组合。这样,F_1(YyRr)产生的雌配子和雄配子就各有 4 种,它们是 YR、Yr、yR、yr,并且它们之间的数量比接近 1:1:1:1(图 7-7 中)。

由于受精时,雌雄配子的结合是随机的,因此,结合方式可以有 16 种(图 7-6)。在这 16 种方式中,共有 9 种基因型:YYRR、YYRr、YyRR、YyRr、YYrr、Yyrr、yyRR、yyRr 和 yyrr;在 F_2 的发育过程中,根据有显性基因就表现显性性状,只有两个隐形基因相遇才表现隐形性状的假说,可推知 F_2 中 9 种基因型共有 4 种表现型:黄圆、黄皱、绿圆和绿皱,并且 4 种表现型之间的数量比接近 9:3:3:1,这与实验结果正好吻合(图 7-7 下)。

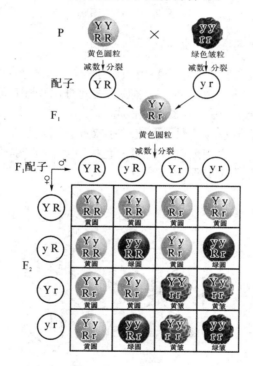

图 7-7 豌豆两对相对性状的杂交图解

(五)结论

控制两对相对性状的基因若各自独立,那么杂合子形成配子时等位基因要彼此分离,而非等位基因之间自由组合,互不干扰地进入配子中。

(六)验证

孟德尔为了验证等位基因彼此分离,非等位基因之间自由组合的结论是否正确,还做了测交实验。也就是让子一代 F_1(YyRr)与隐性纯合体(yyrr)杂交。若结论正确,则 F_1(YyRr)能够产生 4 种卵子,即 YR、Yr、yR、yr,并且它们的数目相等;而隐性纯合子(yyrr)只产生 1 种 yr 配子。所以测交的结果应当产生 4 种类型的后代:黄圆(YyRr)、黄皱(Yyrr)、绿圆(yyRr)和绿皱(yyrr),并且它们数量应当近似相等,比例接近 1:1:1:1。实验中,无论 F_1

作母本还是作父本,实验结果都符合预期的设想,从而证实了上述结论的正确性(图7-8)。

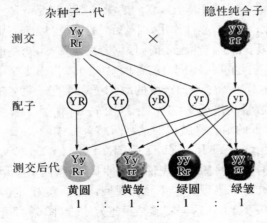

图7-8　测交图解

二、自由组合定律内容、细胞学基础、实质

孟德尔通过实验假设与验证总结出自由组合定律,可概括为:两对或两对以上等位基因若各自独立,那么在杂合子形成配子时,等位基因彼此分离,非等位基因自由组合,以均等的机会随机进入到不同的配子中去,随之传给后代。

自由组合定律的细胞学基础是配子形成时在减数分裂过程中,同源染色体的分离,非同源染色体的随机组合。即等位基因随着同源染色体分离而分离,非等位基因随着非同源染色体自由组合而随机组合是其实质(图7-9)。

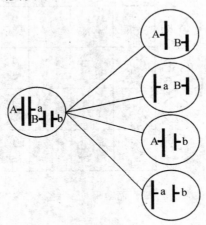

图7-9　两对同源染色体上等位基因彼此分离,非等位基因的自由组合

学·与·问

　　能仿照图7-9,用两对同源染色体上各带一对等位基因的形式绘出图7-7的图解吗?

三、自由组合定律的应用条件和范围

在研究分析生物体两对或多对相对性状的遗传时,只有在控制两对(或多对)相对性状的基因位于不同对（号）的同源染色体上，各自独立，方可运用自由组合定律进行解释和分析。

【科 学 视 野】

在育种工作中，人们用杂交的方法，有目的地使生物不同品种间的基因自由组合，以便使不同亲本的优良基因组合到一起，从而创造对人类有益的新品种。例如杂交水稻就是多个优良性状重新组合后的优选品种。

在医学实践中，人们可以根据基因的自由组合定律来分析家系中两种遗传病同时发病的情况，并推断出后代的基因型和表现型以及出现的概率，为遗传病的预测、诊断提供理论依据，并指导人类选择生育健康的后代。例如多指和聋哑两种遗传病在同一家族的遗传，父亲为多指（显性基因 P），母亲为正常，后代却手指正常而聋哑，为什么会这样呢？因为聋哑为隐性疾病，基因型为 dd，推测可知父亲为 PpDd，母亲为 ppDd，产生的后代有 4 种可能性：多指、聋哑、多指又聋哑、正常，即这对夫妇还有可能生育正常孩子。由此可知，孟德尔发现的自由组合定律，为人类进行选择生育提供了理论依据，有利于人类优生的选择和分析。

第三节　连锁与互换定律

知 识 链 接

孟德尔揭示的两个遗传的基本定律在得到科学界的公认后，受到了广泛的重视，许多生物学家开始用其他的动物和植物作材料，进行杂交试验，发现并不是所有的结果都符合自由组合，因此，有人一度对孟德尔提出的遗传定律产生了怀疑。这时美国的遗传学家摩尔根和他的同事们用果蝇做试验材料进行遗传研究，不仅证实了基因的分离定律和自由组合定律是正确的，而且揭示出了遗传的第三大定律——基因的连锁与互换定律，科学地解释了孟德尔的遗传定律不能解释的遗传现象。

一、完全连锁遗传实验

（一）实验材料及研究对象

摩尔根等人用果蝇作为实验材料。研究对象是果蝇体色灰与黑、翅膀的形态长翅与残翅两对相对性状。

（二）实验方法、步骤、结果

第一步用纯种灰身长翅果蝇与纯种黑色残翅果蝇交配，结果子一代（F_1）都是灰身长翅。第二步让 F_1 中的灰身长翅雄果蝇（♂）与亲本黑身残翅雌果蝇（♀）测交，得到灰身长翅和黑身残翅的后代（与亲本完全相同的类型），两者比例为 1：1（图 7-10）。

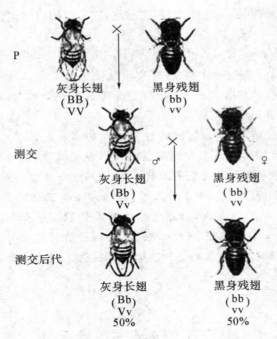

P
灰身长翅
（BB）
VV

黑身残翅
（bb）
vv

测交
灰身长翅
（Bb）
Vv ♂

黑身残翅
（bb）
vv ♀

测交后代
灰身长翅
（Bb）
Vv
50%

黑身残翅
（bb）
vv
50%

图 7-10　果蝇的完全连锁遗传图

知 识 链 接

　　从 F_1 都是灰身长翅果蝇可知,灰身(B)对黑身(b)是显性,长翅(V)对残翅(v)是显性。那么仿照孟德尔的分析,纯种灰身长翅亲本基因型为 BBVV,黑身残翅基因型为 bbvv,F_1 的基因型应该是 BbVv。再由自由组合定律可知,F_1 的灰身长翅雄果蝇(BbVv)产生 BV、Bv、bV、bv 4 种精子,黑身残翅雌果蝇(bbvv)只产生 bv 卵子,测交后代中应该出现:灰身长翅、灰身残翅、黑身长翅、黑身残翅 4 种表现型,且数量比为 1:1:1:1。但是测交结果与此预测完全不同,只出现 2 种和亲本完全相同的类型:灰身长翅和黑身残翅,两者数量比例为 1:1。很明显,这个测交结果不符合孟德尔式分析,不能用基因的自由组合定律来解释。为什么呢?原来上述两对基因不是分别存在于两对同源染色体上,而是同在一对同源染色体上。

（三）解释

　　摩尔根认为果蝇的灰身基因(B)与长翅基因(V)位于同一条染色体上,黑身基因(b)和残翅基因(v)也位于同一条染色体上,当两种纯种亲本(BVBV 与 bvbv)产生配子时,B 和 V 连在一起产生 BV 配子,b 和 v 连在一起产生 bv 配子。交配后,F_1 的基因型应该表示为 BVbv,表现型为灰身长翅(图 7-11 上)。

　　当 F_1(BVbv)灰身长翅雄果蝇进行减数分裂产生精子时,由于同源染色体彼此分离,所以 BV 和 bv 便随着同源染色体的分离而分开,进入不同的精子中,形成含 BV 和 bv 的 2 种精子,且数量相等。这样与雌性隐性亲即本黑身残翅产生的含 bv 卵子结合,后代必将只能产生灰身长翅(BVbv)和黑身残翅(bvbv)2 种类型的果蝇,且两者数量各占 50%(图 7-11 下)。

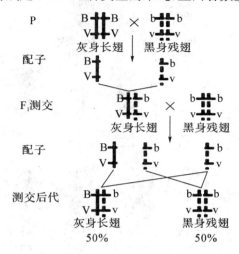

图 7-11 果蝇完全连锁基因图解

（四）结论

摩尔根把在位于一对同源染色体的两对(或多对)等位基因形成配子时,同一条染色体上的非等位基因连在一起进入配子中去的现象,叫做连锁遗传。若每条染色体上所有基因都不分离,全部一起进入配子中,称为完全连锁。上述 F_1 的灰身长翅雄果蝇(♂)与亲本黑身残翅中雌果蝇(♀)测交即属此类。

完全连锁遗传只产生亲本(亲组合)类型的后代,比例为 1:1。但目前发现,完全连锁遗传只存在于雄果蝇和雌家蚕的遗传,于生物界不是普遍存在的,这又是何原因呢?

二、不完全连锁遗传实验

摩尔根等人仍采用果蝇为材料,通过变换实验思路,研究其灰身与黑身、长翅与残翅两对相对性状的不完全连锁遗传现象。

（一）实验方法、步骤、结果

在果蝇的完全连锁遗传实验基础上,将第二步改为让 F_1 的灰身长翅雌果蝇(♀)与亲本黑身残翅中雄果蝇(♂)测交,结果是后代出现灰身长翅、灰身残翅、黑身长翅、黑身残翅 4 种表现型,前 2 种与亲本性状相同,称亲组合,各占 41.5%;后 2 种是原亲本没有的性状,即重组合,各占 8.5%(图 7-12)。

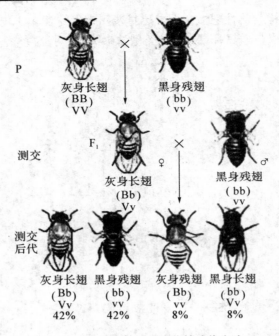

图 7－12　果蝇的不完全连锁遗传实验

知 识 链 接

从上述测交实验结果,灰身长翅:灰身残翅:黑身长翅:黑身残翅＝41.5％:41.5％:8.5％:8.5％看,既不符合自由组合的 1:1:1:1,也不符合完全连锁的 1:1,而是亲组合多,重组合少,这原因在于同源染色体上的基因发生部分互换。

(二) 解释

摩尔根认为基因的连锁关系不是绝对的,有时也会发生部分互换。子一代灰身长翅雌果蝇产生卵子时,多数情况下,BV 和 bv 之间保持连锁关系。少数情况下,由于减数分裂过程中同源染色体联会可让非姐妹染色单体之间发生片段交换,致使连锁基因 BV 与 bv 之间发生了互换(基因重组):形成 Bv 与 bV 新的连锁关系,结果是形成 4 种卵子:BV、bv、Bv、bV(图7-13中)。其中,BV、bv 为亲组合类型的卵子,各占 41.5％;Bv、bV 为重组合(基因重组)类型的卵子,各占 8.5％。这 4 种卵子分别与精子 bv 受精后,测交后代就会出现 4 种基因型及表现型:灰身长翅、黑身残翅、灰身残翅、黑色长翅,其中亲组合各占 41.5％;重组合各占 8.5％。(图7-13下)

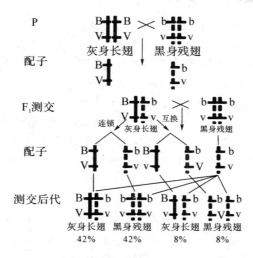

图 7 - 13　果蝇的不完全连锁(连锁与互换)遗传图解

（三）结论

一条染色体上的非等位基因多数情况下一起进入到配子中连锁遗传,少数情况下同源染色体等位基因之间发生部分互换后进入配子中传给后代,即不完全连锁遗传。

三、连锁与互换定律内容、细胞学基础、实质

综上所述,生物体在形成配子时,在同源染色体中,位于同一条染色体上的非等位基因,彼此连在一起(亲组合)随染色体一起进入配子,称为基因连锁定律。同时位于两条染色体之间等位基因有时会发生互换,形成新的连锁关系(重组合)进入配子,称互换定律。减数分裂中同源染色体分离是连锁定律的细胞基础,实质是等位基因一起分离。同源染色体联会后有时交换是互换定律的细胞学基础,实质是部分等位基因互换再重新组合(图 7 - 14)。

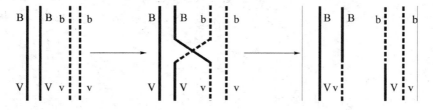

图 7 - 14　基因连锁与互换

四、连锁与互换定律的应用条件和范围

基因的连锁与互换定律是生物界普遍存在的规律,在动植物育种工作和医学实践中都具有重要的应用价值。在研究动植物及人的两对(或多对)相对性状的遗传,并且控制两对(或多对)相对性状的基因位于同一对同源染色体上时,可运用连锁与互换定律进行分析。

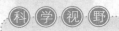

在第九章的性连锁遗传中就是运用完全连锁遗传来分析的。

而人的 ABO 血型和一种常染色体显性遗传病——甲髌综合征在家庭中相遇可以用不完全连锁来分析。ABO 血型基因和甲髌综合征的致病基因（NP）都位于第 9 号染色体上，NP 基因往往与血型 I^A 基因连锁遗传，NP 的正常等位基因 np 与血型 I^B 或 i 基因连锁。那么，在甲髌综合征的家庭中，一个婴儿如果有 A 型血型或 AB 型血型，一般也将患甲髌综合征。由于 ABO 血型基因与 NP（np）之间有 10％的重组率，因此，该家庭中 A 型血的婴儿还有 10％的可能不患甲髌综合征。

重组率

位于同一条染色体上的基因彼此间以连锁方式传递，构成了连锁群。一对同源染色体上的两对等位基因之间的距离愈大，发生互换的机会愈大，重组率愈高。因此，重组率可反映两个基因在一条染色体上的相对距离。目前，重组率在现代遗传学和人类基因制图中，已成为基因图和连锁图的重要计算单位。

知识点归纳

（一）几个基本概念

知识点	知识内容
1. 性状类	
性状	指生物体的形态结构或生理、生化特征及功能的总称
相对性状	指同一性状的不同表现类型
显性性状	在子一代中表现出来的亲本性状。
隐性性状	在子一代中未表现出来的亲本性状。
性状分离	在杂合后代中出现不同性状的现象。
2. 基因类	
等位基因	位于同源染色体上的相同位置,控制一对相对性状,一个是显性的基因,另一个是隐性的基因。
显性基因	控制显性性状的基因。
隐性基因	控制隐性性状的基因。
基因型	生物的基因组成。
基因重组	同源染色体之间原来连锁在一起的基因,因染色体的交叉而互换,形成新的连锁关系。
3. 个体类	
表现型	生物体表现出来的性状。
纯合体	成对的基因相同的个体。
杂合体	成对的基因不同的个体。
4. 交配类	
杂交	像植物异花授粉一样,基因型不同个体间相互交配,称为杂交。
自交	像植物自花授粉一样,基因型相同个体间相互交配,称为自交。
测交	子一代杂合体与隐性纯合体交配,称为测交。

（二）三大定律的比较

项目		分离定律	自由组合定律	连锁与互换定律
应用条件与范围	研究对象	一对相对性状	两对或两对以上相对性状	两对或两对以上相对性状
	基因对数	一对	两对或两对以上	两对或两对以上
	基因位置	一对等位基因位于一对同源染色体上	两对或两对以上等位基因位于不同对的同源染色体上	两对或两对以上等位基因位于同一对同源染色体上
内容实质图示		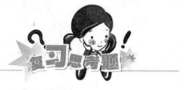		
三大定律联系		分离定律是自由组合定律、连锁与互换定律共同的基础		

（三）遗传定律的解题思路

1. 已知亲本的基因型或表现型，推后代的基因型或表现型及比例（正推类）。
2. 根据后代的基因型和表现型推亲本的基因型及其他（逆推类）。

复习思考题

一、名词解释

1. 基因 2. 等位基因 3. 性状 4. 相对性状 5. 显（隐）性状、显（隐）性基因 6. 纯合体 7. 杂合体 8. 基因型 9. 表现型 10. 分离定律 11. 自由组合定律 12. 连锁与互换定律

二、填空题

1. 遗传学三大定律是_____、_____、_____。

2. 分离定律适用于_____对等位基因控制的_____对相对性状的遗传。

3. 减数分裂时_____的分离是分离定律的细胞学基础，其实质是_____分离。

4. 自由组合定律适用于_____对等位基因控制的_____对相对性状的遗传，各对基因的位置是在_____对的同源染色体上。

5. 减数分裂时_____的分离，_____的随机组合是自由组合定律的细胞学基础，其实质是_____。

6. 连锁互换定律适用于_____对等位基因控制的_____对相对性状的遗传，各对基因的位置是在_____对的同源染色体上。

7. 减数分裂时_____的分离，是连锁定律的细胞学基础，其实质是_____的分离。_____的互换是互换定律的细胞学基础，其实质是_____互换。

三、单项选择题

1. 下列用于表示杂交后得到子一代的符号是 （   ）

    A. ⊗P F_2　　　　B. ⊗P F_1　　　　C. P×F_1　　　　D. F_1×F_2

2. Aa×Aa 后代基因型的比例是 （   ）

    A. 3∶1　　　　B. 1∶2∶1　　　　C. 1∶1　　　　D. 1∶1∶1

3. Aa×aa 后代表现型的比例为 （　　）
   A. 3 : 1　　　　　　B. 1 : 2 : 1　　　　C. 1 : 1　　　　　　D. 1 : 1 : 1

4. 属于纯种(纯合子)的一组是 （　　）
   A. Tt　　　　　　　B. tt、Hh　　　　　C. HH、Tt　　　　　D. tt、hh、TT、HH

5. 等位基因是指一对同源染色体上相同位点的 （　　）
   A. 两个显性基因　　　　　　　　　　　B. 成对的基因
   C. 两个隐性基因　　　　　　　　　　　D. 控制一对相对性状的基因

6. 检测子一代杂合子的基因型,应进行下列哪种交配方式 （　　）
   A. 子一代×隐性亲本　　　　　　　　　B. 子一代×显性亲本
   C. 子一代×子一代　　　　　　　　　　D. 子一代×子二代

四、问答题

1. 长睫毛与短睫毛是一对相对性状,长睫毛是显性性状,如果一个长睫毛的人与一个短睫毛的人结婚,他们生下长睫毛小孩的概率是多少?

2. 褐眼与蓝眼是一对相对性状,褐眼是显性性状;惯用右手与惯用左手是一对相对性状,惯用右手是显性性状。假设决定这两对相对性状的等位基因存在于非同源染色体上,试分析一个褐眼且惯用右手的人和一个蓝眼且惯用左手的人结婚,他们所生小孩眼睛颜色及用手习惯如何?

3. 夫妇为双眼皮,孩子为单眼皮,写出他们各自的基因型,绘出由夫妇到孩子的遗传图解。假设夫妇再生育的孩子是双眼皮的概率是多少?

（张沛中）

第八章 人类遗传性疾病概述

学 习 重 点

1. 掌握遗传性疾病、家族性疾病、先天性疾病的基本概念及区别。
2. 熟悉遗传病的分类方法及类型。
3. 了解遗传病的研究方法。

生物体可以通过生殖把其遗传物质传递给后代,遗传物质得以表达就成为后代的性状。性状是遗传物质(基因)所决定的,"正常的遗传物质"决定正常的性状;如果遗传物质发生突变,就意味着疾病的发生,我们把人类疾病谱中与遗传物质(基因或染色体)的作用有关的疾病称为遗传性疾病。本章将对遗传性疾病的概念、鉴别方法及其危害性作简要的介绍,以便于对后续知识的学习。

第一节 遗传性疾病概述

一、遗传病的概念及特征

遗传性疾病通常是指生殖细胞或受精卵的遗传物质(染色体或基因)发生突变(或畸变)所引起的疾病。理解遗传病,首先要了解其基本特征,其次要搞清楚它与先天性疾病、家族性疾病的区别。

(一)先天性疾病与遗传病

临床上将个体出生后即表现出来的疾病称为先天性疾病。大多数遗传病是先天性疾病,例如多指症、并指症、白化病、血友病、唇裂、先天愚型等都为先天性遗传病。但是先天性疾病不等于遗传病,有些先天性疾病并不是遗传物质改变所引起的,而是胎儿发育过程中环境因素的影响所造成的。如孕妇妊娠早期感染风疹病毒引起胎儿先天性心脏或先天性白内障;孕妇妊娠早期服用抗妊娠反应药物"反应停"引起胎儿四肢短小或缺如等。这些疾病虽然是先天性疾病但并不是遗传病。此外,有些遗传性疾病出生后并不表现出来,而是个体发育到一定年龄后才发病。如慢性进行性舞蹈病通常在人类 30~45 岁后才发病;原发性血色病是一种铁代谢病,体内铁需要累积到一定量后才会导致发病,多数患者发病年龄在40岁以上。综上所述,遗传病多数是先天性疾病,但先天性疾病并不都是遗传病;有些遗传病并不表现先天性特征。

(二)家族性疾病与遗传病

某些遗传病往往有家族性聚集现象,是家族性疾病。家族性疾病是指表现出家族聚集现象的疾病,即一个家族中有不止一个成员罹患的疾病。许多遗传病特别是显性遗传病和多基因遗传病都常有家族聚集特征。但是家族性疾病并不一定都是遗传病,如夜盲症,常表现有家族聚集性,这是由于同一家族成员的生活环境相似,是环境因素引起的家族聚集现象而不是遗传病。另一方面,隐性遗传病和染色体病并无家族史,但是遗传病。总之,遗传病往往有家族性疾病的特征,但也有可能是散发性的,某些家族性疾病并不是遗传病。

(三)遗传病的特征

怎样判断一种疾病是否为遗传病呢?遗传病有以下4个方面的特征:

1. 遗传病的病因是遗传物质的改变　遗传物质的改变可发生在基因和染色体层面上,这是遗传病不同于其他疾病的主要原因。

2. 遗传物质的改变发生在生殖细胞或者受精卵中　例如人在遭受电离辐射后会产生放射病,此时,皮肤细胞、骨髓细胞等体细胞的遗传物质可以发生改变,但这种发生在体细胞中的放射病不能传给下一代。相反,如果因辐射作用导致性腺中生殖细胞的遗传物质的改变,则可以通过生殖传给后代。

3. 遗传病具有遗传性,即从上一代遗传给下一代的垂直传递　从上代向下代传递的不是疾病本身,而是已发生了突变的、可决定疾病发生的遗传物质,这就是后代发生与亲代相同遗传病的遗传物质基础。但由于某些遗传病患者在生育年龄以前就死亡,或者不育或者隐性遗传,在家系中就观察不到垂直传递现象。

4. 遗传病具有终生性　虽然积极的治疗可以减轻患者的症状,但是不能改变其遗传的物质基础,因此,到目前为止尚没有根治方法。

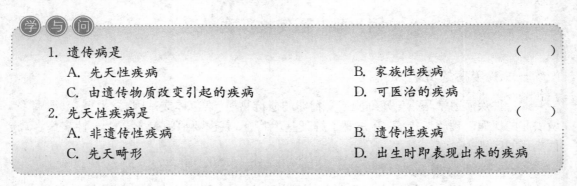

学 与 问

1. 遗传病是　　　　　　　　　　　　　　　　　　　　　　　　　　　　　(　　)
   A. 先天性疾病　　　　　　　　　　　　　B. 家族性疾病
   C. 由遗传物质改变引起的疾病　　　　　　D. 可医治的疾病

2. 先天性疾病是　　　　　　　　　　　　　　　　　　　　　　　　　　　　(　　)
   A. 非遗传性疾病　　　　　　　　　　　　B. 遗传性疾病
   C. 先天畸形　　　　　　　　　　　　　　D. 出生时即表现出来的疾病

二、疾病发生中的遗传因素与环境因素

生物的正常性状或疾病都是遗传物质和环境因素相互作用的结果。在不同疾病的病因中,环境因素和遗传因素所起的作用各不相同。根据其所起作用的大小,可以将疾病分为下列3种情况(图8-1):

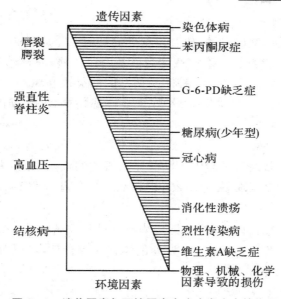

图8-1　遗传因素与环境因素在疾病发生中的作用

（一）遗传因素起主导作用

遗传因素起主导作用的疾病,例如葡萄糖-6-磷酸脱氢酶(G-6-PD)缺乏症、苯丙酮尿症、染色体病等。

（二）遗传因素和环境因素共同作用

遗传因素提供了疾病发生的必要遗传背景,环境因素促进疾病的发生,许多常见病如高血压、糖尿病、消化性溃疡等的发病中环境因素往往是诱因。因此,可以认为,人类的绝大多数疾病的发生是环境因素与遗传因素相互作用的结果。

（三）环境因素起主导作用

环境因素起主导作用的疾病,如各种外伤、中毒、烈性传染病中的霍乱、SARS、营养缺乏性疾病等。

三、遗传病的分类

遗传病是由于细胞中遗传物质改变所致,遗传物质改变包括染色体改变和基因组 DNA 及线粒体 DNA 的改变。根据遗传物质改变方式不同,将遗传病分为单基因遗传病、多基因遗传病、染色体遗传病、线粒体遗传病和体细胞遗传病五大类(图8-2)。

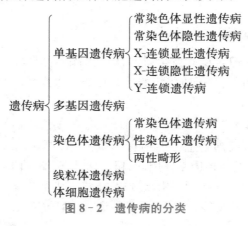

图8-2　遗传病的分类

（一）单基因遗传病

人类体细胞中染色体是成对的，相对位点上的基因也是成对的。一对染色体上单个或一对等位基因发生突变所引起的疾病就称为单基因遗传病，简称单基因病，呈孟德尔式遗传。根据基因所在的染色体不同以及控制疾病基因的显性和隐性区别，又可以分为常染色体显性遗传病、常染色体隐性遗传病、X-连锁显性遗传病、X-连锁隐性遗传病、Y-连锁遗传病。

（二）多基因遗传病

由两对或两对以上基因和环境因素共同作用所致的疾病，称为多基因遗传病简称多基因病。多基因病有家族聚集现象，但不像单基因病那样有明确的家系遗传特征。

（三）染色体遗传病

染色体遗传病又称染色体病，是由染色体数目异常或结构畸变导致的遗传性疾病。染色体病往往具有多种临床表现，故又称为染色体异常综合征，可以分为常染色体异常综合征、性染色体异常综合征两大类。

（四）线粒体遗传病

线粒体遗传病是由于线粒体基因突变而导致的疾病。由于受精卵中只有极少量的精子细胞质参与，故线粒体的突变基因在大多数情况下由母体传递给后代，所以，线粒体遗传病属于细胞质遗传，又称母系遗传。线粒体是细胞内的一个重要细胞器，是动物细胞中除细胞核之外唯一含有 DNA 的细胞器。

（五）体细胞遗传病

体细胞中遗传物质改变所致的疾病，称为体细胞遗传病。因为它是体细胞中遗传物质的改变，所以一般并不向后代传递。肿瘤是体细胞遗传病；有的先天性畸形是在发育过程中由于某些细胞的遗传物质的改变引起的，所以这些先天性畸形也属于体细胞遗传。

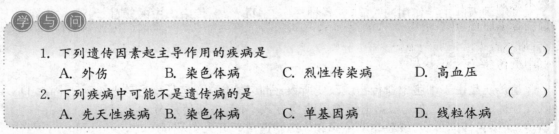

学 与 问

1. 下列遗传因素起主导作用的疾病是 （ ）
   A. 外伤 　　B. 染色体病 　　C. 烈性传染病 　　D. 高血压
2. 下列疾病中可能不是遗传病的是 （ ）
   A. 先天性疾病 　B. 染色体病 　　C. 单基因病 　　D. 线粒体病

四、遗传病对人类的危害

随着科学的发展和人们对疾病发生机制认识的深入，以往许多严重威胁人类健康的疾病已能得到有效的治疗和预防，但遗传病的危害却变得愈来愈明显，已经成为威胁人类健康的重要问题。

（一）遗传病是导致新生儿出生缺陷的重要因素

根据 1989 年的普查，我国新生儿中约有 1.307％有严重的出生缺陷或先天畸形，据估计，其中有 70％～80％涉及遗传因素。因此，粗略估计我国每年出生的 2 500 万新生儿中，约有 25 万有遗传因素所致的严重出生缺陷或先天畸形。其中最常见的是无脑儿、脑积水、开放性脊柱裂、先天性心脏病、唇裂等。据 1996 年的调查，遗传病、先天畸形和恶性肿瘤是我国城市婴儿死亡的主要原因,约占全部婴儿死亡率的30%。据统计,在儿童医院住院的儿童中有1/4~1/3的患者的疾病与遗传因素有关。

(二)遗传病是不育、流产的主要原因之一

据估计,原发性不育约占已婚夫妇不育病例中的1/10;自然流产约占整个妊娠终止病例中的15%,其中50%是由染色体异常引起的,因此,以我国每年出生2 500万新生儿计算,每年由于染色体异常造成的自然流产就有180万例。

(三)遗传病是智力低下的重要原因

智力低下在我国人群中的发生率为2.2%,这是影响我国人口质量的重要因素。智力低下群体中,有1/3以上是多基因病、单基因病或者染色体病患者,仅就导致智力低下的先天愚型而言,我国就有120万~150万患儿,因此遗传病是导致智力低下的重要因素,直接影响着我国的人口素质。

(四)遗传病暂不可根治使患者终生受累

医学的进步和医学遗传学的发展,为遗传病提供了新的诊断技术和检测方法,使得遗传病不断被认识。1966年,人群中被认识的单基因病仅有1 487种;但是到1990年已增加到4 937种;特别是进入20世纪90年代后,其发展速度更为惊人,到1994年已增加到6 678种。再加上染色体病有100多种,目前已认识的多基因病不少于100种。如果将染色体病、单基因病和多基因病汇总估计,人群中有20%~25%的人受遗传病所累。因此,遗传病已成为影响人口素质的重要病种,虽然积极的治疗可以减轻患者的症状,但是不能改变其遗传的物质基础,到目前为止尚没有根治方法。

(五)隐性致病基因对人类健康构成潜在性威胁

即使对未受遗传病所累的人来说,他们也并非与遗传病无关,因为他们可能携带某种隐性致病基因。据估计,群体中每个人都携带了5~6个隐性有害基因,这些致病基因携带者虽然不患病,但却可以将致病基因传给后代。

综上所述,遗传病对人类健康的威胁已经非常严重,如何应用遗传学的原理、知识和技术,揭示各种遗传病的遗传规律、发病机制,找到行之有效的治疗方法和预防措施,以降低人群中遗传病的发生率,最终有效地控制遗传病,是提高人口素质和人类健康水平的重要工作。

知 识 链 接

智商与遗传:

遗传对智力发展的作用是客观存在的,智力发展属于多基因遗传。目前普遍使用的智力测量标准是“智商”。智商为200分制,即最高的分数是200,最低的是0。90~110分者属于正常智力的人;120~140分者为聪明人;140分以上的则是绝顶聪明的人或称天才,分数越低,表示智力越差。70分以下的为智力低下。较高智商父母的子女往往比较聪明,反之亦然。有人长期研究过一群智商在140分以上的孩子,发现这些孩子长大后一直保持优秀的才智。他们子女的智商平均为128分,也远远超过一般孩子的水平。而对于精神缺陷者,他们的孩子中有59%患有精神缺陷或智力迟钝。自古以来,出现了许多高智能结构的家族,如音乐家巴赫家族的8代136人

中，有 50 个男性是著名的音乐家；莫扎特和韦伯家族的几代人中都有著名的音乐家。我国南北朝时著名的科学家祖冲之的儿子祖恒之、孙子祖皓都是机械发明家，又都是著名的天文学家和数学家。智力的这种家族聚集性，一度被认为是遗传决定智力的例证。然而，家庭也是智力发展最基本的环境因素，家庭提供了定向教育培养的优势条件。智力的家族聚集性现象，恰恰说明了先天和后天因素对智力发展的作用。由此可见，遗传提供了智力的基本素质，后天因素则影响其发展的可能性。

第二节　遗传性疾病的研究方法

不同遗传病的遗传因素在发病中所起的作用大小不同，对于一种不明原因的疾病，要了解其是不是遗传病，或者说是否与遗传因素有关，除广泛地采用细胞学、生物化学、免疫学、生物统计学的研究技术和方法外，在针对不同的研究对象和目的时，还应采取一些特殊的研究方法。

一、系谱分析法

系谱分析法是临床判断单基因病及遗传方式的常用方法。系谱分析，在初步确定某病为遗传病后，从先证者（家族中第一个被确诊的遗传病患者）入手，搜集患者家族中全部成员的发病情况，绘成系谱。根据系谱，往往就能辨别该病是属于单基因遗传，多基因遗传，还是其他遗传方式。该方法还可以用来探讨遗传异质性，开展遗传咨询及进行产前诊断等。

二、群体筛查法

群体筛查法即选定某一人群，采用高效、简便且较为准确的方法对某种疑为遗传病的疾病进行普查。这种普查需要在一般人群和特定人群（如患者亲属）中进行。群体筛查的目的是了解该地区存在的遗传病种类、遗传病的发病率及其基因型频率，尤其是筛选出隐性遗传病杂合子（携带者），对于遗传病的预防有一定的积极意义。

三、家系调查法

遗传病往往具有家族聚集现象，因此可以通过调查某一疾病在患者亲属中的发病率，并与一般人群的发病率进行比较。如果该病的发生与遗传因素有关，则患者亲属发病率应高于一般人群的发病率；而患者不同亲属之间，发病率还应表现为一级亲属＞二级亲属＞三级亲属＞一般群体。当发现某病亲属发病率较高时，为了排除同一家族成员的共同生活环境对发病的影响，还应将血缘亲属与非血缘亲属加以比较，得到的结果应该是血缘亲属发病率高于非血缘亲属发病率。

四、双生子法

双生子法是医学遗传学研究中的一种重要方法。双生子分为两种：单卵双生和双卵双生。单卵双生，是受精卵在第一次卵裂后，两个子细胞各自发育成一个胚胎，因此，单卵双生的个体性别相同，遗传特性及表型也相同；双卵双生，是两个卵子分别受精后发育成两个胚胎，故个体性别不一定相同，遗传特性及表型仅有某些相似。从遗传学角度看，双卵双生子相当于普通的同胞关系，只不过是一同出生而已。

通过单卵双生子在不同环境中的生长发育情况可以研究不同环境对表型形成的影响，通过双卵双生子在同一环境的发育情况可以探讨不同基因型的表型效应。在相同环境条件下，通过比较单卵双生与双卵双生某一疾病（或者性状）发生一致性的差异，可以估计某种疾病（或性状）的发生中遗传因素所起作用的大小，发病一致性一般用发病的一致率来表示：

$$发病一致率（\%）=\frac{同病双生子对数}{总双生子（单卵或双卵）对数}\times 100\%$$

如果这种一致性的差异越大，说明该病的发生与遗传的关系越大；如果一致性的差异不明显，说明遗传因素对发病所起的作用较小。比如，原发性癫 FDA1，单卵双生的发病一致率为 72%，双卵双生的发病一致率为 15%，两者差异很大，说明遗传因素在该病的发生中起着重要的作用。表 8-1 列举了几种疾病的双生子发病一致率的比较。

表 8-1　几种疾病单卵双生子与双卵双生子发病一致率的比较

疾病名称	单卵双生子发病一致率(%)	双卵双生子发病一致率(%)
先天愚型	89	7
精神分裂症	80	13
结核病	74	28
糖尿病	84	37
原发性癫 FDA1	72	15
十二指肠溃疡	50	14
麻疹	95	87

五、种族差异比较法

我们知道，不同种族的个体的身体外部性状，如肤色、发型、发色、身材有遗传学差异，而且在血型、HLA 类型、血清型、同工酶等方面也存在着显著差异，这说明种族的差异具有遗传学基础。因此，如果某种疾病在不同种族的发病率、发病年龄、性别和临床表现等方面有显著差异，就应该考虑这种疾病与遗传因素相关。当然，由于不同种族生活的地理环境、气候条件、饮食习惯、社会经济状况等存在差异，应该严格排除这些环境因素对疾病的影响，最好将这种调查安排在不同种族居民混杂居住的地区进行。例如在中国出生侨居美国的华人，鼻咽癌发病率比美国白人高出 34 倍，提示鼻咽癌的发生有明显的遗传因素。

六、伴随性状研究法

伴随性状是指某一种疾病经常伴随另一已确定由遗传因素决定的某种性状或者疾病同时出现，这说明该疾病的发生与遗传有关。一个性状伴随另一个性状的出现有两种原因：连锁或关联。连锁是指控制两种性状的基因位于一条染色体上，例如，椭圆形红细胞增多症常见于 Rh 阳性血型，这是由于控制这两种性状的基因都位于人类第一号染色体上，属于两种基因的连锁遗传。关联是指两种遗传上无关的性状非随机地同时出现，例如十二指肠溃疡多见于 O 型血的个体。

O 型血型者十二指肠溃疡发病率较高，由此判断十二指肠溃疡的发病与遗传因素有关，得此结论实际运用了医学遗传学研究方法中的　　　　　　　　　（　　）
　　A. 群体筛选法　　B. 双生子法　　C. 伴随性状研究法　　D. 实验室检查法

七、动物模型

由于直接研究人类病理性状的遗传控制受到许多限制,诸如人类每世代的时间很长、不可能进行杂交实验等,所以动物中已存在的自发遗传病或诱发遗传病的模型可以作为研究人类遗传病的辅助手段。这类模型有:犬血友病、小鼠的地中海贫血、大鼠的高血压病、鸽的动脉粥样硬化等。应该注意的是,基于动物模型研究的结论在应用于人类时应慎重。

八、染色体分析

染色体分析或称核型分析,是遗传病早期诊断的辅助手段,是确诊染色体病的主要方法。对于多发性畸形、智能发育不全的患者、妊娠早期反复流产的妇女,通过染色体检查、核型分析,可以确定其是否为染色体病患者或携带者。

九、分子生物学方法

分子生物学方法主要是采用基因克隆、基因定位等方法,确定导致疾病的基因,研究疾病在分子水平上的发生机制,为遗传病的诊断、治疗、预防提供新的方法。

知 识 链 接

双生子与遗传:

同卵双生子是大自然馈赠的稀罕物,二者的基因完全相同,但是双生子的成长环境大多也相同。于是一些颇具慧眼的行为遗传学家,把目光投向了更为稀缺的案例:从小分离、异地养育成人的同卵双生子。以此透视遗传对疾病、智力、上瘾行为的影响。

1. 疾病 调查发现,父母死于心脏病的子女死于心脏病的概率是常人死于心脏病概率的 4 倍,兄弟死于心脏病的异卵双生子中的另一方死于心脏病的概率也是常人死于心脏病概率的 4 倍,而同卵双生子是常人的 9 倍。被收养者的死因通常与生父母而非养父母相似。

2. 智力 科学家综合了包括 11 万个研究对象的 111 项独立研究,做出如下概括:以下两者的智商相关系数分别为:同一个体的两次测试 0.9,一起抚养的同卵双生子 0.86,分开抚养的同卵双生子 0.72,一起抚养的异卵双生子 0.6,分开抚养的异卵双生子 0.52,一起抚养的兄弟姐妹 0.47,分开抚养的兄弟姐妹 0.24,一起生活的父母和其子女 0.42,分开生活的父母和其子女 0.22,一起收养的被收养的子女 0.29。基因与环境的影响力显然都存在。学者们通过两种方法推算智商的"遗传率",其一是分开抚养的同卵双生子的相关系数 0.72,但是尽管分开抚养仍可能有部分成长环境是近似的,因此这一指标可能偏高;其二是一起抚养的同卵双生子的智力相关系数减去一起抚养的异卵双生子的相关系数后乘2,结果为 0.52,这一思路是比较环境相同条件下的基因差别;综合二者,一些学者认为,智商的遗传率为 60%,也就是说环境因素在智力中只占 40%。

3. 上瘾行为 76% 的同卵双生子和 61% 的异卵双生子同为乙醇中毒者。但即使如此,学者们认为,在上瘾行为中环境的作用比基因更大。

知识点归纳

知识点	知识内容
疾病发生的影响因素	环境因素和遗传因素
遗传病	生殖细胞或受精卵的遗传物质(染色体或基因)发生突变(或畸变)所引起的疾病
先天性疾病	个体出生后即表现出来的疾病
家族性疾病	指表现出家族聚集现象的疾病,即一个家族中有不止一个成员罹患的疾病
遗传病类型	可分为染色体病、单基因病、多基因病、体细胞遗传病、线粒体遗传病
遗传病特征	① 病因是遗传物质的改变;② 遗传物质的改变发生在生殖细胞或者受精卵中;③ 具有遗传性;④ 具有终生性
单基因病	一对染色体上单个或一对等位基因发生突变所引起的疾病
多基因病	由两对或两对以上基因和环境因素共同作用所致的疾病
染色体病	是由染色体数目异常或结构畸变导致的遗传性疾病
遗传病研究方法	系谱分析法、群体筛查法、家系调查法、双生子法、种族差异比较法、伴随性状研究法、动物模型、染色体分析、分子生物学方法
系谱分析	在初步确定某病为遗传病后,从先证者(家族中第一个被确诊的遗传病患者)入手,搜集患者家族中全部成员的发病情况,绘成系谱

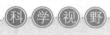

习惯性流产与染色体病:

习惯性流产在学术上称为反复自然流产,指连续两次以上在同一妊娠期内发生胎停育或死胎的现象,属不育症范畴,是许多影响妊娠的疾病的共同结局,发病率为总妊娠的1%,但近年来有上升趋势。在早期流产的胚胎中,有60%～80%是由于染色体异常引起的,流产夫妇中约有33%存在染色体异常。染色体检查的结果,常见的有以下几种:

1. **染色体平衡易位** 医生把人的23对染色体分成1～22号和XX或XY。在细胞遗传学检查中把不同大小、形态、结构和功能之间的染色体易位称为平衡易位。平衡易位的一般患者本人不发生畸形和智力低下,但携带者既可生育正常儿,亦可生育平衡易位携带者、畸胎儿或死胎,其几率各占1/4,而且是随机的,后两种情况往往会导致流产。须引起重视的是,这类流产至少一半是由丈夫引起的。因为胎儿的染色体一半来自母亲,另一半来自父亲。所以妻子流产,丈夫也必须去做染色体检查。这类情况下一般不提倡保胎。待怀孕16～20周时,孕妇做羊水染色体检查,若发现胎儿异常就必须引产,否则,会生育智力低下的畸形儿。

2. **染色体同源易位** 简单地说,同源易位就是两条同号的染色体之间的易位。这种易位使受精后所形成的胚胎100%是异常胎儿。因为多一条染色体的胎儿能生下来的全是严重痴呆畸形儿;少一条染色体的胎儿,除X单体外,全是死胎。因此,染色体同源易位患者唯一的选择是不生育,以免痛苦终生。

3. **染色体正常**　对于染色体检查正常者尚需进一步做有关检查。需要说明的是,虽然夫妻双方染色体正常,但胎儿也有发生染色体异常的可能,因为很多染色体异常是由于早期胚胎突变引起的。所以孕妇在未做羊水染色体检查之前,不要盲目保胎,以免生育劣质儿。

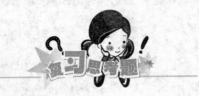

复习思考题

一、名词解释

1. 遗传病　2. 先天性疾病　3. 家族性疾病　4. 单基因病　5. 多基因病　6. 染色体病　7. 系谱分析

二、填空题

1. 现代医学遗传学将遗传病分为_____、_____、_____、_____和_____五大类。

2. 单基因遗传病可分为_____、_____、_____和_____五种。

3. 遗传病的研究方法有_____、_____、_____、_____和_____等。

三、选择题

1. 下列有关遗传病的说法,正确的是　　　　　　　　　　　　　　　　　　　　（　　）
    A. 没有家族史的疾病一定不是遗传病　　　　B. 遗传病具有终身性
    C. 遗传病是水平传递的　　　　　　　　　　D. 家族性疾病就属于遗传病

2. 在一个家族中有多人罹患的同一种疾病称为　　　　　　　　　　　　　　　（　　）
    A. 遗传性疾病　　　B. 先天性疾病　　　C. 流行性疾病　　　D. 家族性疾病

3. 有些遗传病家系看不到垂直遗传的现象,这时因为　　　　　　　　　　　　　（　　）
    A. 该遗传病是体细胞遗传病　　　　　　　　B. 该遗传病是线粒体病
    C. 该遗传病是性连锁遗传　　　　　　　　　D. 该遗传病的患者活不到剩余年龄或不育

4. 下列叙述不正确的是　　　　　　　　　　　　　　　　　　　　　　　　　（　　）
    A. 绝大多数疾病都与遗传因素有一定的关系
    B. 白化病是由遗传因素决定的疾病
    C. 苯丙酮尿症的发生与环境因素无关
    D. 高血压的发生与遗传因素和环境因素都有关

四、简答题

1. 试述遗传病的概念和特征。
2. 试述遗传病、家族性疾病、先天性疾病之间的区别与联系。
3. 试述疾病发生过程中遗传因素与环境因素的相互作用。
4. 遗传病对人类有哪些危害?

（张蓓蓓）

第九章 单基因遗传与单基因病

1. 掌握单基因遗传、单基因病、先证者、携带者、系谱、常染色体显性遗传、完全显性遗传、不完全显性遗传、共显性遗传、不规则显性、延迟显性、X-连锁显性遗传及X-连锁隐性遗传的概念

2. 熟悉典型单基因病的临床特征、遗传方式、再发风险估计、预防措施以及ABO 血型的遗传分析。

3. 掌握 AD、AR、XD、XR 及 Y-连锁遗传病的系谱特征。

4. 了解近亲婚配的危害。

5. 了解遗传异质性。

单基因遗传、单基因病：

受一对等位基因控制的生物性状或疾病的遗传方式称为单基因遗传，受一对等位基因控制的疾病称为单基因遗传病或单基因病。单基因遗传主要服从分离定律，也称孟德尔遗传定律；若相关基因在 X 或 Y 染色体上，那么称为性连锁遗传，服从连锁定律。本章主要介绍人类的单基因病和 ABO 血型的遗传方式和特征。

人类的单基因病主要分为五种：常染色体显性遗传（英文缩写为 AD，下同）、常染色体隐性遗传（AR）、X-连锁显性遗传（XD）、X-连锁隐性遗传（XR）和 Y-连锁遗传。

系谱分析法：

研究人类的遗传不能采用类似动植物的杂交实验方法，常用的是系谱分析法。系谱是指从先证者（家族中第一个被确诊为患有某种遗传病的人）入手，在详细调查了其家庭成员的发病情况后，按一定的方式，用特定的符号（图 9-1）绘制成的图谱。系谱中不仅包括患病个体，也包括健康的家庭成员。

从先证者入手,根据绘制的系谱进行回顾性分析,结合相关资料和经验,确定所发现的相关性状或疾病是否具有遗传性,是通过什么遗传方式,最后对家系中其他成员的发病情况做出预测,就称为系谱分析法。在系谱中,人数越多越好,调查的信息要求准确,并要注意患者的年龄、性别、病情、死亡原因和是否有近亲婚配等情况。

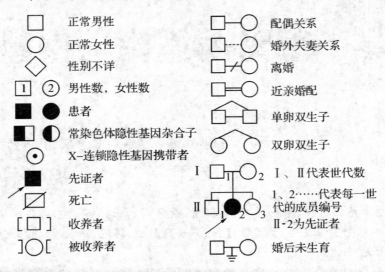

图 9-1 遗传系谱常用符号

第一节 常染色体显性遗传

一、概念

控制性状或疾病的显性基因位于常染色体上(1～22号,男女均有的染色体),其遗传方式称为常染色体显性遗传(英文缩写:AD)。由常染色体上显性致病基因引起的疾病称为常染色体显性遗传病(AD型)。

常见的常染色体显性遗传病有:齿质形成不全、软骨发育不全症、多指(趾)症、遗传性舞蹈病、家族性多发性结肠息肉、家族性高胆固醇血症、成年多囊肾等。这些疾病分别受不同的显性基因控制(控制相应正常性状的为隐性基因)。人类 ABO 血型也属常染色体显性遗传。

二、常染色体显性遗传病的遗传特点及系谱特征

在常染色体显性遗传病中,假定用 A 表示显性致病基因,a 表示隐性正常基因,因致病基因为显性的,有该显性基因就会发病,则基因型为 AA 和 Aa 的是患者,基因型 aa 的是正常人,杂合子与正常人婚配是主要的遗传途径,后代的发病风险为 50%(图 9-2)。

常染色体显性遗传病系谱特征中最主要的是:①每代都有患者,即连续遗传。②男女发病风险均等,与性别无关。其次是:③患者的双亲往往有一个为患者,故患者大多数为杂合子。④患者的同胞、子代或将有 1/2 的患病风险。⑤患者双亲无病,则患者患病可能是新的基因突变所致。

总之,常染色体显性遗传最主要的特点是,患者大多为杂合子、不分男女,疾病代代(连续)相传(图9-3、图9-8、图9-9)。

知 识 链 接

常染色体显性遗传病的遗传分析(学习)思路:(五步骤)

基因: A(致病) a(正常)

基因型: AA Aa aa

表型: 患者(纯合子少数) 患者(杂子合多数) 正常

遗传途径(主要婚配方式):杂合子患者×正常人 (×婚配符号)

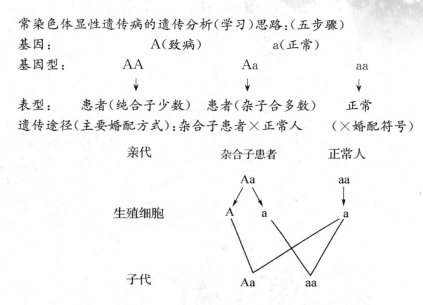

图9-2 杂合子患者与正常人婚配图解

系谱及系谱特征:系谱见图9-3、图9-8图9-9,共同主要特征是:患者大多数是杂合子(双亲往往只有一个为患者),不分男女,疾病代代(连续)相传。

学 与 问

如何从基因的位置和性质的角度分析常染色体显性遗传不分男女、疾病代代相传的特征?为什么常染色体显性遗传病患者大多为杂合体(Aa)?观察系谱(图9-3),指出常染色体显性遗传病系谱特征概括得合理的依据。

三、常染色体显性遗传的类型

由于基因显隐的相对性等各种复杂因素的影响,常染色体显性遗传的杂合子出现不同的表现型,因此常染色体显性遗传(病)又分为以下几种类型。

(一)完全显性遗传

完全显性遗传是指在等位基因中,隐性基因无表达,只表现显性基因控制的性状。因此杂合子(Aa)与显性纯合子(AA)的表现型完全相同,杂合子(Aa)患者与显性纯合子(AA)患者病情一样。

齿质形成不全症是一种完全显性遗传病,患者牙齿上常出现灰色或蓝色的乳光,牙齿容易被磨损,杂合子(Aa)与显性纯合子(AA)患者病情一样。临床上所见到的患者大多数为杂合子,他们与正常人婚配,后代有1/2的可能性是患者,1/2的可能性是正常人(图9-2)。图9-3是一齿质形成不全症系谱。

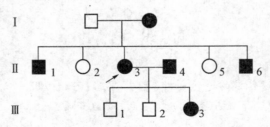

图9-3 齿质形成不全症系谱

(二)不完全显性遗传

不完全显性遗传(也称半显性遗传)是指在等位基因中,显性基因表达的同时,隐性基因也有一定的表达,因此杂合体(Aa)的表现型介于纯合显性(AA)和纯合隐性(aa)之间。

软骨发育不全症是不完全显性遗传病(图9-4),纯合体(AA)患者病情严重致夭折,而杂合体(Aa)患者病情较纯合体(AA)患者轻,患儿四肢短粗、下肢向内弯曲、腰椎明显前突、臀部后突、手指齐平、头和躯干近于正常,头的大小与身体其他部分不成比例,是侏儒畸形之一(成人平均身高:男1.32 m,女1.23 m)。杂合体(Aa)患者病情介于纯合体(AA)患者和正常人(aa)之间。

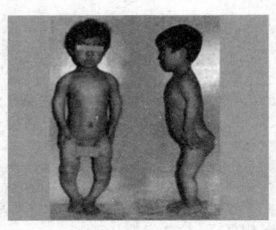

图9-4 软骨发育不全症

如果两个软骨发育不全症患者(Aa)婚配,其后代有1/4的可能性是正常人(aa),2/4的可能性是轻型患者(Aa),1/4的可能性是重症患者(AA),这时基因型与表现型同比(图9-5),即:

AA(重症):Aa(轻症):aa(正常)=1:2:1。

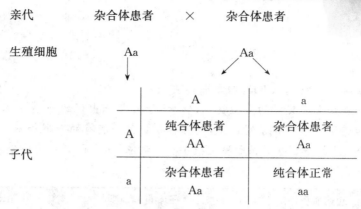

图 9-5　软骨发育不全症婚配图解

(三) 共显性遗传

共显性遗传是指一对等位基因之间没有显性和隐性的区别,在杂合状态下两种基因的作用都完全表现出来。人类的 ABO 血型系统中的 AB 血型(I^AI^B)属于共显性遗传。

ABO 血型受复等位基因 I^A、I^B、i 所控制,复等位基因是指在一对同源染色体的某一特定位点有三种或三种以上的基因(等位基因只有两个)。复等位基因 I^A、I^B、i 位于人类 9 号染色体长臂的同一位点,互为等位基因,I^A 决定红细胞表面有抗原 A,I^B 决定细胞表面有抗原 B,i 决定红细胞表面没有抗原 A 和抗原 B 而有 H 物质。基因 I^A、I^B 对 i 都是显性基因,I^A 与 I^B 之间为共显性(表 9-1)。

表 9-1　ABO 血型基因型与表型

基因型	红细胞抗原	血型
I^AI^A、I^Ai	A	A 型
I^BI^B、I^Bi	B	B 型
I^AI^B(I^A 和 I^B 共显性)	A、B	AB 型
ii	—	O 型

根据分离定律可以分析共显性遗传的特点,如 AB 型和 O 型血亲本的婚配遗传图解(图 9-6)。

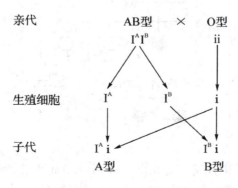

图 9-6　AB 与 O 型血亲本婚配图解

知 识 链 接

双亲和子女间 ABOH 血型遗传关系：

如果知道了父母的血型就可以估计子女可能出现的血型和不可能出现的血型；如果知道了母亲和孩子的血型，也可推断父亲可能有的血型和不可能有的血型，这在一定程度上为法医学的亲子鉴定提供了参考依据（表9-2），请按分离定律予以验证。

表9-2

双亲血型	子女可能血型	子女不可能血型
A×A	A、O	B、AB
A×B	A、B、AB、O	—
A×AB	A、B、AB	O
A×O	A、O	B、AB
B×B	B、O	A、AB
B×AB	A、B、AB	O
B×O	B、O	A、AB
AB×AB	A、B、AB	O
AB×O	A、B	AB、O
O×O	O	A、B、AB

（四）不规则显性遗传

不规则显性遗传是指个别情况下杂合子的显性基因不表达，不都能表现出相应的症状，导致出现与预期不一致的现象，又称外显不全。

多指（趾）症是一个不规则显性遗传的典型病例（图9-7）。

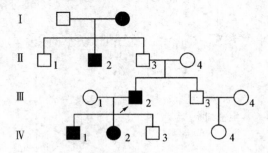

图9-7 多指（趾）症系谱

系谱中Ⅲ₂为先证者，其后代一对儿女为多指（趾）症患者，其伯父Ⅱ₂、祖母Ⅰ₂为多指（趾）症患者，Ⅲ₂的致病基因来自父亲Ⅱ₃。Ⅱ₃拟是多指（趾），但其致病基因由于某种原因未能得到表达，所以未发病，即不规则显性遗传、外显不全。

（五）延迟显性遗传

延迟显性遗传是指杂合体的显性致病基因在其生命的早期不表达，杂合体不表现出相应的症状，当发育到一定年龄时，致病基因的作用才表现出来，杂合子才发病。

家族性多发性结肠息肉症、遗传性舞蹈症都是延迟显性遗传病。

家族性多发性结肠息肉症系谱如图 9-8，该病患者的结肠壁上会长有许多大小不等的息肉，临床上前期症状为便血伴黏液，35 岁前后，有的结肠息肉可恶变成结肠癌。图 9-8 中所示 II_3、III_3 已发病，说明他们的基因型均为 Aa。II_3 与正常人婚配后，子女均有 1/2 的发病风险，因 III_1、III_2 比 III_3 年龄大，故属正常人，但 III_4、III_5 都比 III_3 年龄小，可能未到患病年龄，不可排除其不是杂合子，他们应该注意结肠的定期体检，尽早预防癌变的发生。

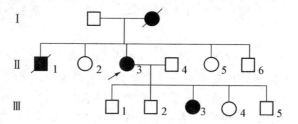

图 9-8　家族性多发性结肠息肉症系谱

遗传性舞蹈症，常在 30～45 岁时缓慢起病，临床表现为进行性加重的舞蹈样不自主运动和智力障碍。

延迟显性一般发病年龄为 30～40 岁，但也有 10 余岁或延迟到 60 岁以后才发病的病例。

怎样说明等位基因的显隐相对性？基因的显隐相对性与杂合子不同的表现型及常染色体显性遗传类型有何关联？

第二节　常染色体隐性遗传

一、概念

控制性状或遗传病的隐性基因位于 1～22 号常染色体上，其遗传方式称为常染色体隐性遗传（AR）。由常染色体上隐性致病基因引起的疾病称为常染色体隐性遗传病（AR 型）。

人类常染色体隐性遗传病已知有 1 730 多种，不少致病基因已定位。白化病、先天性聋哑、高度近视、苯丙酮尿症、肝豆状核变性、尿黑酸尿症、镰形细胞贫血症、先天性肌弛缓、半乳糖血症等都属于 AR 型遗传病。

二、常染色体隐性遗传病的遗传特点及系谱特征

在常染色体隐性遗传病中，假定用 a 表示隐性致病基因，A 表示显性正常基因，由于致病基因是隐性，只有隐性基因相遇才会发病，则基因型为 AA 和 Aa 的个体表型正常，基因型为 aa 的个体患病。

　　杂合体 Aa 带有隐性致病基因 a,虽不患病,但可把隐性致病基因 a 传给后代,故称之为携带者。携带者之间婚配,生出患儿的可能性约占 1/4,患者的正常同胞中有 2/3 的可能为携带者(图 9-9)。

　　常染色体隐性遗传系谱一般有如下特点:①系谱中看不到连续遗传现象,常为散发性遗传,有时系谱中只有先证者一个患者。②男女发病率均等。③患者的双亲无病,但都是致病基因的携带者。④近亲婚配时,子女中隐性遗传病的发病率要比非近亲婚配者时高得多(图 9-10)。

知 识 链 接

　　白化病是一种较为常见的隐性遗传病。该病群体发病率为 1/12 000～1/10 000,由于患者体内缺少酪氨酸酶而导致黑色素的合成发生障碍,从而引起白化症状。患者眼睛、皮肤、毛发缺乏色素。患者视网膜因无色素,虹膜和瞳孔呈淡红色,羞明怕光,眼球震颤,常伴有视力异常。患者对阳光敏感,曝晒可引起皮肤角化增厚,并诱发皮肤癌。

　　常染色体隐性遗传病(以白化病为例)的遗传分析(学习)思路:

基因:　　　　　　　　A(正常)　　　　　　　　a(致病)

基因型:　　　AA　　　　　　Aa　　　　　　aa
　　　　　　　↓　　　　　　　↓　　　　　　　↓
表型:　　　正常人　　　正常人(携带者)　　　患者
遗传途径(主要婚配方式):　携带者之间婚配

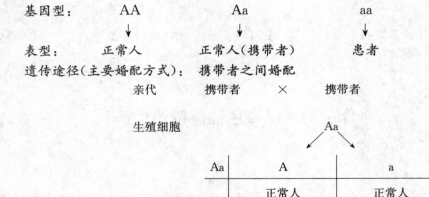

图 9-9　常染色体隐性遗传病携带者婚配图解

系谱及系谱特征:由以下白化病系谱,可读出常染色体隐性遗传病系谱特征①~④。

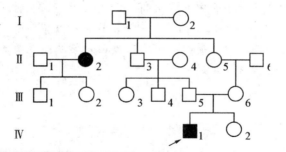

图9-10 白化病系谱

1. 从常染色体隐性遗传病携带者婚配图9-9基因型与表型的比例中,推测出生患儿及正常同胞是携带者的概率各是多少?

2. 从系谱图9-10中找出常染色体隐性遗传系谱四个特点概括得合理的依据。

科 学 视 野

近亲婚配及其危害:

近亲结婚是指血缘关系很近的人彼此间结婚,医学遗传学上通常将四代以内有共同祖先的一些个体称为近亲。近亲个体之间的婚配称为近亲婚配,常见的有表亲婚配。

近亲婚配的危害主要是子女患隐性遗传病风险比非近亲婚配高,这是因为近亲个体可能带有共同祖先传递下来的同一致病基因,他们的后代中相同基因纯合的概率比随机婚配高。

亲缘系数:

有亲缘关系的两个人有相同基因的概率,称为亲缘系数。父母和子女之间以及同胞之间,任何一个基因相同的概率为1/2,称为一级亲属。依此推算,一个人和他(她)的叔、伯、姑、舅、姨、祖父母和外祖父母之间,基因相同的概率为1/4,称为二级亲属;与其表兄妹或堂兄妹之间基因相同的概率为1/8,称为三级亲属。

结合亲缘关系和分离定律,比较随机婚配与表亲婚配后代患病的风险:

1. 由图9-10可知,已确定的携带者婚配,每次生育出隐性遗传病患儿的可能性为1/4。

2. 假设某种常染色体隐性遗传病携带者在群体中的概率为1/50。人群中随机婚配夫妇均为携带者的概率 $1/50 \times 1/50$,生出隐性遗传病患儿的风险为 $1/50 \times 1/50 \times 1/4 = 1/10\,000$。而表兄妹同为携带者的概率为 $1/50 \times 1/8$,若婚配生出患儿的风险为 $1/50 \times 1/8 \times 1/4 = 1/1\,600$。

可见表兄妹婚配生出隐性遗传病患儿的风险是随机婚配的6.25倍。若某种AR疾病携带者在人群中的概率为1/500,则表兄妹婚配生出AR患儿的风险是随机婚配的62.5倍。因此,近亲婚配可增加群体中隐性遗传病的发病率,而且AR病愈少见,近亲婚配的后代患病风险越大。

近亲婚配的危害性同时表现在多基因遗传病的发病风险增加上。常见的一些先天性缺陷和多基因遗传病,如脑积水、唇裂、无脑儿、精神分裂症、先天性心脏病,在近亲婚配子女中的发病率比非近亲婚配子女中发病率高。调查显示,近亲婚配者的子女中,多基因病的发病率为9.9%,而非近亲婚配者的子女中多基因病的发病率仅为0.9%。

总之近亲婚配会降低人口素质,后患无穷,我国婚姻法规定直系血亲和三代以内的旁系血亲禁止婚配。

第三节　性连锁遗传

控制人类性状或疾病的基因在性染色体上,此类性状或疾病遗传与性别连锁在一起,这种遗传方式称为性连锁遗传。根据性染色体和基因显隐性质的不同,可将性连锁遗传分为X-连锁显性遗传(XD),X-连锁隐性遗传(XR)和Y-连锁遗传。

一、X-连锁显性遗传

(一)概念

控制性状或遗传病显性基因位于X染色体上,随X染色体传递,这种遗传方式称为X-连锁显性遗传。由X-连锁显性基因引起的疾病称为X-连锁显性遗传病(XD型)。

(二)X-连锁显性遗传病的遗传特点及系谱特征

由于致病基因是显性,所以不论男女,只要细胞中X染色体上有一个致病基因就会发病,呈现连续遗传。因为女性细胞有两条X染色体,男性细胞中只有一条X染色体,因此,X-连锁显性遗传病的发病率女性要比男性高。又因为女性患者大多为杂合体,等位基因中隐性正常基因可有一定表达,进行功能补偿,而男性患者细胞中只有一条X染色体,而Y染色体上缺少相应的等位基因,男性患者仅有显性致病基因的表达,无功能补偿,所以病情女性比男性轻。

结合图9-11、图9-12婚配图解和图9-13系谱,归纳X-连锁显性遗传系谱的特征是:
①人群中女性患者多于男性患者,但女性病情较轻;②患者双亲之一为患者,系谱中常见连续遗传现象;③男性患者的女儿均为患者,儿子均正常(父传女不传子),女性患者的后代中,女儿和儿子各有1/2的发病风险(母传子也传女)。

知　识　链　接

抗维生素D佝偻病是X-连锁显性遗传典型病例,此病又称低磷酸盐血症,患者由于肾小管对磷酸盐再吸收障碍,血磷下降,尿磷增多,肠道对钙、磷的吸收不良而影响骨质钙化,形成佝偻病。患儿多于1周岁左右发病,最先出现的症状为O形腿,严重的有进行性骨骼发育畸形,多发性骨折、骨痛、不能行走,生长发育缓慢等症状。治疗这种佝偻病,补充普通剂量的维生素D和晒太阳均难有效,必须使用大剂量维生素D和磷酸盐才起疗效,故称之为抗维生素D佝偻病。

以抗维生素 D 佝偻病为例，对 X—连锁显性遗传分析思路如下：

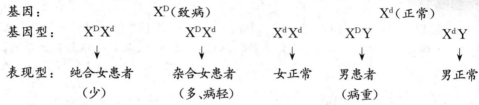

基因： X^D（致病）　　　　　　　　　　　　　　X^d（正常）

基因型： $X^D X^d$　　　$X^D X^d$　　　$X^d X^d$　　　$X^D Y$　　　$X^d Y$

表现型： 纯合女患者　　杂合女患者　　女正常　　男患者　　　男正常
　　　　　（少）　　　（多、病轻）　　　　　　（病重）

遗传途径（婚配方式）：

1. 男性患者与正常女性婚配

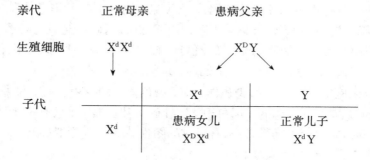

图 9-11　男性患者与正常女性婚配图解

男性患者与正常女性婚配时女儿都患病，儿子都正常

2. 女性杂合体患者与正常男性婚配（图 9-12）

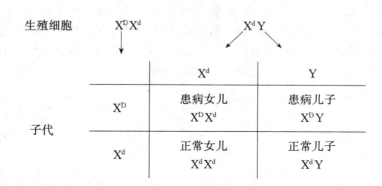

图 9-12　女性杂合体患者与正常男性婚配

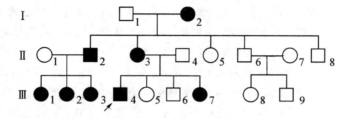

图 9-13　女性杂合体患者与正常男性婚配发病风险系谱

　女性杂合子患者与正常男性婚配，则儿子、女儿各有 1/2 的发病风险。系谱及其遗传特征：由图 9-13 可归纳患者女多男少，连续遗传之特征。

1. 从图9-11、图9-12、图9-13中找出归纳X-连锁显性遗传系谱特征依据所在。

2. 根据图9-11、图9-12的婚配图解,如何预防X-连锁显性遗传病患儿的出生?

二、X-连锁隐性遗传

(一)概念

控制性状或遗传病的隐性基因位于X染色体上,随X染色体传递,这种遗传方式称为X-连锁隐性遗传。由X-连锁隐性基因引起的疾病称X-连锁隐性遗传病(XR型)。

常见X-连锁隐性遗传病有红绿色盲、血友病、G-6-PD缺乏症、鱼鳞癣等。

(二)X-连锁隐性遗传病的遗传特点及系谱特征

男性细胞中只有一条X染色体,而Y染色体上缺少相应的等位基因,所以尽管致病基因是隐性的,只要有就会患病;女性细胞有两条X染色体,在只有一个X-连锁隐性致病基因(杂合体)时,她只能是携带者,只有成对的隐性致病基因相遇(隐性纯合子)时才会患病。因此人群中患者男性多于女性。

在X-连锁隐性遗传病系谱中,男性患者隐性致病基因来自其母亲又将传给女儿,称之为交叉遗传。

结合图9-14、图9-15、图9-16婚配图解和图9-17系谱,归纳X-连锁隐性遗传病系谱特征是:

①男性患者多于女性患者,系谱中往往只有男性患者;②因交叉遗传,携带者母亲与正常父亲婚育(双亲无病)时,儿子可能发病,女儿则不会发病;③因交叉遗传,男性患者后代一般不发病,但女儿均为携带者;④因交叉遗传,男性患者的兄弟、外祖父、舅父、姨表兄弟、外孙、外甥等可能是患者,其他亲属则不可能患病。

知 识 链 接

人类的红绿色盲就是X-连锁隐性遗传病的典型例子,患者表现为红绿色觉缺陷,但并非完全不能正确区分红色和绿色,仅在色泽饱和度不高,物体较小时易发生错误,可把红色或绿色误认为灰色和褐色,但不影响视力,因此辨色力要求较高的职业对患者有一定限制。研究表明,在中国人中,男性红绿色盲的发病率为7%,女性红绿色盲的发病率为$(7\%)^2$,约0.5%。

血友病A也是一种X-连锁隐性遗传病,患者缺乏凝血因子Ⅷ,不能使凝血酶原变成凝血酶,使凝血发生障碍,患者自年幼时轻微外伤后出血不止,皮肤、肌肉内反复出血形成淤斑,下肢各关节腔内出血可使关节呈强直状,颅内出血可致死。此病因患者反复出血需反复输新鲜血、血浆、Ⅷ制剂而得到暂时治疗,因而得名"血友病"。

学习 X-连锁隐性遗传病的思路：(以血友病 A 为例)

基因：　　　　　　X^D（正常）　　　　　　　　　　X^d（致病）

基因型：　$X^D X^D$　　　$X^D X^d$　　　　　$X^d X^d$　　　$X^D Y$　　　　$X^d Y$
　　　　　　↓　　　　　　↓　　　　　　↓　　　　　　↓　　　　　　↓

表现型：　女正常　　女正常(X^d 携带者)　　女患者　　　男正常　　　男患者

传递途径(主要婚配方式)：

1. 男性患者与正常女性婚配(图 9-14)

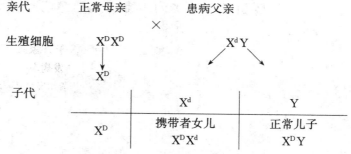

图 9-14　男性患者与正常女性婚配图解

(男性患者与正常女性婚配，后代中儿子都正常，女儿都是携带者)

2. 若女性携带者与正常男性婚配(图 9-15)

亲代　　　携带者母亲　×　　正常父亲

生殖细胞　$X^D X^d$　　　　　　$X^D Y$

	X^D	Y
X^D	正常女儿 $X^D X^D$	正常儿子 $X^D Y$
X^D	携带者女儿 $X^D X^d$	患病儿子 $X^d Y$

图 9-15　女性携带者与正常男性婚配图解

(女性携带者与正常男性婚配，后代中儿子将有 1/2 的概率患病，
其致病基因必定来源于母亲，女儿全部正常，但其中 1/2 为携带者)

3. 女性携带者与男性患者婚配(图 9-16)

亲代　　携带者母亲　×　患病父亲
生殖细胞　$X^D X^d$　　　　$X^d Y$

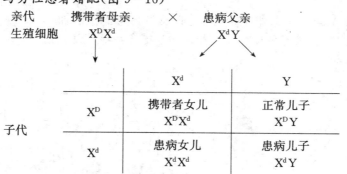

图 9-16　女性携带者与男性患者婚配图解

(女性携带者与男性患者婚配，其后代男女均可发病)

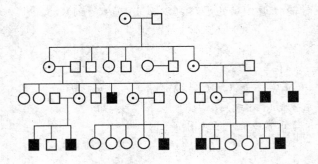

■ 血友病(男) ⊙ 携带者(女)

图 9-17　血友病 A 系谱图

　　如何预防 X-连锁隐性遗传病患儿的出生呢?

三、Y-连锁遗传

（一）概念

控制某种性状或疾病的基因位于 Y 染色体上,随之传递,那么这种性状或疾病的传递方式称为 Y-连锁遗传。

（二）Y-连锁遗传特点及系谱特征

Y 染色体是一条很小的染色体,其携带的基因数量是所有人类染色体中最少的,只有男性具有 Y 染色体,所以 Y-连锁遗传特点是除不育外一般为父传子,子传孙,Y-连锁遗传又称全男性遗传。系谱特征是患者均为男性。

目前已经知道的 Y-连锁遗传的性状或遗传病比较少,研究已定位的在 Y 染色体上基因的有外耳道多毛基因和睾丸决定因子、H-Y 抗原基因等。

知 识 链 接

　　在 Y 染色体上外耳道多毛基因使男性到了青春期,外耳道中可长出 2～3 cm 的丛黑色硬毛,常可伸出耳孔之外。外耳道多毛症系谱见图 9-18,该系谱中全部男性均有症状。

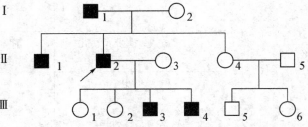

图 9-18　外耳道多毛症的系谱

在睾丸决定因子中,SRY 基因定位于 Yp11.32,决定未分化性腺发育成睾丸。有 SRY 基因就有睾丸发育,无 SRY 基因就无睾丸发育,如果 SRY 基因发生点突变、缺失,可导致性发育不全或性逆转综合征。

在 SRY 基因的下方的 AZF 基因定位于 Yp11.23,它控制精子的发生,该基因缺失或突变,则导致无精子症或严重精子减少。

由于 SRY 基因和 AZF 基因缺陷个体一般不能生育,不能将突变传递给后代,所以患者的基因缺失或突变往往是新发生的。

H－Y 抗原最初是作为一种移植抗原被发现,为男性和雄性动物所特有,在雄性个体中无组织和器官的特异性但受雌性的排斥,其编码的基因位于 Y 染色体短臂上,决定性腺向雄性方向发育。

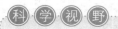

影响单基因遗传病分析的因素

根据基因突变的性质,通常把与其所控制的相应表现型分为显性遗传和隐性遗传两大类,但是某些突变基因的遗传存在着许多特殊情况,因为从基因型到表现型不仅要受到内在因素的控制,也要受到环境条件的影响。因此分析遗传病时应注意以下几种特殊发病方式。

一、表现度

表现度是基因在个体中的表现程度,或者说具有同一基因型的不同个体或同一个体的不同部位,由于各自遗传背景的不同,表现的程度有显著的差异。

例如常染色体显性遗传的成骨发育不全症,它以耳聋、蓝色巩膜、骨质脆弱以至易骨折为主要症状。由于表现度的不同,有的只表现蓝色巩膜;有的除蓝色巩膜外,还表现耳聋;严重者除三大症状全部表现外,有的还有牙齿半透明、指甲发育不全等症状。

又如多指(趾)症致病基因可以表现为指数多少的不同、桡侧多指与尺侧多指不同;手多指与脚多趾的不同;或软组织的增加和掌骨的增加程序不同等。

二、外显率

外显率是某一显性基因(在杂合体状态下)或纯合体隐性基因在一个群体中得以表现的百分比。

例如,在调查某一群体的多指(趾)症时发现,推测具有该致病基因的个体数为 25 人,而实际具有多指(趾)表型的人数为 20 人,则该致病基因的外显率为 $20/25 \times 100\% = 80\%$,($< 100\%$)即为外显不全,导致不规则显性。

外显不全或不规则显性产生原因尚不十分清楚,遗传背景和生物体的内外环境对基因表达所产生的不同影响,可能是引起不规则显性的重要原因。

三、拟表型

由于环境因素的作用使个体的表型恰好与某一特定基因所产生的表型相同或相似,这种由环境因素引起的表型称为拟表型或表型模拟。

例如,AR 型先天性聋哑,与由于使用药物(链霉素)引起的聋哑,都有一个相同的表型:聋哑。这种由于药物引起的聋哑即为拟表型。显然,拟表型是由于环境因素的影响,并非基因本身的突变所致,因此,这种聋哑不会遗传给后代。在分析时应注意与遗传性聋哑相区别。

四、基因的多效性

基因的多效性是指一个基因可以决定或影响多个性状。基因的作用之一通过酶的合成控制新陈代谢的一系列生化反应,从而影响到个体的发育,进而决定性状的形成。

例如,半乳糖血症是指一种糖代谢异常症,患者既有智能发育不全等神经系统异常,还具有黄疸、腹水、肝硬化等消化系统症状,甚至还可能出现白内障。

造成基因多效性的原因,并不是基因直接具有多重效应,而是基因产物在机体内复杂代谢的间接结果。

五、遗传异质性

与基因多效性相反,遗传异质性是指一种性状可以由多个不同的基因控制。例如智能发育不全这种异常性状,可由半乳糖血症基因控制,也可由苯丙酮尿症的基因、黑蒙性痴呆基因所决定。

随着人类知识水平的不断提高,实验技术、分析手段愈加精细,就会在越来越多的病例中观察到遗传异质性。例如先天性聋哑只有 70% 左右为 AR 式遗传,分为 I 型、II 型和半致死型,I 型有 35 个基因座位,II 型有 6 个基因座位,每个座位基因纯合均可导致先天性聋哑。所以因致病基因的不同,先天性聋哑夫妇所生子女,因无相同基因纯合可能有正常听力,不聋哑。

遗传的遗传异质性还可以表现为相同的疾病有不同的遗传方式,如强直截瘫有 AD、AR、XR 三种遗传方式。所以在进行遗传分析时应高度重视遗传异质性。

六、遗传早现

遗传早现是指一些遗传病(通常为显性)在连续几代的遗传中,发病年龄提前且病情严重程度增加。

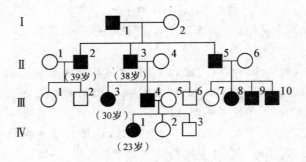

图 9-19　遗传性小脑性运动共济失调(Marie 型)综合征的系谱

例如,遗传性小脑性运动共济失调综合征是一种常染色体显性遗传病,其发病年龄一般在 35～40 岁,临床表现为早期行走困难,站立时摇摆不定,言语不清,晚期下肢瘫痪。图 9-19 中,II$_2$ 39 岁开始发病,II$_3$ 38 岁开始发病,IV$_3$ 30 岁发病,IV$_1$ 23 岁就已下肢瘫痪。在许多家系分析中,都可以发现这种遗传早现。

七、从性遗传

一些常染色体显性遗传杂合子(Aa)的表达,有性别的差异,在某一性别表达出相应的表型,而另一性别不表现相应的表型,或者某一性别中的发病率高于另一性别,称从性显性遗传。

例如秃顶(遗传性早秃)是常染色体显性遗传病,但是人群中男性秃顶明显多于女性,这是由于杂合子男性表现秃顶;杂合子女性则不表现秃顶,但致病基因都可以传递给后代,女性的儿子仍可能患病。这种表达上的差异受到性别的影响,可能与雄激素的作用有关。

原发性血色素病是一种由于铁质在体内器官的广泛沉积而引起损害的常染色体显性遗传病,男性的发病率远高于女性。究其原因,可能是由于女性月经、流产或妊娠等生理或病理性失血导致铁质丢失,减轻了铁质的沉积,故不易出现症状。

八、限性遗传

限性遗传是指常染色体的基因,由于基因表达的性别限制,只在一种性别表现,而在另一性别则完全不能表现。

例如,女性的子宫阴道积水症,男性的前列腺癌等,基因表现主要是由于解剖学结构上的性别差异造成的,也可能受性激素分泌方面的差异限制。

从性遗传、限性遗传的基因都在常染色体上,发病虽有性别差异但无性连锁遗传特征,因此分析时,需要将之与性连锁遗传进行鉴别和区分,才能找到疾病发生的原因和规律。

九、遗传印记

一个个体的同源染色体(或一对等位基因)因分别来自其父方或母方,表现出功能上的差异,因此,当他们其中之一发生改变时,所形成的表型也会有不同,这种现象称为遗传印记或基因组印记、亲代印记。

例如,遗传性舞蹈病的基因如果经母亲传递,则其子女的发病年龄与母亲的发病年龄一样;如果经父亲传递,则其子女的发病年龄比父亲年龄有所提前,在一些家系中,子女的发病年龄可能提前到 20 岁左右。

其他疾病如脊髓小脑性共济失调、强直性肌萎缩和多发性神经纤维瘤等也有相似的遗传印记效应。这说明,在人类中由于遗传印记效应,一些单基因遗传病的表现度和外显率也受到突变基因亲代来源(父源或母源)的影响。

了解上述经典遗传规律的特殊情况,有助于对单基因病遗传方式做出初步的估计和子女发病风险的预测。有助于我们科学地、客观地认识问题,解决问题,最终揭示人类遗传的奥秘。

知识点归纳

(一)单基因遗传及单基因病的概念

知识点	知识内容
单基因遗传	受一对等位基因控制的生物性状或疾病的遗传方式称为单基因遗传,受一对等位基因控制的疾病称为单基因遗传病或单基因病。(关键词:一对等位基因)
常染色体显性遗传(AD)	控制性状或疾病的显性基因位于常染色体上(1～22号,男女均有的染色体),其遗传方式称为常染色体显性遗传(AD)。由常染色体上显性致病基因引起的疾病称为常染色体显性遗传病(AD型)
常染色体隐性遗传病(AR型)	控制性状或遗传病的隐性基因位于常染色体上,其遗传方式称为常染色体隐性遗传(AR)。由常染色体上隐性致病基因引起的疾病称为常染色体隐性遗传病(AR型)
X-连锁显性遗传病(XD型)	控制性状或遗传病的显性基因位于X染色体上,随X染色体传递,这种遗传方式称为X-连锁显性遗传。由X-连锁显性基因引起的疾病称为X-连锁显性遗传病(XD型)
X-连锁隐性遗传病(XR型)	控制性状或遗传病的隐性基因位于X染色体上,随X染色体传递,这种遗传方式称为X-连锁隐性遗传,由X-连锁隐性基因引起的疾病称X-连锁隐性遗传病(XR型)(关键词:基因性质、位置)
Y-连锁遗传	控制某种性状或疾病的基因位于Y染色体上,随之传递,那么这种性状或疾病的传递方式称为Y-连锁遗传(关键词:基因的位置)
完全显性遗传	在等位基因中,隐性基因无表达,只表现显性基因控制的性状。因此杂合子(Aa)与显性纯合子(AA)的表型完全相同,杂合子(Aa)患者与显性纯合子(AA)患者病情一样
不完全显性遗传(也称半显性遗传	在等位基因中,显性基因表达的同时,隐性基因也有一定的表达,因此杂合体(Aa)的表现型介于纯合显性(AA)和纯合隐性(aa)之间
共显性遗传	一对等位基因之间没有显性和隐性的区别,在杂合状态下两种基因的作用都完全表现出来
不规则显性遗传	个别情况下杂合子的显性基因不表达,不都能表现出相应的症状,导致出现与预期不一致的现象,又称外显不全
延迟显性遗传	杂合体的显性致病基因在生命的早期不表达,杂合体不表现出相应的症状,当发育到一定年龄时,致病基因的作用才表现出来,杂合子才发病(关键词:杂合子、显性基因、表达)
近亲婚配及其危害	近亲婚配的危害主要是子女患病风险比非近亲婚配高
遗传异质性	一种性状可以由多个不同的基因控制,同一种病有不同的遗传方式

(二)单基因病系谱主要特征

AD型:①连续遗传;②男女发病风险均等;③患者大多数为杂合子。

AR型:①不连续遗传;②男女发病风险均等;③患者双亲为致病基因的携带者。

XD型:①人群中女性患者多于男性患者,但女性病情较轻;②连续遗传;③父传女不传子,母传子也传女。

XR型:①男性患者多于女性患者,往往只有男性患者;②交叉遗传。

(基因为显性均连续遗传,基因的位置在常染色体上,发病与性别无关)

(三)单基因病的学习(分析)思路

基因→基因型→表现型→传递(主要婚配)方式→系谱及特征(病例)

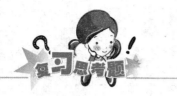

一、名词解释

1. 单基因遗传　2. 单基因遗传病　3. 先证者　4. 携带者　5. 系谱　6. 常染色体显性遗传　7. 完全显性遗传　8. 不完全显性遗传　9. 共显性遗传　10. 不规则显性　11. 延迟显性　12. X-连锁显性遗传　13. X-连锁隐性遗传　14. Y-连锁遗传　15. 从性遗传　16. 表现度　17. 外显率　18. 基因的多效性　19. 遗传异质性　20. 限性遗传　21. 遗传早现　22. 遗传印记

二、单选题

1. 下列哪种不属于单基因病　　　　　　　　　　　　　　　　　　　　　（　）

　　A. 白化病　　　　B. 红绿色盲　　　　C. 精神分裂症　　　　D. 并指

2. 下列哪种不属于 AD　　　　　　　　　　　　　　　　　　　　　　　（　）

　　A. 血友病　　　　　　　　　　　　B. 多指

　　C. 家族性多发性结肠息肉　　　　　　D. 慢性进行性舞蹈病

3. 下列哪种不属于 AR　　　　　　　　　　　　　　　　　　　　　　　（　）

　　A. 白化病　　　　　　　　　　　　B. 先天性聋哑

　　C. 抗维生素 D 性佝偻病　　　　　　D. 高度近视

4. 下列哪种属于 XR　　　　　　　　　　　　　　　　　　　　　　　（　）

　　A. G－6－PD 缺乏症　　B. 外耳道多毛症　　C. 镰形细胞贫血症　　D. 齿质形成不全症

5. 一对表型正常的夫妇,婚后生了一个白化病的孩子,这对夫妇的基因型是　　　（　）

　　A. aa X Aa　　　　B. aa X AA　　　　C. Aa X Aa　　　　D. AA X Aa

6. 一家族性多发性结肠息肉症患者,其父母的基因型是　　　　　　　　　　（　）

　　A. aa X Aa　　　　B. aa X AA　　　　C. Aa X Aa　　　　D. AA X Aa

7. 一红绿色盲男孩,其母亲的基因型是　　　　　　　　　　　　　　　　（　）

　　A. $X^D X^D$　　　　B. $X^D X^d$　　　　C. $X^d X^d$　　　　D. 无法确定

8. 一患抗维生素 D 性佝偻病的女性与正常男性婚配,其子女患抗维生素 D 性佝偻病的风险是　（　）

　　A. 女儿为 100%　　　　　　　　　　B. 男孩为 100%

　　C. 男孩为 0、女儿为 50%　　　　　　D. 男孩、女儿均为 50%

9. AB 血型 XO 血型夫妇的儿子血型为 AB 型,则该子是否他们共同所生　　　（　）

　　A. 是　　　　　　　B. 可能是

　　C. 不是　　　　　　D. 是夫妇 AB 血型一方的亲生子

10. 生有一血友病患者 A 的夫妇,若再次生育,应生男孩还是女孩?　　　　（　）

　　A. 男孩　　　　B. 女孩　　　　C. 都不能生育　　　　D. 难确定

三、填空题（用 AD、AR、XD、XR）

1. 常见患者的基因型为杂合子遗传病的为_____或_____。

2. 患儿的父母均为携带者的遗传病是_____。

3. 患者大多为男性,系谱中难见到女性患者的遗传病是_____。

4. 系谱中女性患者数多于男性患者数,且女性患者病情比男性患者轻的是_____。

四、问答题

1. 判断下列系谱中遗传病的遗传方式,推断先证者的基因型:

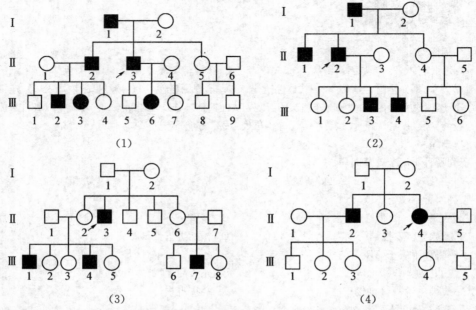

(1)　　　　　　　　　　　　　　　(2)

(3)　　　　　　　　　　　　　　　(4)

2. 家族性多发性结肠息肉是一种常染色体显性遗传病,一男性患者与正常女性结婚后生有一个女儿,女儿12岁,问女儿是否会患家族性多发性结肠息肉病,发病概率是多少? 应采取什么样的预防措施?

3. 一对夫妇,丈夫血型是 A 型,妻子的血型是 O 型,已生有一个血型是 O 型的孩子,此夫妇即将生二胎,问小孩可能的血型是什么? 概率是多少?

4. 表型均正常的夫妇,生下了一个患有血友病的小孩,则:

(1) 小孩的性别是什么?

(2) 写出一家三口人的基因型。

(3) 如果此夫妇生第二胎,小孩患血友病的概率是多少? 要确保生下正常的小孩,应采取何种措施?

5. 举例说明基因多效性与基因异质性的区别。

6. 举例说明限性遗传、从性显性与性连锁遗传的区别。

7. 举例说明什么是遗传印记。

8. 谈谈近亲婚配的危害。

(张沛中)

第十章　多基因遗传与多基因病

1. 多基因遗传、易患性、阈值、遗传率等概念。
2. 多基因遗传的特点。
3. 多基因病的特点。
4. 多基因病发病风险的估计。

　　如果人类像豌豆一样,身高只有高矮,肤色只有黑白,那就少了很多的人种。实际上人类的许多性状和身高、肤色一样,是连续变化的,这些性状不是由一对等位基因控制的,而是由若干对等位基因和环境因素共同控制的。一种性状既受多对等位基因的调控,也受环境影响,这种性状的遗传方式称为多基因遗传。受多对等位基因和环境因素双重控制的疾病称为多基因遗传病。

第一节　多基因遗传

一、质量性状与数量性状

　　孟德尔在豌豆实验中涉及豌豆的性状,如花色的红花和白花,豆粒的圆形和皱形,子叶的黄色和绿色等都是受单基因控制的性状。在人类性状中,如单眼皮和双眼皮、惯用左手和惯用右手、卷发和直发等正常性状以及血友病、色盲等遗传病都是单基因遗传性状。这些单基因遗传的性状是由一对基因控制的,性状的变异在群体中的分布是不连续的,表现出明显差异,这样的性状称为质量性状。

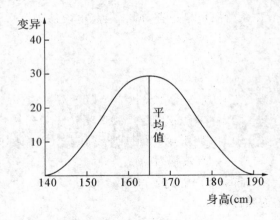

图 10-1 正常人群身高的变异分布图

人类的多数性状如身高、肤色、智力等正常性状及高血压、精神分裂症等遗传病都是多基因遗传性状，其变异有一系列的过渡类型，彼此间只有数量的差别，没有明显质的界限，呈连续变异。因此，多基因遗传性状又称为数量性状。例如，人的身高在一个随机取样的群体中是由矮到高逐渐过渡的。很矮和很高的个体只占少数，大部分个体接近平均身高。如果把这种身高变异分布绘成曲线，可以看出，变异呈正态分布(图 10-1)。

二、多基因假说

1909 年，Nilsson-Ehle 通过对小麦粒色的研究，提出了多基因性状的遗传理论，即多基因假说，其主要内容为：①控制数量性状遗传的基因数目很多，通常包括两对以上的基因，每对基因对性状的形成的效应是微小的，称为微效基因，微效基因的作用是可以相互累加的，通过这种累加效应形成一个明显的表型；②等位基因间通常不存在显隐性关系，它们的遗传遵循孟德尔定律；③杂种 F_1 的表现型往往介于双亲之间，F_2 广泛分离，呈现连续变异；④数量性状的形成受遗传因素和环境因素的双重影响。

三、多基因遗传的特点

1910 年和 1913 年分别有学者对人的肤色的遗传进行了研究，黑种人的皮肤中色素沉着和白种人皮肤中的色素沉着有着明显的差异。因此，皮肤的颜色黑白分明。对纯种黑人和纯种白人婚配后子女的皮肤表型及混血儿所生子女的资料分析，发现在肤色上存在不同的差异，于是将不同的肤色分成五类(表 10-1)。

表 10-1 纯种黑人和纯种白人婚配后子女及混血儿所生子女肤色的分类

黑色区(%)	色级	肤色的称谓	第一代杂种	第二代杂种
0~11	0	白人	—	3
12~25	1	浅黑白混血儿	2	10
26~40	2	黑白混血儿	22	13
41~55	3	深黑白混血儿	5	5
56~78	4	黑人	—	1

从表 10-1 中可知,皮肤的颜色呈正态分布,因此可以认为肤色是数量性状。那么此性状受几对基因控制,为什么子二代的肤色会出现 5 个等级呢? 根据自由组合定律可知:出现 5 个等级(即 5 种表现型)是两对非等位基因作用的结果,也就是说肤色的遗传涉及两对基因。根据多基因假说,设 A_1 和 B_1 为黑色素的无效基因,A_2 和 B_2 为黑色素的有效基因,杂种一代的基因型为 $A_1A_2B_1B_2$(混血儿),其表现的肤色介于双亲之间。混血儿间相互婚配,其混血儿的子女表型则落入 5 个不同的色素沉着级别(表 10-2)。从表中基因型可知,由于有效基因 A_2B_2 的数目和效应的累加作用,从而形成肤色的 5 个等级。即基因型中无有效基因的表型为白种人,基因型含有一个有效基因的表型为浅黑白混血儿,基因型中含有两个有效基因的表型为黑白混血儿,基因型中含有 3 个有效基因的表型为深黑白混血儿,基因型中含有 4 个有效基因的表型为黑种人。

表 10-2 F_2 代变异分布图

0 级	1 级	2 级	3 级	4 级
$A_1A_1B_1B_1$	$A_1A_2B_1B_1$	$A_1A_1B_2B_2$	$A_1A_2B_2B_2$	$A_2A_2B_2B_2$
	$A_1A_1B_1B_2$	$A_1A_2B_1B_2$	$A_2A_2B_1B_2$	
		$A_2A_2B_1B_1$		

至今,控制肤色基因的确切数目仍未有定论。也有人经过不同婚姻组合的上百个子代的分析,认为肤色是由 3～5 对等位基因控制的。

从以上叙述我们可以看出,多基因遗传具有如下特点:①两个纯合的极端个体杂交,F_1 都是中间类型,但是个体间也存在一定的变异,这是环境因素影响的结果;②两个中间类型的 F_1 个体杂交,F_2 大部分仍为中间类型,但是变异的范围比 F_1 更为广泛,有时会出现极端变异的个体,除了环境因素的影响外,基因的分离和自由组合对变异的产生具有重要影响;③在一个随机交配的群体中,变异范围很广泛,但是大多数接近中间类型,极端变异个体很少。多基因和环境因素对这种变异的产生都有作用。

第二节 多基因遗传病

一些在群体中发病率较高的先天畸形或疾病,大多超过 1/1 000,可视为常见病。这些畸形或疾病的发病有一定家族倾向,即有一定的遗传基础。但是,患者同胞中的发病率并不像单基因遗传病那样,是 1/2 或 1/4,而远比这个发病率要低,为 1‰～10‰。过去临床医生常常认为这些病有遗传因素,20 世纪 60 年代以来的研究工作表明,这些病就是多基因遗传病。现在已知的多基因遗传病有 100 余种,有 15%～20% 的人患某种多基因遗传病。

一、易患性和阈值

(一)易患性

在多基因遗传病中,由多基因遗传基础决定的某种多基因遗传病发病风险的高低称易感性;由遗传基础和环境因素共同作用决定的一个个体是否易患病称为易患性。易感性与易患性是两个不同的概念,即易感性是由若干个微效、累加的致病基因使个体具备了患病的遗传基础,而易患性则是考虑遗传基础和环境因素共同作用下的患病风险。个体的易患性高,患病的可能性就大;易患性低,患病的可能性就小。

(二) 阈值

易患性大小的变异呈正态分布,在一个随机分布的群体中,大部分个体的易患性都接近平均值,易患性很高和很低的都很少。当一个个体的易患性达到一定限度时,这个个体就将患病,这个易患性限度称为阈值。群体被阈值分成了不连续的两部分,易患性在阈值以上的是患者;易患性在阈值以下的是正常人。实际上,在环境条件相同的前提下,阈值代表了发病所必需的、最低的易患基因的数量(图 10-2)。

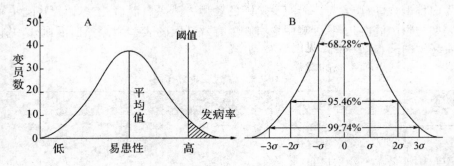

图 10-2   易患性与阈值

虽然就一个个体来说,易患性难以测定,只能依其婚后所生子女发病情况作出粗略估计,但一个群体的易患性则可由该群体的发病率(即超过阈值部分)做出估计。其估量的尺度以正态分布的标准差为单位,就是在正态分布中,以平均值为 0,在 ±1 个标准差(0)范围内的面积占曲线内总面积的 68%,以外的面积占 32%,两边各占 16%。如此类推,在 ±2 个标准差以内面积占总面积的 95.4%,标准差以外的面积占 4.6%,两边各占 2.3%;在 ±3 个标准差时,标准差以内面积占总面积的 99.74%,以外面积占 0.26%,两边各占 0.13%。多基因病的易患性阈值与平均值距离越近,其群体易患性的平均值越高,阈值越低,则群体发病率也越高。反之,两者距离越远,其群体易患性平均值越低,阈值越高,则群体发病率越低。因此,可从群体发病率的高低计算出阈值与平均值之间的距离。图 10-3 表示易患性阈值和平均值距离与发病率的关系。

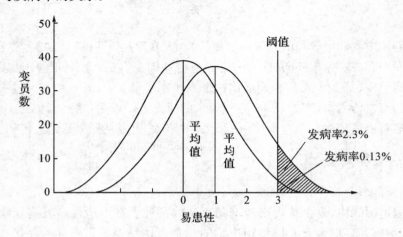

图 10-3   易患性阈值和平均值距离与发病率

二、遗传率

在多基因遗传病中，易患性的高低受遗传因素和环境因素的双重影响，其中遗传基础所起作用的大小，称为遗传率，又称为遗传度。遗传率一般用百分率（%）表示，如果一种多基因遗传病，其易患性变异和发病完全由遗传因素决定，遗传率就是100%。这种情况是很少见的。有些多基因遗传病的遗传率高达70%～80%，表明这些疾病中遗传因素在决定易患性变异和发病上有重要作用，而环境因素的作用较小；另一些多基因遗传病的遗传率仅为30%～40%，表明这些疾病中环境因素在决定易患性变异和发病上有重要作用，而遗传因素的作用较小。因此，多基因遗传病的遗传率越高，遗传因素的作用就越大；遗传率越低，则环境因素的作用就越大。一些常见的多基因遗传病的遗传率见表10-3。

遗传率可以从患者亲属的发病率与一般群体的发病率或对照组亲属发病率的差异中计算出来。

表 10-3 常见多基因病与畸形的遗传率

疾 病	一般群体发病率（%）	患者一级亲属发病率（%）	遗传率（%）	疾 病	一般群体发病率（%）	患者一级亲属发病率（%）	遗传率（%）
唇裂±腭裂	0.17	4	76	各型先天性心脏病	0.5	2.8	35
腭裂	0.04	2	76	原发性高血压	4～10	15～30	62
脊柱裂	0.3	4	60	青少年型糖尿病	0.2	2～5	75
无脑儿	0.5	4	60	先天性髋关节脱位	0.1～0.2	男先证者 4	70
原发性肝癌	0.05	5.45	52			女先证者 1	
原发性癫痫	0.36	3～9	55	先天性幽门狭窄	0.3	男先证者 2	75
冠心病	2.5	7	65			女先证者 10	
哮喘	1～2	12	80	强直性脊椎炎	0.2	男先证者 7	70
消化性溃疡	4	8	37			女先证者 2	
先天性畸足	0.1	3	68	先天性巨结肠	0.02	男先证者 2	80
精神分裂症	0.5～1.0	10～15	80			女先证者 8	

三、多基因遗传病的特点

由于多基因遗传病是多基因遗传基础与环境因素共同作用的结果，因此与单基因病有明显的区别，主要表现在：①每种疾病的群体发病率一般均高于0.1%，患者一级亲属的发病率高于群体发病率，但不符合单基因病的1/2或1/4概率；②近亲婚配时，子女的患病风险也高于随机婚配时子女的患病风险，但不像常染色体隐性遗传病那样显著；③发病率有种族和民族的差异；④随着亲属级别降低，发病风险也迅速降低。

四、多基因病再发风险的估计

多基因病的再发风险涉及许多因素，只能对其简略估计，一般从以下几个方面考虑。

（一）群体发病率和遗传率与再发风险

在多基因遗传病中，当群体发病率为 0.1%～1%，遗传率为 70%～80% 时，患者一级亲属的发病率近于群体发病率，即：$f=\sqrt{p}$。这里 f 表示一级亲属的发病率，p 为群体发病率。例如，腭裂在群体中的发病率为 0.17%，遗传率为 76%，患者一级亲属的发病率则为 4%。

当遗传率高于 80% 或群体发病率高于 1% 时，患者一级亲属的发病率将高于群体发病率的开方根；当遗传率低于 70% 或群体发病率低于 0.1% 时，患者一级亲属的发病率将低于群体发病率的开方值。在这两种情况下，不适用公式计算患者一级亲属的发病率。这时我们可以借助群体发病率、患者一级亲属的发病率和遗传率三者关系图（图 10-4）查出患者一级亲属的发病率。图中横坐标为群体发病率，斜线为遗传率，纵坐标为患者一级亲属的发病率。如消化性溃疡的群体发病率为 4%，遗传率为 37%，我们在图 10-4 的横坐标上查出 4.0 的点，经过该点作一直线与纵坐标平行，然后在图中找出遗传率为 37% 的斜线，这条斜线与经过 4.0 的垂直线相交于一点，从这个点再作一横线与纵轴相交，该交点就是患者一级亲属的发病率，接近于 8%。

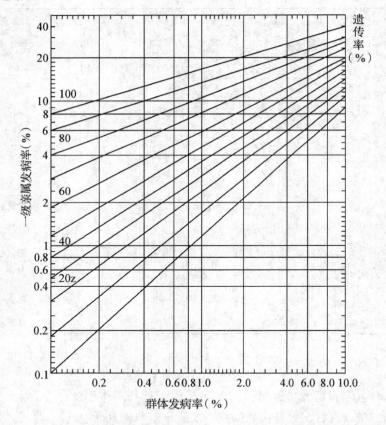

图 10-4 多基因遗传的群体发病率、遗传率与患者一级亲属的发病率的关系

（二）患病率存在性别差异时与再发风险

当一种多基因病的群体患病率与性别相关时，表明不同性别的发病阈值不同。发病率低的性别，其阈值高，个体不易发病，一旦发病就表明该患者必然携有较多的易感性基因，他们的同胞或子女复发疾病风险也高，尤其是与患者性别相反者，风险将明显增高。相反，在发病率高的性别中，由于其阈值低，个体带有较少的致病基因就会发病，其后代的发病风险

将会较低。例如先天性幽门狭窄在男性群体中发病率为 0.5％，在女性群体中的发病率为 0.1％，男性发病率是女性的 5 倍。女性患者的儿子复发风险为 20％，女儿为 7％；男性患者的儿子复发风险为 5.5％，女儿为 1.4％（图 10 - 5）。

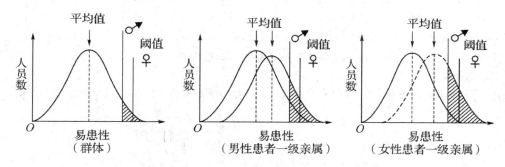

图 10 - 5　阈值有性别差异时易患性分布

（三）亲属级别的关系与再发风险

随着亲属级别的降低，复发风险也迅速降低。这是由于二级亲属易患性平均值位于一级亲属易患性平均值与群体易患性平均值的 1/2 处；三级亲属的易患性平均值将在二级亲属易患性平均值与一级亲属易患性平均值的 1/2 处，它们表现的是一种几何级数的关系。

（四）基因的累加效应与再发风险

一般而论，一个家庭中患病人数越多时，意味着再发风险越高。例如一对夫妇已有一个唇裂患儿，再次生育的再发风险为 4％，若又生出一个这样的患儿，则表明夫妇二人都带有较多的易患基因。虽然他们本人未发病，但其易患性极为接近阈值，这就是基因累加效应所致，再次生育的再发风险将增加 2～3 倍，即近于 10％。

多基因病中基因的累加效应还表现在病情的严重程度上。因为病情严重的患者必定带有更多的易患基因，其父母也会带有较多的易患基因，使易患性更接近阈值。所以，再次生育的子女再发风险也相应地增高。例如，只有一侧唇裂的患者，其同胞的再发风险为 2.46％，若一侧唇裂并发腭裂的患者，其同胞的再发风险为 4.21％，而两侧唇裂并发腭裂的患者，其同胞的再发风险则高达 5.74％。

知识点归纳

知识点	知识内容
质量性状	是单基因遗传性状，由一对基因控制，性状的变异在群体的分布是不连续的，表现出明显差异
数量性状	是多基因遗传性状，变异有一系列的过渡类型，彼此间只有数量的差别，没有明显质的界限，呈连续变异
易感性和易患性	在多基因遗传病中，由多基因遗传基础决定的某种多基因遗传病发病风险的高低称易感性；由遗传基础和环境因素共同作用决定一个个体是否易患病称为易患性
遗传率	在多基因遗传病中，易患性的高低受遗传因素和环境因素的双重影响，其中遗传基础所起作用的大小，称为遗传率

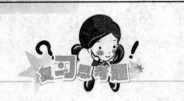

复习思考题

一、名词解释

1. 质量性状　2. 数量性状　3. 易患性　4. 阈值　5. 遗传率

二、选择题

1. 有两个唇腭裂患者家系,其中 A 家系有三个患者,B 家系有两个患者,这两个家系的再发风险 （　）

　　A. A 家系大于 B 家系　　　　　　　　B. B 家系大于 A 家系

　　C. A 家系等于 B 家系　　　　　　　　D. 等于群体发病率

2. 某多基因病的群体发病率为 1%,遗传率为 80%,患者一级亲属发病率为 （　）

　　A. 1%　　　　　　B. 2%　　　　　　C. 1/4　　　　　　D. 1/10

三、填空题

多基因遗传病发病率有性别差异时,发病率高的性别其阈值_____,该性别患者生育的后代复发风险较_____;发病率低的性别其阈值_____,该性别患者生育的后代复发风险较_____。

四、问答题

分析易患性阈值和平均值距离与发病率的关系。

（王　峻）

第十一章 人类染色体与染色体病

学 习 重 点

1. 人类染色体的形态。
2. 人类染色体的核型。
3. 染色体数目和结构畸变的类型。
4. 染色体数目和结构畸变引起的常见遗传病。

染色体是遗传物质的载体,具有储存和表达遗传信息的功能。随着遗传实验技术的改进和发展,1956 年 Tjio 和 Leven 首先确定了人类体细胞染色体数目为 46 条。后来,染色体分析技术很快用于临床实践,1959 年相继发现了 Down 综合征、Tuner 综合征和 Klinefelter 综合征的染色体异常,渐渐形成一门探索染色体变化与临床疾病关系的新学科——临床细胞遗传学。1960 年发现慢性粒细胞白血病的标记染色体。1968 年 Caspersson 创立显带技术。1978 年 Yunis 应用同步培养法使细胞分裂停留在中期之前各个时期,显示更多的带型,提高了染色体分析的精确性,为从基因水平揭示各种遗传病和肿瘤的本质提供了细胞学基础。

第一节 人类染色体

一、人类染色体的形态

(一)染色体的形态

染色体的形态特征以细胞分裂的中期最为典型,称中期染色体。每一个中期染色体均由两条染色单体构成,互称姐妹染色单体,两条染色单体通过一个着丝粒相连,此处相对解旋,浅染且内缢而狭窄;着丝粒区有一个特殊结构,是纺锤丝附着的位置,称动粒,在细胞分裂时与染色体的运动有关。着丝粒将染色体纵向分为两个臂,较长的称为长臂(q),较短的称为短臂(p),两个臂的末端各有一特化部位,称端粒。染色体上浅染、内缢的区域,称为缢痕,每条染色体的着丝粒处均有一明显的缢痕,称主缢痕,存在于某些染色体臂上的缢痕称副缢痕。一些近端着丝粒染色体短臂的远端有一个以细丝样结构与短臂相连的球状物,称随体(图 11-1)。

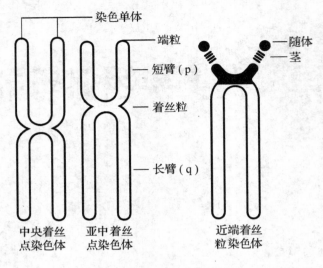

图 11-1　染色体结构模式图

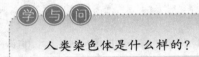

人类染色体是什么样的?

(二)染色体的类型

染色体上着丝粒的位置是相对恒定的,将染色体沿纵轴八等分,根据着丝粒的位置,人类染色体可分为三类:①中央着丝粒染色体,着丝粒位于或靠近染色体中央(1/2～5/8);②亚中着丝粒染色体,着丝粒略偏向一端(5/8～7/8),将染色体分为长度明显不同的两个臂;③近端着丝粒染色体,着丝粒靠近一端(7/8～末端)。

二、核型

核型是指将一个体细胞中的全套染色体,按大小和形态特征配对、分组、编号、排列所构成的图像。细胞内染色体组成的描述体制——丹佛体制,是识别和分析人类染色体的依据。人类体细胞的 46 条染色体分为 23 对,其中 1～22 对是男女两性所共有的,称常染色体;另一对是男女两性有差别的染色体,称性染色体,男性为 XY,女性为 XX。根据多次国际会议制定的人类染色体命名标准,按染色体大小和着丝粒所在的位置不同,可将 46 条染色体分为 7 组。各组的分类特征见表 11-1。

A组:第 1～3 号染色体。为最大的一组染色体,其中第 1 号和第 3 号是典型的中央着丝粒染色体,第 2 号是亚中着丝粒染色体。此外,在第 1 号染色体长臂上常可见一个次缢痕。

B组:第 4～5 号染色体。为大的亚中着丝粒染色体,这两对染色体短臂相对较短,易于与 C 组染色体相区别,但 4、5 号两对之间难以区别。

C组:第 6～12 号和 X 染色体。为中等大小的亚中着丝粒染色体,彼此不易区分。其中第 6、7、8、11 和 X 染色体的短臂较长,第 9、10、12 号染色体短臂较短,X 染色体的大小介于第 7 号和第 8 号染色体之间,第 9 号染色体长臂上常有一明显的次缢痕。

D 组:第 13～15 号染色体。为中等大小的近端着丝粒染色体,短臂末端有随体。

E 组:第 16～18 号染色体。为较小的染色体,其中第 16 号为中央着丝粒染色体,长臂上可见次缢痕;第 17、18 号都是亚中着丝粒染色体,后者的短臂较前者短。

F 组:第 19～20 号染色体。为最小的中央着丝粒染色体。

G 组:第 21～22 号和 Y 染色体。为最小的近端着丝粒染色体,其中 21、22 号染色体短臂常具有随体;Y 染色体通常染色较深,长臂的两条单体呈平行状,可见有次缢痕,短臂末端无随体;Y 染色体的长度往往可变,大者可达 D 组染色体长度,且具有遗传性。

表 11-1 人类染色体分组特征

组别	染色体编号	大小	着丝粒位置	副缢痕	随体	鉴别程度
A	1～3	最大	1、3 号近中着丝粒 2 号亚中着丝粒	1 号常见	—	可鉴别
B	4～5	大	亚中着丝粒	—	—	不易鉴别
C	6～12;X	中等	亚中着丝粒	9 号常见	—	难鉴别
D	13～15	中等	近端着丝粒	—	有	难鉴别
E	16～18	较小	16 号近中着丝粒 17、18 亚中着丝粒	16 号常见	—	可鉴别
F	19～20	小	近中着丝粒	—	—	不易鉴别
G	21～22;Y	最小	近端着丝粒	—	有(Y 除外)	可鉴别

当人们把细胞分裂中期染色体的显微摄影照片放大后,剪裁下来,按上述分组特征排列成一套染色体图像,此过程称为核型分析。而这张分析好的染色体图像我们就称为核型(图 11-2)。每一对染色体都有其特定的形态特征,一般在遗传中保持稳定,在同一物种的不同个体中保持相对的一致性。识别人类不同染色体的基本依据是它们的形态和染色特性。20 世纪 70 年代以前,人们采用的是 Giemsa 常规染色的标本——非显带染色体标本进行核型分析;70 年代后,染色体制作技术的改进和染色方法的更新,尤其是染色体显带技术的发展,极大地促进了人们对染色体精细结构的了解和识别。

常用人类染色体核型表示法来表明某个细胞系或个体核型的分析结果。正常染色体核型的表示由两部分内容组成:即染色体总数、性染色体类型,用逗号将其分开。例如:"46,XY"表示正常男性核型,含义是该个体体细胞染色体总数为 46 条,其中有 22 对常染色体,性染色体为 X、Y;"46,XX"表示正常女性核型,含义是正常女性体细胞中有 46 条染色体,22 对常染色体,一对性染色体,两个都是 X 染色体。

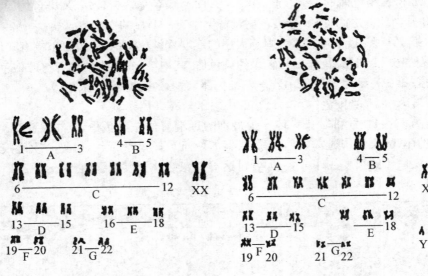

A. 正常女性核型   B. 正常男性核型

图 11 - 2

学 与 问

1. 人类染色体核型分析能诊断人类什么样的疾病?
2. X 染色质和 Y 染色质的分析又能鉴别人类什么样的疾病呢?

三、X 染色质和 Y 染色质

人类的 X 染色体和 Y 染色体与性别的决定和分化有密切关系,被称为性染色体。性染色质存在于间期细胞核内,包括 X 染色质和 Y 染色质。

（一）X 染色质

正常女性的间期体细胞核中,有一紧贴核膜内缘、直径约为 $1~\mu m$ 的椭圆形浓染小体,称 X 染色质,又称 X 小体或者 Barr 小体(图 11 - 3)。而正常男性间期体细胞核中无 X 染色质。为什么正常女性有 X 染色质,而正常男性没有呢? 1961 年英国遗传学家赖昂(Lyon)提出了 X 染色质失活假说即 Lyon 假说,其要点如下:

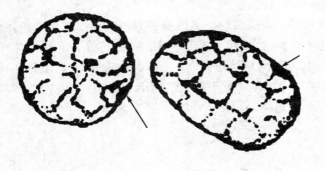
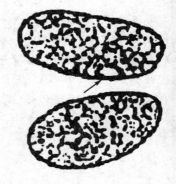

图 11 - 3   人类 X 染色质和 Y 染色质

1."剂量补偿"　女性有两条 X 染色体,男性只有一条 X 染色体,男性的 Y 染色体很小,其上的基因很少。就性染色体而言,女性基因的数量比男性近乎多了 1 倍。然而,女性的两条 X 染色体中,只有一条有转录活性,另一条 X 染色体失活即无转录活性,并在间期细胞核中螺旋化呈异固缩状态,形成了 X 染色质。这样男女体细胞中的 X 连锁基因产物在数量上就基本相等,称为剂量补偿。一个人无论有几条 X 染色体,只有一条保留活性,其余全部失活。因此,一个细胞中所含 X 染色质的数目等于 X 染色体数减 1。例如:"46,XX"有 1 个 X 染色质;"47,XXY"也有 1 个 X 染色质;"47,XXX"有 2 个 X 染色质。

2."随机失活"　女性的 2 条 X 染色体,1 条来自父亲,1 条来自母亲,2 条 X 染色体失活的机会均等,也就是说失活的 X 染色体,可能来自父方,也可能来自母方。

3."失活发生在胚胎早期"　人胚胎发育第 16 天的时候,细胞中就有 1 条 X 染色体失去活性。如果一个细胞中的父方 X 染色体失活,那么,由它分裂产生的所有子细胞都是父方 X 染色体失活。反之,如果失活的是母方的 X 染色体,那么,由它产生的全部子细胞都是母方 X 染色体失活。

（二）Y 染色质

正常男性的体细胞中只有一条具有活性的 X 染色体,另外还有一条 Y 染色体,所以看不到 X 染色质。如果用荧光染料染色后,可以在荧光显微镜下看到细胞核中有一直径为 0.3 μm 的强荧光小体,该小体就称为 Y 染色质或称 Y 小体(图 11-3)。Y 染色体长臂远端部分,可被荧光染料染色后发出荧光,故细胞中 Y 染色质数目与 Y 染色体数目相等。如"46,XY"的人有 1 个 Y 染色质,"47,XYY"的人则有 2 个 Y 染色质。X 染色质和 Y 染色质在性别鉴定上具有重要作用,一般利用口腔黏膜上皮细胞、羊水细胞或绒毛膜细胞等进行临床检查。

四、显带技术及显带染色体

在非显带染色体标本上,有些染色体不能被准确辨认,如 B、C、D、F 和 G 组的染色体,组内各染色体之间一般难以区别。1968 年,瑞典细胞化学家 Caspersson 首先用荧光染料喹吖因氮芥处理染色体标本,在荧光显微镜下,他发现每条染色体的长臂和短臂上呈现宽窄不一和亮度不同的横纹——带,创立了显示染色体带纹的技术,即 Q 显带技术。之后,又有 G 带、R 带、C 带等多种显带技术相继问世,为临床上某些疾病的病因研究和诊断提供了有效的技术手段。这种能显示带纹的染色体标本,被称为显带染色体。1971 年巴黎会议上制定了正常人类显带染色体模式图(图 11-4)。

（一）常用的显带方法

1. Q 带　染色体标本经喹吖因氮芥(QM)等荧光染料染色后,呈现出明暗相间的独特的荧光带型,称为 Q 带。Q 带明显,显带效果稳定;但荧光持续时间短,标本不能长期保存,必须立即用荧光显微镜观察并显微摄影。

2. G 带　染色体标本用碱、胰蛋白酶或其他盐溶液预处理,再用 Giemsa(吉姆萨)染料染色,使整条染色体显示深浅相间的带纹,称为 G 带。G 带带型与 Q 带带型基本相同,即 G 带的深染带相当于 Q 带的亮带,浅染带相当于暗带。G 显带操作简单,带纹清晰,在普通显微镜油镜下即可清楚辨认,标本可长期保存。因此,G 显带已成为染色体诊断的常规方法。

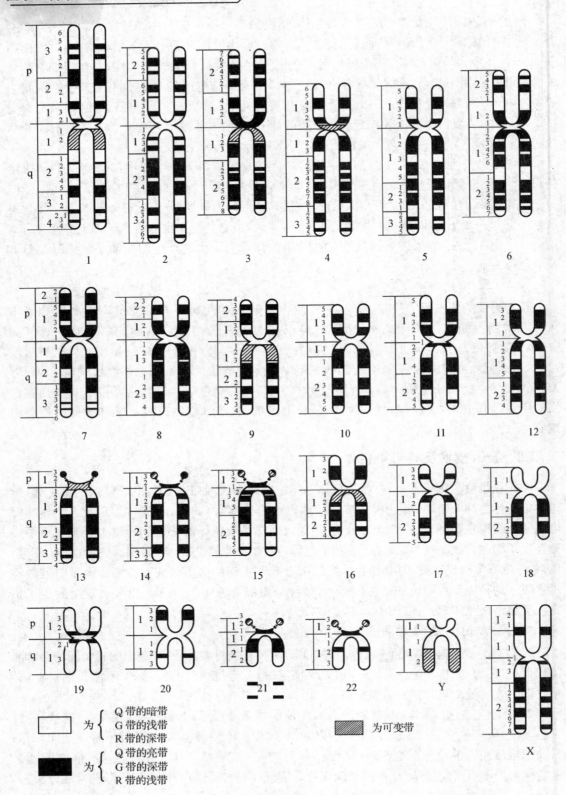

图 11－4　正常人体细胞染色体带型

3. R带　染色体标本经过一定的预处理和Giemsa或荧光染料染色后,呈现出与G带或Q带带型相反的带纹,称为R带。R带有利于测定染色体长度,观察末端区的结构异常;主要用于研究染色体末端缺失和结构重排。

4. C带　染色体标本通过特殊的预处理和Giemsa染色后,着丝粒区和第1、9、16及Y染色体的次缢痕区呈深染状态,称为C带,即着丝粒显带。严格地说,C带显示的是邻近着丝粒的异染色质区,所以呈现明显的深带。C带技术用来研究着丝粒区、Y染色体及次缢痕区结构上的变化。

5. 高分辨G带　应用普通G显带技术,在中期单倍染色体组上一般可显示320条带纹。在此基础上,采用细胞增殖同步化技术和秋水仙素短时间处理,在细胞分裂的晚前期、早中期可获得带纹更多的染色体,在单倍染色体组中能显示550～850条深浅带纹,有些甚至可达3 000～10 000条之多,称为高分辨G带。这对进一步研究染色体中的细微变异和基因定位具有更为重要的意义。

（二）显带染色体的识别和命名

根据国际人类遗传学会议制定的人类细胞遗传学命名的国际体制(ISCN),染色体显带的命名主要根据Q、C和R带而定。

1. 界标　界标是确认每条染色体上具有重要意义的、稳定的和有显著形态学特征的指标,包括染色体臂的端部、着丝粒区及某些非常明显的带。它是识别染色体的重要特征。

2. 区　为两个相邻界标之间的染色体区域。

3. 带　每一条染色体都是由一系列连续的带构成,没有非带区。带分布于染色体臂的整个区域,用作界标的带是构成此界标以远那个区的1号带,其他各带均由近至远依次编号为该区的2、3、4号带。

4. 亚带　在带的基础上,再分出若干细小的带纹称为亚带。高分辨显带技术使对染色体的分析达到了亚带水平。

染色体区和带的命名从着丝粒开始,沿着染色体的长臂和短臂的近端依次编号。在确认一个特殊的带时,必须包括四项:染色体号、臂符号、区号和带号。这些符号依次连写,不留间隔,也不用标点分开(图11-5)。例如1p36表示1号染色体短臂3区6带。如果一个带需要再分成若干亚带,则写成1p36.1、1p36.2、1p36.3等,亚带1p36.1距着丝粒最近,1p36.3距着丝粒最远。如亚带再细分为次亚带,则可在亚带编号之后加以编号,不再另加小数点,如1p36.12。

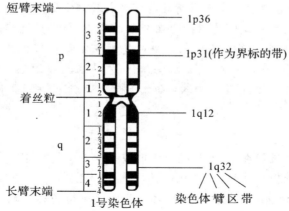

图11-5　显带染色体区带命名示意图

人类染色体带型分析能诊断人类遗传病带来哪些变化？

第二节　染色体畸变

每一物种都有特定的染色体数目和形态结构,其数目和结构的相对稳定是保证个体遗传性状相对稳定的基础。一旦这种稳定被破坏,染色体数目和形态结构上可发生异常改变,这称为染色体畸变。

一、染色体数目畸变

染色体数目畸变是指细胞中染色体数目的增加或减少,可分为:整倍性改变、非整倍性改变和嵌合体等三种类型。

（一）整倍性改变

人类正常生殖细胞中的全套染色体称为一个染色体组,含有一个染色体组的细胞或个体称为单倍体,以 n 表示(n＝23)。人类正常体细胞中含 2 个染色体组,称为二倍体,以 2n 表示(2n＝46)。如果细胞中染色体数目整组地增加或减少,称为整倍性改变。整个染色体组的减少可形成单倍体,单倍体个体在人类中尚未见到。整个染色体组的增加可形成多倍体,多倍体包括三倍体(3n)、四倍体(4n)等,三倍体可在人类流产胎儿中见到。

整倍性改变的形成机制可能是:

知　识　链　接

整倍性改变的原因:

1. 双雄受精和双雌受精　双雄受精指受精时两个精子共同进入一个卵子中;双雌受精指卵子发生的减数分裂中,本应分给极体的那组染色体仍留在卵内,使异常卵子(2n)与正常精子受精。这两种情况都可形成三倍体受精卵。

2. 核内复制　核内复制是指细胞在分裂过程中,核内染色体完成了复制,而细胞不分裂,结果导致核内多倍化现象。核内复制在体细胞与生殖细胞中均可发生。如发生在受精卵的第一次卵裂,可形成四倍体;发生在生殖细胞形成时,可形成二倍体的生殖细胞,当其与正常的单倍体生殖细胞受精后,可产生三倍体的受精卵。

（二）非整倍性改变

体细胞中的染色体数目在2n的基础上增加或减少一至数条,称为非整倍性改变,这样的细胞或个体称为非整倍体。非整倍体的染色体数目多于二倍体时,如 47、48 条,称为超二倍体;少于二倍体时,如 44、45 条,称为亚二倍体。当细胞中染色体数略少或多于三倍体时,可称为亚三倍体或超三倍体,还可有亚四倍体、超四倍体等。有的细胞染色体总数虽为二倍体数(46 条),但不是正常的二倍体,不具备两个完整的染色体组,则称为假二倍体,即虽然染色体数目正常但某些染色体没有起作用。这些非整倍体在肿瘤细胞中很常见。

超二倍体中,多出一条某号染色体则构成此号染色体的三体型(2n+1)。如:21三体型47,XX(XY),+21以及X染色体三体型47,XXX。某号染色体多出两条或两条以上,则构成多体型,如X染色体多体型48,XXXX。

在亚二倍体中,丢失一条染色体就构成某号染色体的单体型(2n−1),单体型由于缺少一条染色体,一般难以存活,只有部分X染色体的单体型(核型为45,X)可以存活。

非整倍性改变形成的机制:

1. 染色体不分离 所谓染色体不分离是指在有丝分裂或减数分裂时,一条染色体中的两条染色单体或同源染色体彼此没有分离,同时进入一个子细胞中的现象。它既可以发生在第一次减数分裂,也可以发生在第二次减数分裂。如果发生在第一次减数分裂过程中,则是同源染色体联会以后未能分开,导致某一联会的染色体共同进入一个次级精母细胞(或次级卵母细胞)中,使一个细胞得到一对同源染色体(经第二次减数分裂,形成的生殖细胞中染色体数目增加),而另一个细胞则未得到该染色体(经第二次减数分裂,形成的生殖细胞中染色体数目减少)(图11-6)。如果不分离发生在第二次减数分裂或一般有丝分裂过程中,即为一条染色体中的两条染色单体未分离,结果一个细胞得到一个二分体,将来形成两条染色体,导致形成的生殖细胞中染色体数目增加;另一个细胞则未得到该染色体,导致形成的生殖细胞中染色体数目减少(图11-7)。实验证明,不分离多发生于第一次减数分裂中。

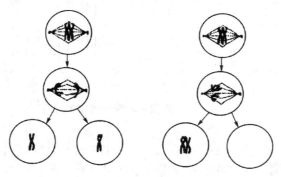

图11-6 第一次减数分裂中染色体不分离

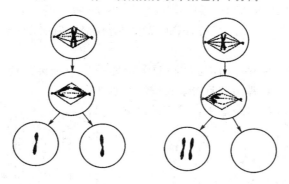

图11-7 第二次减数分裂中染色体不分离

2. 染色体丢失 染色体丢失是指在细胞分裂过程中,由于纺锤体或着丝粒功能障碍,使染色体着丝粒不能和纺锤丝相连或染色体移动迟缓,导致分离后本应随同其他染色体一起到达细胞两极的染色体,因没有移动或移动迟缓,只有其中一条移向细胞一极,另一条没有到达细胞的另一极,遗留在细胞质中,并降解消失,结果形成的两个子代细胞中,一个正常,另一个丢失了一条染色体。

（三）嵌合体

嵌合体是一个个体同时存在两种或两种以上核型的细胞系。如一个个体同时存在核型为 46,XX 和 47,XX,＋21 两种细胞系,则此个体为嵌合体,可描述为 46,XX/47,XX,＋21。嵌合体的形成机制是有丝分裂过程中染色体的不分离。受精卵的卵裂或胚胎发育早期的细胞分裂过程中染色体不分离,就会形成嵌合体。

二、染色体结构畸变

染色体结构畸变的基础是染色体断裂,依断裂下来的片段的行为不同,可以形成以缺失、重复、倒位、易位等为主的染色体结构畸变形式。

（一）缺失

缺失即染色体片段丢失,可分为末端缺失和中间缺失。末端缺失是指染色体发生断裂后,无着丝粒的末端部分丢失。中间缺失是指染色体同一臂上发生两处断裂,两断裂点之间的断片丢失(图 11-8)。

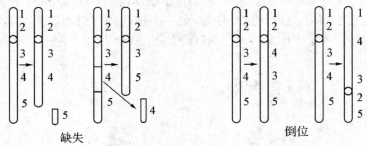

缺失　　　　　　　　　　　　倒位

图 11-8　染色体结构畸变中的缺失和倒位

（二）倒位

一条染色体上同时发生两处断裂,形成三个断片,中间的断片倒转 180°后重接,由此造成基因顺序颠倒,称为倒位。两处断裂如果发生在着丝粒一侧(长臂或短臂)而形成的倒位,称为臂内倒位;如两处断裂发生在着丝粒的两侧,形成的倒位称为臂间倒位(图 11-8)。倒位几乎涉及每条染色体。体细胞出现倒位染色体,不出现遗传物质的增减,故一般无表型效应,这样的个体称为倒位携带者。在临床上,臂间倒位比臂内倒位多见。

（三）重复

一条染色体断裂产生的断片连接到同源染色体中另一条染色体的相应部位,而使后者部分节段相同称为重复,前者相应节段缺失(图 11-9)。

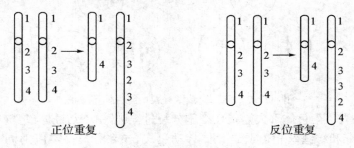

正位重复　　　　　　　　　　反位重复

图 11-9　染色体结构畸变中的重复

（四）易位

两条非同源染色体同时发生断裂，其断片接合到另一染色体上称为易位。易位包括单方易位、相互易位、罗伯逊易位和复杂易位等。

1. **相互易位** 即两条染色体同时发生断裂，其断片相互交换位置后重接，这种易位称为相互易位（图11-10）。相互易位仅有位置的改变，没有染色体片段的增减，没有明显的遗传效应，也称平衡易位。

2. **罗伯逊易位** 即两条近端着丝粒染色体分别在着丝粒或靠近着丝粒的部位断裂，两个长臂重接成一条染色体，两个短臂也可重接成一条很小的染色体，这种易位称为罗伯逊易位，又称罗氏易位或着丝粒融合（图11-10）。罗伯逊易位形成的小染色体常在随后的细胞分裂中丢失，致使发生易位的个体的细胞中只有45条染色体。由于小染色体只含有少量基因，它的丢失对个体发育无多大影响，所以该个体的表现型多是正常的，称为平衡易位携带者。反之，若经过易位后，造成个体遗传物质的缺失或增加，影响了个体发育，此类易位称为不平衡易位。

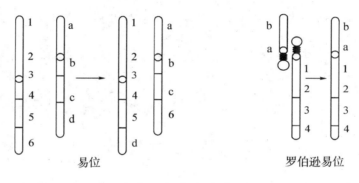

易位　　　　　　　　　　罗伯逊易位

图11-10　染色体结构畸变中的易位

（五）染色体结构畸变的形成机制

染色体或染色单体的断裂及异常重接是形成各类染色体结构畸变的基础。生物体的染色体在受到各种物理或化学因素影响（如电离辐射、化学有毒物质等）会发生断裂，染色体断裂后，往往形成有着丝粒和无着丝粒的两种片段。由于无着丝粒的片段在分裂时不能连接纺锤丝，因而不能移向细胞的任何一极而丢失；有着丝粒的片段可构成有缺失的染色体。染色体断裂所产生的断端有"黏性"，易与其他断端重接形成各种异常染色体。当一个染色体断裂以后，两断片的断端重接可恢复成原来的染色体，这一过程称为愈合。如有两个或两个以上的染色体同时断裂，或者一个染色体发生两处断裂，其断端间就可发生异常接合，形成重复、倒位、易位等多种染色体结构畸变。

知 识 链 接

染色体结构畸变的描述方法：

染色体结构畸变只有在显带标本上才可以被精确识别，其核型表达方法包括简式和详式两种。

1. **简式** 染色体的结构畸变只需用断裂点的位置来表示。需要表达的内容有：

①染色体总数;②性染色体组成;③畸变的类型符号;④第一个括号内写明有关染色体的序号;⑤第二个括号内注明断裂点的臂区带号。

2. 详式 结构畸变的染色体用其带的组成来表示。简式的前4项仍适用,详式与简式的区别是在最后一个括号内不仅指出断裂点所在的带,还要描述畸变染色体带的组成。

例1:1号染色体在长臂二区一带处发生断裂,由q21到长臂末端的这一片段丢失,这条染色体是由完整的短臂和从着丝粒到q21之间的长臂构成的。其核型描述为:

简式:46,XX(XY),del(1)(q21)

详式:46,XX(XY),del(1)(pter—q21:)

例2:一条14号和一条21号染色体发生罗伯逊易位,其核型描述为:

简式:45,XX(XY),t(14;21)(p11;q11)

详式:45,XX(XY),t(14;21)(14qter—14p11:21q11—21qter)

例2中,简式所示为14号染色体短臂1区1带和21号染色体长臂1区1带发生断裂,其14号染色体和21号染色体发生相互易位。

详式所示为14号染色体和21号染色体发生相互易位,其断裂与重接的部位为:14号染色体短臂1区1带至长臂末端与21号染色体长臂1区1带至长臂末端重接为一条染色体。

第三节 染色体病

染色体病是指染色体数目异常或结构异常所导致的疾病。其中常染色体异常导致的疾病称为常染色体病,性染色体异常导致的疾病称为性染色体病。因为染色体畸变时所涉及的基因较多,所以机体的异常情况可能会涉及许多器官或系统,临床表现也是多种多样的,因而染色体病多表现为具有多种症状的综合征,故又称为染色体畸变综合征。归纳起来,染色体病的临床症状主要表现在以下几个方面:智力缺陷、多发畸形、生长发育迟缓和皮肤纹理的改变等。

1. 常染色体数目畸变引起的疾病有哪些?

2. 常染色体结构畸变引起的疾病有哪些?

3. 性染色体数目畸变引起的疾病有哪些?

4. 性染色体结构畸变引起的疾病有哪些?

一、常染色体畸变导致的疾病

(一)常染色体数目畸变引起的疾病

1. 21三体综合征 1866年,英国医生 Langdon Down 首先描述了21三体综合征的临床症状,故又称 Down 综合征,又称先天愚型,是常见的染色体病。该病可分为:①21三体型:核型为 47,XX(XY),+21,此核型约占 90% 以上;②易位型:核型为 46,XX(XY),−14,+t(14;21)(p11,q11) 或为 46,XX(XY),−21,+(21;21)(p11,q11),此型占 5%～10%;③嵌合型。核型为 46,XX(XY)/47,XX(XY),+21,此型占 1%～2%。

【发病率】 新生儿中 21 三体综合征的发病率介于 1/1 000～1/500。

【临床表现】 本病患者的体征多种多样,许多器官组织都有异常,但发育畸形通常没有严重到危及生命的程度。患者具有特殊的面容:眼裂小、外侧上倾,眼间距宽,鼻根低平,颌小,腭狭,口常半开,舌大外伸,流涎,故又称伸舌样痴呆(图 11 - 11)。新生儿常有第三囟门,50% 的患者有先天性心脏病,其中房间隔缺损者约占一半;患者四肢关节过度屈曲,肌张力低,指短,小指内弯,拇指与第二指之间相距较宽;患者生长迟缓,体力和智力发育均有障碍,坐、立、走都很晚,智力低下,缺乏抽象思维能力。

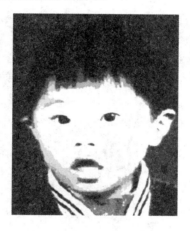

图 11 - 11 21 三体综合征患者

2. 18 三体综合征(Edward 综合征) 1960 年 Edward 第一次描述了 18 号三体的病人,故又称 Edward 综合征。核型为 47,XX(XY),+18 或者是嵌合型 46,XX(XY)/47XX(XY),+18。

【发病率】 新生儿发病率为 1/5 000～1/4 500,也有报道为 1/8 000,发病率男性低于女性。根据统计资料分析,多数患者在胎儿期流产死亡。患儿平均寿命 70 天,很少有活到 1 岁以上者。

【临床症状】 主要表现为生长延迟严重,骨骼肌及皮下脂肪的发育不良。先是肌力过低,以后是肌张力亢进。对声音反应弱,表现为严重的智力发育迟缓。枕骨凸起,眼裂小且双侧内眦赘皮。耳低位、下颌小、胸骨短。手以特殊的握拳姿势而不能伸展。拇指紧贴掌心,第三、四指盖于拇指上,第二、五指分别盖过三、四指。踝部向外突出,摇椅样船形足。90%～95% 的患者有心脏畸形,几乎是主要的死亡原因。最常见的是室间隔及动脉导管未闭。肾脏畸形常见的有马蹄肾和肾脏异位。

3. 13 三体综合征(Patau 综合征) 患者的核型为 47,XX(XY),+13。

【发病率】 本病在新生儿中的出现频率为 1/6 000～1/5 000,死亡率很高,患儿大多于出生后 1～6 月内死亡,仅约 5% 可存活 3 年以上,成活最长的也不超过 10 年。

【临床症状】 小头畸形较为明显,颌小,无嗅脑,常有唇裂或伴有腭裂,多指(趾),握拳姿势与 18 三体综合征患者相似。

（二）染色体结构畸变所致疾病

1. 5p⁻综合征　又称猫叫综合征，核型分析表明，患者的一条5号染色体的短臂缺失，其核型式可写作：46,XX(XY),del(5)(p15)。此核型式说明患者为女性或男性，染色体数为46条，有一条第5号染色体的短臂(p)部分缺失，缺失部位发生在短臂的1区5带以远部分。

【发病率】　这是常染色体缺失综合征中最为常见的病例，约占新生儿的1/50 000，女性患者多于男性患者。

【临床表现】　患儿在婴儿期都有高调哭叫声，与猫叫声相似，故有猫叫综合征之称。这种哭叫声持续的时间各病例不同，短者只有数周、数月，长者可达数年，长大后会消失，个别患者可持续到成年。5p⁻综合征患者的主要临床表现为严重智力低下，多数患者终生不会说话。幼儿期为满月形圆脸，随着年龄增大而渐渐变成长脸，且不对称，眼裂下倾，眼间距宽，耳低位，肌张力低等。

2. t(14;21)易位型先天愚型　患儿的核型为46,XX (XY),−14,＋t(14;21)(p11;q11)，这表明患儿的核型中，染色体数仍为46条，其中缺少一条14号染色体，多了一条由14号染色体的短臂和21号染色体的一段长臂经着丝粒处融合而形成的易位染色体。断裂点在14p11和21q11（图11-12）。

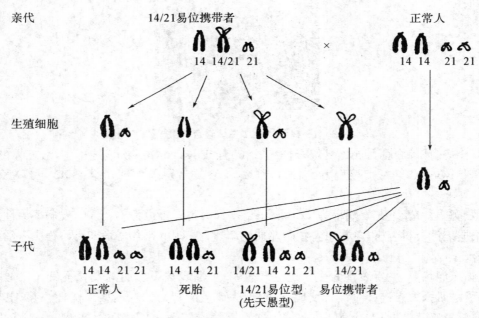

图11-12　t(14;21)易位携带者与正常人婚配后代子女核型分布图

【发病率】　这种易位染色体，约有3/4为新发生畸变所致，约1/4是由双亲之一遗传而来。

【临床表现】　患儿有典型的先天愚型临床症状，但患儿的母亲年龄较小，30岁以下妇女所生的先天愚型患儿中以易位型居多。在后一种情况下，双亲之一为易位携带者。统计资料显示，母亲是携带者的可能性远高于父亲。易位携带者与正常人婚配时，其所生的子女中，1/6可能是正常核型；1/6可能为14/21易位携带者；1/6可能是易位型先天愚型患者；1/6因14号染色体多了一条易位染色体而流产；1/3因缺少一条14号染色体或缺少一条21号染色体亦早期流产。

二、性染色体畸变导致的疾病

（一）性染色体数目畸变导致的疾病

1. 先天性睾丸发育不全症　1942 年由 Klinefelter 首先描述了这一综合征，故又称 Klinefelter 综合征。

【发病率】　本病的发病率约占新生儿男性的 1/750。在男性不育症个体中发病率约 2.48%，在精神异常者中占 0.39%，在智力低下者中占 1/100。

【临床表现】　患者表型男性，儿童期一般无症状，少数患者智力低下，学习困难。青春期开始后症状逐渐明显，患者体形高大，睾丸小且发育不全，不能产生精子而无生育能力；第二性征发育差，无胡须，体毛稀少，阴毛分布似女性，稀少或无，乳房发育，皮肤细嫩，易于发胖，身材高而不匀称，四肢长。部分患者智力低下和心血管异常，某些患者有精神异常或精神分裂症倾向。患者总指嵴纹数显著减少，指端弓形纹增多。

【核型】　患者 X 染色质阳性（+），色质也呈阳性（+），核型多为 47，XXY（图 11-13），约有 1/3 的患者核型为 46，XY/47，XXY 嵌合体。如果患者为嵌合体，其一侧可具有正常睾丸而有生育能力。

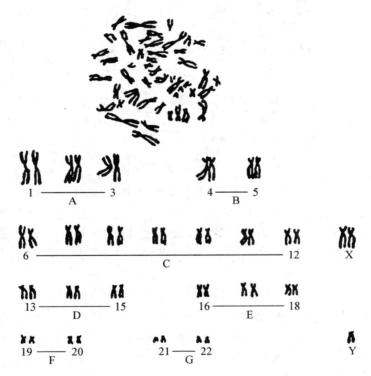

图 11-13　先天性睾丸发育不全症病人的核型

【发生原因】　亲代减数分裂时染色体不分离。经分析表明，60% 的患者是由于母方、40% 是由于父方染色体不分离所致。随着亲代年龄的增长，生出本病患儿的机会也相应增加。

2. 先天性卵巢发育不全症　1938 年美国内分泌专家 Henry 和 Turner 首次描述本病，故又称为 Turner 综合征。

【发病率】 本病的发病率为女婴的 1/5 000～1/2 500,自然流产率高达 7.5％。

【临床表现】 患者外观女性,个矮(多在 150 cm 以下),原发性闭经,乳房发育差,乳头发育不全,乳间距宽,卵巢发育差,呈条索状,无滤泡生成而不育,子宫发育不全,外阴幼稚。60％患者有蹼颈,后发际低,上睑下垂,内眦赘皮,鲤鱼样嘴,肘外翻,指(趾)甲发育不全。约50％患者伴心、肾畸形,如主动脉狭窄,马蹄肾等。患者总指嵴纹数增加,多数患者 t 三叉点正常,少数为 t 三叉点高位。

【核型】 患者核型为 45,X,X 染色质阴性,Y 染色质阴性(图 11－14),也有 45,X/46,XX 嵌合型,但嵌合型的体征不典型,只有体矮、条索状性腺和原发闭经等症状。

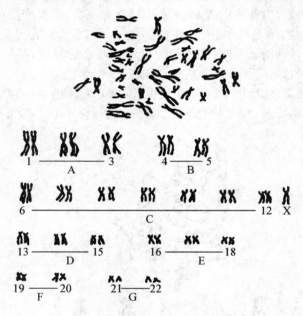

图 11－14 先天性卵巢发育不全症病人的核型

【发生原因】 本病的发生是双亲配子形成过程中,性染色体不分离所致。约 75％的染色体丢失发生在父方。父方由于在形成精子的减数分裂中,X 与 Y 染色体发生了不分离,产生了 XY 型和 O 型精子。约 10％的染色体丢失发生在受精卵早期卵裂时,结果导致形成嵌合体。

(二)性染色体结构畸变引起的疾病

由性染色体结构畸变引起的疾病中最常见的是脆性 X 染色体综合征。如果一条 X 染色体在 Xq27.3 处呈细丝样结构,且所连接的长臂末端形似随体,这条 X 染色体就被称作脆性 X 染色体。这一部位被称为“脆性部位”。由脆性 X 染色体所导致的智力低下等一系列病症称为脆性 X 染色体综合征。

【临床表现】 脆性 X 染色体综合征的主要临床特征为:智力低下、行为异常、语言障碍和变异的体征。主要表现为中重度的智力低下、语言障碍、计算能力差、性格孤僻,伴有特殊面容——长脸、方额、前额突出、大耳朵、高腭弓、嘴大唇厚、上门齿长、下颌大并前突、巩膜呈淡蓝色,青春期后男性患者可见明显大于正常的睾丸。无论男女患者,身高和上肢长度均比正常值低,且手指关节的活动度明显增加。指纹中桡箕、斗形纹和弓形纹的频率增加,掌纹中常有 c 三叉点缺如;通贯手。此外,患者还会出现胆怯、忧郁、行为被动、有精神病倾向,部分患者有多动症。智力正常的男性携带者主要表现出变化较大的精神发育不良,如神经质、精神崩溃等;女性携带者则约有 2/3 临床表现正常,余下 1/3 表现为程度不同的智力低下,其中以轻度为主。

【发病率】 本病在男性群体中发病率较高,为 1/1 500～1/1 000,是发病率仅次于先天愚型的一种染色体病。在男性智力低下患者中有 10％～20％ 为本病引起。

【核型】 核型可表示为 46,fraX(q27)Y。

知 识 链 接

两性畸形有哪些:

两性畸形是指某一个体在内外生殖系统或第二性征等方面兼具两性的特征。若患者体内既有男性性腺,又有女性性腺,则称真两性畸形;若患者体内仅有一种性腺,而外生殖器具有两性的特征,则称假两性畸形。

(一)真两性畸形

在真两性畸形患者体内可有独立存在的睾丸和卵巢,或者两者融合而成的卵巢睾,外生殖器及第二性征不同程度地介于两性之间。社会性别可为男性或女性,约 2/3 患者的外生殖器表现为男性。根据患者的核型分别介绍如下。

1. 46,XX 真两性畸形 此型约占真两性畸形患者的 50％ 以上。患者外表可为女性,也可为男性,外表为男性的患者在青春期后会逐渐地出现女性性征。患者体内均具男性和女性的性腺,一侧为卵巢、输卵管及发育良好的子宫,另一侧为睾丸或卵巢与睾丸彼此融合成为卵巢睾,但输精管发育不良。外生殖器为阴茎而无阴囊,伴有尿道下裂,一般可进行激素及手术治疗。

2. 46,XY 真两性畸形 患者外表为男性,但第二性征似女性,体内一侧为睾丸,一侧为卵巢睾,有发育不良的输精管、输卵管和子宫;外生殖器为阴茎,阴囊中空,尿道下裂,阴毛分布呈女性化,可进行激素及手术治疗。

3. 46,X/46,XY 真两性畸形 此为嵌合型,根据不同核型细胞所占比例的不同,患者外观可为男性或女性,体内一侧为睾丸,一侧为卵巢,或一侧为睾丸,一侧为卵巢睾。输精管、输卵管均可发育良好;根据不同核型细胞的比例不同,患者外阴部可有不同的分化,若外阴为阴茎,则有尿道下裂;若外阴为阴道,则阴唇皮下有包块。

4. 46,XX/47,XXY 真两性畸形 此型一般以 46,XX 型细胞占优势,患者一侧有发育较好的卵巢、输卵管和子宫,可有成熟的卵泡并排卵,另一侧为发育不好的小睾丸和输精管,没有精子产生。外阴多为阴茎伴尿道下裂,阴囊中空,阴毛呈女性化分布,第二性征为女性,可有周期性血尿或鼻出血。治疗一般向女性矫正。

5. 46,XY/45,X 真两性畸形 此型以 46,XY 型细胞占优势,患者一侧为发育良好的睾丸和输精管,另一侧为发育不好的卵巢和输卵管。外生殖器多为阴茎,并伴尿道下裂及隐睾;如为女性外生殖器,则表现为阴道短浅,阴蒂肥大,阴唇下有包块。可进行手术矫正和激素治疗,对隐睾的患者应在适当的时候摘除睾丸,以防癌变。

（二）假两性畸形

假两性畸形患者的性腺只一种，但外生殖器和副性征有两性特征。根据患者体内性腺类型，分为男性假两性畸形和女性假两性畸形。

1. 男性假两性畸形　又称男性女性化，患者核型为 46,XY，外观仿佛是正常的女性，外生殖器也似女性，有阴唇和阴道，但阴道短浅，末端为一盲端；体内有睾丸组织。

2. 女性假两性畸形　又称女性男性化，患者核型为 46,XX，外生殖器兼具两性特征，第二性征为男性，性腺为卵巢。肾上腺性征异常综合征是女性假两性畸形的表现形式之一，患者有卵巢，外生殖器中阴蒂肥大为最常见，也可以有经两侧阴唇愈合形成尿道下裂的各种程度的畸形，有阴囊者多中空，原发性闭经，第二性征多呈男性。

知识点归纳

知识点	知识内容	
人类染色体的形态	长臂(q)	
	短臂(p)	
	着丝点	
	次缢痕	
	随体	
人类染色体的核型	非显带核型	
	显带核型	
染色体畸变分	染色体数目畸变	整倍性改变
		非整倍性改变
		嵌合体
	染色体结构畸变	缺失
		倒位
		重复
		易位
常见染色体遗传病	21 三体综合征	
	13 三体综合征	
	18 三体综合征	
	5p-综合征	
	先天性睾丸发育不全症	
	先天性卵巢发育不全症	

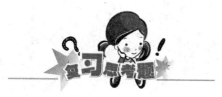

一、名词解释

1. 核型　2. 缺失　3. 重复　4. 倒位　5. 易位　6. 整倍性改变　7. 非整倍性改变　8. 嵌合体

二、填空题

1. 人类染色体结构分 _____、_____、_____ 和 _____ 四部分。

2. 人类染色体的核型有 _____ 和 _____ 两部分。

3. 染色体畸变分 _____ 和 _____ 两类,前者分 _____、_____ 和 _____ 三种,后者分 _____、_____、_____ 和 _____ 四类。

4. 常见染色体遗传病有 _____、_____、_____、_____、_____ 等。

三、问答题

1. 什么是 Lyon 假说? 其主要内容是什么?

2. 说出先天愚型的主要临床症状、核型和类型。

(张　磊)

第十二章 分子病与遗传性酶病

1. 分子病的概念。
2. 血红蛋白病的发病机制。
3. 遗传性酶病的概念。
4. 遗传性酶病的分类及发病机制。
5. 镰形红细胞贫血症、血友病、苯丙酮尿症、白化病、半乳糖血症的主要临床表现与遗传基础。

基因经过转录、翻译,产生有生物活性的蛋白质,从而实现对生物表型的控制;基因突变导致相应蛋白质分子结构或数量发生改变,从而引起疾病。根据缺陷蛋白对机体产生的影响不同,通常把这类疾病分为分子病和遗传性酶病,后者又称为先天性代谢缺陷。

第一节 分子病

分子病是指由于基因突变造成蛋白质分子结构或数量异常所以引起疾病。

基因突变时,DNA 分子的碱基组成或排列顺序发生变化,由其编码的蛋白质结构就发生相应的改变,从而导致蛋白质分子质和量异常,引起机体功能障碍,产生疾病。

分子病种类很多,根据各种蛋白质的功能可将分子病分为血红蛋白病、血浆蛋白病、膜转运蛋白病、受体蛋白病等。其中血红蛋白病是人类单基因遗传病中研究最深入、最透彻的一组分子病。

什么是分子病?

一、血红蛋白病

血红蛋白病是指由于珠蛋白分子结构异常或合成量缺乏而引起的一类疾病。血红蛋白病可以分为两类：一类为珠蛋白基因异常，导致合成珠蛋白肽链的结构及功能异常所致的异常血红蛋白病；另一类是珠蛋白基因缺失或缺陷导致珠蛋白肽链不能合成或合成速率降低而产生的地中海贫血。全世界至少 1.5 亿人携带血红蛋白病的基因，他们主要分布于非洲、地中海和东南亚地区。我国血红蛋白病的总发病率为 0.24%～0.33%，南方地区发病率较高。

（一）正常血红蛋白及其决定基因

1. 血红蛋白的分子结构　正常血红蛋白（Hb）是由珠蛋白和血红素结合而成的复合蛋白。人体的血红蛋白分子由四条珠蛋白肽链构成，是由四个单体聚合成的四聚体，每个单体由一条珠蛋白肽链和一个血红素辅基构成。构成血红蛋白的珠蛋白肽链有 6 种：α、β、γ、δ、ε、ξ。6 种不同的珠蛋白链组成人类的 6 种不同的血红蛋白，即 HbGower1（ξ2ε2）、HbGower2（α2ε2）、HbPortland（ξ2γ2）、HbF（α2γ2）、HbA（α2β2）和 HbA2（α2δ2）。γ 链有 2 种亚型：在 136 位上的氨基酸为甘氨酸的称 Gγ，为丙氨酸的称 Aγ，故 HbF 有两类。

在人体发育的不同阶段，上述各种血红蛋白先后出现，并且有规律地相互交替。在胚胎发育早期，人体合成胚胎血红蛋白 HbGower1、HbGower2 和 HbPortland。胎儿期（从妊娠第 8 周到出生）人体主要的血红蛋白是 HbF。成人有 3 种血红蛋白：HbA，约占 97%；HbA2，约占 2%；HbF，约占 1%。

由于 HbA 在成人血红蛋白中的重要地位，我们将其作为主要的讨论对象。HbA 珠蛋白由 2 条 α 链和 2 条 β 链组成，α 链由 141 个氨基酸组成，β 链由 146 个氨基酸组成。

2. HbA 珠蛋白的决定基因　决定人类 HbA 珠蛋白 α 链和的 β 链基因分别称为 α 基因和 β 基因。α 基因定位于 16 号染色体短臂，每条 16 号染色体上有 2 个 α 基因（α1 和 α2），每个 α 基因都有 3 个外显子和 2 个内含子；β 基因定位于 11 号染色体短臂，也有 3 个外显子和 2 个内含子。

（二）血红蛋白病

1. 异常血红蛋白病　异常血红蛋白是指由于珠蛋白基因突变导致珠蛋白肽链结构异常，如有临床表现者称为异常血红蛋白病或异常血红蛋白综合征。至今全世界已发现异常血红蛋白 657 种；国内已发现 60 种，其中 20 种是世界首次报道。尽管异常血红蛋白种类繁多，但仅有约 40% 的异常血红蛋白会引发人体不同程度的功能障碍。最典型的异常血红蛋白病是镰形红细胞贫血。

镰形红细胞贫血症是因 β 珠蛋白基因点突变引起的一种疾病，呈常染色体隐性遗传。患者血红蛋白 β 链第 6 位谷氨酸被缬氨酸替换，使 HbA（正常蛋白）变成 HbS（异常蛋白）。这是由于决定 β 链的 β 基因相应的密码子发生单个碱基替换，使 GAA 突变成 GUA 引起。HbS 表面电荷改变，出现一个疏水区，导致溶解度降低。在氧分压低的静脉中 HbS 凝成结晶状，使红细胞呈镰刀状。镰变细胞使血液黏性增加，易使微血管栓塞，造成散发性局部组织缺氧，甚至坏死，产生肌肉、骨关节或腹部剧痛。同时镰形细胞变形能力降低，通过狭窄毛细血管时易破裂，导致溶血性贫血。杂合子（HbAHbS）不表现临床症状，但在氧分压低时可产生部分红细胞镰变。以 β 珠蛋白基因相关序列为探针进行分子杂交或由 RFLP 分析可对该病作杂合子检出和产前诊断。

异常血红蛋白病还有不稳定血红蛋白病、血红蛋白 M 病（HbM）、氧亲和力改变的血红蛋白病等。

引起异常血红蛋白的基因突变方式主要有以下几种：①单个碱基替换：大多数异常血红

蛋白是由于珠蛋白基因发生单个碱基置换所致,多为错义突变。例如镰形细胞贫血是β基因第6位密码子GAG变成GTG。②碱基的缺失或插入:决定珠蛋白肽链的基因碱基顺序中丢失或插入1~2个碱基,导致突变部位以后发生读码顺序的移动;若在某个密码子后同时缺失或同时插入3个(或3的倍数)碱基,这种改变虽不引起读码顺序的变化,但可使肽链中减少或增加一个(或几个)氨基酸。③融合基因:由于减数分裂时同源染色体之间错位配对引起不等交换,使两个非同源基因部分片段拼接成为一个突变基因,称为融合基因。这种突变导致血红蛋白肽链由两种不同的肽链连接而成。

2. 地中海贫血 由于珠蛋白基因缺失或突变导致某种珠蛋白链合成障碍,造成α链和β链合成失去平衡,多余的珠蛋白链沉积在红细胞膜上,改变膜的通透性和硬度,引起溶血性贫血,称为地中海贫血,也称珠蛋白生成障碍性贫血。根据合成障碍的肽链不同可把地中海贫血分为α和β地中海贫血两类,此外还有少见的δβ和γβ地中海贫血。

β地中海贫血(简称β地贫),是由于β珠蛋白基因的缺失或缺陷使β珠蛋白链(简称β链)的合成受到抑制而引起的溶血性贫血。完全不能合成β链者称β0地贫;能部分合成β链者(为正常的5%~30%)称β+地贫。此外,还有δβ地贫,它们可以有不同的组合,即β0地贫纯合子(β0β0)、β0地贫双重杂合子(β0/β+)、β0地贫杂合子(β0βA)、β+地贫纯合子(β+/β+)和β+地贫杂合子(β+/βA)。β地贫在我国南方较常见。

β地中海贫血根据临床表现程度大致可有4种主要类型。

重型β地中海贫血:患者是β+地贫、β0地贫或δβ0地贫的纯合子(其基因型分别为β+/β+、β0/β0和δβ0/δβ0)或是β+和β0地贫的双重杂合子(基因型为β0/β+)。这些患者的β链几乎不能合成,或合成量很少,以致无HbA或量很低,γ链的合成相对增加,使HbF/HbA2比率升高。由于HbF较HbA的氧亲和力高,在组织中不易释放出氧,所以β地贫患者有组织缺氧症状。组织缺氧促使红细胞生成素大量分泌,刺激骨髓的造血功能,使红骨髓大量增生,骨质受侵蚀致骨质疏松,可出现"地中海贫血面容"(头颅大,额顶及枕部隆起,鼻梁塌陷,上颌及牙齿前突,眼距宽,眼睑水肿)。由于β链合成受抑制,过剩的游离α链形成α链包涵体,引起溶血性贫血,患者靠输血维持生命。

轻型β地中海贫血:患者是β+地贫、β0地贫或δβ0地贫的杂合子,基因型分别为β+/βA、β0/β+和δβ0/βA。这类患者由于还能合成相当量的β链,所以症状较轻,贫血不明显或轻度贫血。本病特点是HbA2升高(可达4%~8%)或(和)HbF升高。

中间型β地中海贫血:患者通常是某些β地贫变异型的纯合子,如β+地贫(高F)/β+地贫(高F)或两种不同变异型地贫的双重杂合子,如β+地贫/δβ+地贫。其症状介于重型和轻型之间,故称为中间型β地中海贫血。

遗传胎儿血红蛋白持续增多症:患者是由于β基因簇中某些DNA片段的缺失或者点突变,使δ和β链合成受抑制,而γ链的合成明显增加,使成人红细胞内HbF含量持续增多,故称为遗传性胎儿血红蛋白持续增多症(HPFH)。HPFH的特点是成年人红细胞中HbF含量仍持续较高水平,无明显的临床症状。

β地中海贫血的分子基础:迄今已发现β地中海贫血有100多种突变类型,其中10多种为缺失型,其余均为点突变。我国已报道17种点突变。

二、其他分子病

(一)血浆蛋白病

血浆蛋白是血液中含量高、种类多、功能重要的一类蛋白质,在体内起着物质运输、凝血和免疫防御等作用。人体血浆蛋白发生遗传性异常导致的疾病称为血浆蛋白病。

凝血因子是与凝血有关的一种血浆蛋白,若凝血因子发生遗传性异常,则引起不同程度的出血性疾病,称血友病。血友病主要有三种类型:甲型血友病(凝血因子Ⅷ缺乏)、乙型血友病(凝血因子Ⅸ缺乏)和丙型血友病(凝血因子Ⅺ缺乏)。较多见的是甲型血友病和乙型血友病。

甲型血友病的主要临床表现是反复自发性或轻微创伤后出血不止和出血压迫引起的并发症。本病为 X-连锁隐性遗传。决定基因定位于 Xq28,长 186 kb,为一巨大基因,有 26 个外显子,编码 2 351 个氨基酸。基因突变涉及碱基替换、缺失、插入和移码突变。

(二)受体蛋白病

受体是存在于细胞膜上,或存在于细胞内,能接受外环境中的化学信号,并将这一信号转化为细胞内的一系列的代谢反应,对细胞的结构或功能产生影响的蛋白质。控制受体蛋白合成的基因发生突变,导致受体蛋白的质和量的改变而引起的疾病称为受体蛋白病。

家族性高胆固醇血症(FH)是基因突变导致细胞膜上低密度脂蛋白受体(LDLR)缺陷所引起的疾病。在正常情况下低密度脂蛋白(LDL)与 LDL 受体(LDLR)结合后,经内吞进入细胞,被溶酶体酶水解,释放出游离胆固醇。游离胆固醇可使内源性胆固醇合成降低,并激活脂酰辅酶 A 胆固醇脂酰转移酶(ACAT),促使胆固醇酯化而贮存起来。当 LDLR 缺陷时,LDL 不能进入细胞,使细胞内胆固醇的合成不受抑制,胆固醇脂也不能形成,游离胆固醇过多,导致高胆固醇血症。

本病为常染色体显性遗传。杂合子在人群中约有 1/500,临床表现为:手、肘、膝、踝部可有黄瘤,并有角膜弓,40～60 岁可发生冠心病;纯合子患者血清中胆固醇严重升高,幼年即可出现黄瘤和角膜弓,20 岁前发生冠心病,纯合子患者很少见。

LDL 受体基因定位于 19p13.2 - p13.1,长约 45kb,含 18 个外显子。基因突变除单个碱基替换外,缺失也很常见。

(三)膜转运蛋白病

除脂溶性小分子外,物质进出细胞都要通过细胞膜上特异性的膜转运蛋白的转运。如果控制膜转运蛋白的基因发生突变,导致膜转运蛋白的缺陷,必然影响物质代谢,引起疾病,此类疾病称为膜转运蛋白病。

肝豆状核变性是一种铜代谢障碍导致的疾病,主要特点是肝硬化伴基底神经节豆状核变性。患者细胞膜与铜转运有关的载体蛋白缺陷,使铜不能及时转运出细胞,沉淀于组织细胞中而引起毒害作用。受累器官以肝、脑、肾等最为显著。本病发病多在 10～25 岁,最初类似慢性活动型肝炎,后来发展为肝硬化即出现黄疸、肝脾肿大、腹水、肝功能严重不全等,约 40% 患者以神经症状为主,表现为发音和吞咽困难、运动失调、步态不稳、扑翼样震颤,偶有癫 FDA1 发作;头颅 CT 检查可见脑萎缩、豆状核低密度灶、脑室扩大等。

本病呈常染色体隐性遗传。群体中发病率为 1/200 000,杂合子频率为 1/200。致病基因定位于 13q14.3。

第二节 遗传性酶病

什么是遗传性酶病？

生物体各种代谢反应必须有酶的参与才能进行,酶的缺失、结构改变引起的催化效能降低以及酶生成数量异常,都会使机体的代谢过程不能正常进行,从而导致疾病的发生。因编码酶蛋白质的基因突变引起酶的缺陷而引发的疾病称为遗传性酶病。至今在人类中已发现的有数千种遗传性酶病。它们大多数为常染色体隐性遗传,也有少数为 X-连锁隐性遗传。

一、遗传性酶病发生的一般原理

体内的物质代谢是一系列的连锁反应,物质经一步步转化最后形成代谢终产物,在此过程中需要有酶的催化。假定人体内某物质 A 的中间代谢过程为 A→B→C→D,A 物质在 EAB、EBC、ECD 三种酶的催化下经 B、C 阶段最后形成产物 D(图 12 - 1)。

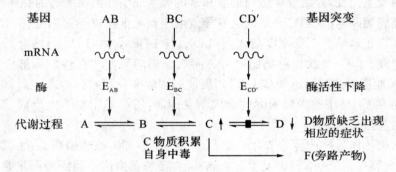

图 12 - 1 基因、mRNA、酶和生化反应的关系

如果基因 CD 突变为 CD′,则 mRNA 及其所控制的酶出现异常,这时 A→B、B→C 两步反应仍能照常进行,而 C→D 反应不能顺利进行或完全停止,这就会导致这一代谢的正常产物(D)的缺乏,代谢中间产物(C)的增多,代谢底物(A)的堆积及代谢途径转向等,此外,还可使代谢的反馈调节发生紊乱。这样就会引起相应的异常临床表现。这就是基因突变致遗传性酶病的发病机制。

二、遗传性酶病

(一)氨基酸代谢病

由于催化氨基酸分解代谢过程的某种酶的遗传性酶缺乏,使氨基酸代谢异常引起的疾病称为氨基酸代谢病。下面以苯丙氨酸代谢异常引起的疾病为例,说明此类疾病的发病机制。

图 12 - 2 是苯丙氨酸及酪氨酸的代谢过程,苯丙氨酸转化为酪氨酸需苯丙氨酸羟化酶的催化;尿黑酸转化为乙酰乙酸需尿黑酸氧化酶的催化;酪氨酸转化为对羟苯丙酸需酪氨酸酶的催化。缺乏三种酶的其中之一都会导致氨基酸代谢病的发生。

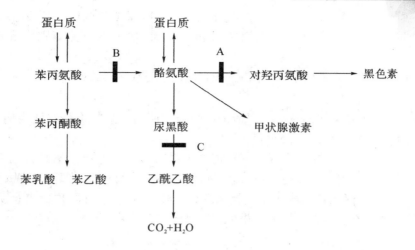

A. 酪氨酸酶缺乏——白化病　　B. 苯丙氨酸羟化酶缺乏——苯丙酮尿症

C. 尿黑酸氧化酶缺乏——尿黑酸尿症

图 12-2 苯丙氨酸及酪氨酸代谢图解

1. 白化病　白化病是酪氨酸酶缺陷而引起的遗传性酶病。正常情况下,在黑色素细胞中有酪氨酸酶,它可以催化酪氨酸转变为黑色素,使组织具有相应颜色。由图 12-2 可以看出,当控制此酶的基因发生突变后,导致酪氨酸酶缺乏,使得酪氨酸→3,4-二羟基苯丙氨酸的通路被中断,不能生成黑色素,患者因此出现白化。白化病分布广泛,遍及全世界,发病率为 1/20 000～1/10 000。

白化病有两类,一类为全身性白化病,另一类是局部性白化病。两者受控于不同位点的基因,全身性白化病相关基因定位在 11q14-q21,局部性白化病是由于 15 号染色体短臂上基因突变所致。两类白化病亦表现不同的遗传方式,前者是常染色体隐性遗传,后者为常染色体显性遗传。

2. 苯丙酮尿症　苯丙酮尿症是由于患者肝脏中缺乏苯丙氨酸羟化酶所引起。如图 12-2 所示,苯丙氨酸羟化酶缺乏使苯丙氨酸不能转变为酪氨酸,致使苯丙氨酸在体内积累,并通过过量的苯丙氨酸经旁路代谢,产生大量苯丙酮酸及其衍生物苯乳酸、苯乙酸等。这些旁路代谢产物由尿液和汗液排出,使患者的毛发、皮肤和尿液均有特殊气味。本病也因在尿液中可检出过量的苯丙酮酸而得名。过量的苯丙氨酸抑制酪氨酸脱羧酶活性,影响去甲肾上腺素和肾上腺素合成,也可减少黑色素的合成。旁路代谢的产物可抑制 5-羟色胺脱羧酶活性,使 5-羟色胺生成减少,导致脑发育障碍。

患儿出生时无显著异常,3～4 个月后开始出现智力障碍,未治疗者将发展为白痴。约 90% 以上的患儿毛发淡黄、皮肤白、虹膜可呈黄色。半岁以上时出现易激怒、肌张力亢进、共济失调、震颤等,多数有脑电图异常。尿有特殊的"发霉"气味。如能早期明确诊断,采用低苯丙氨酸饮食等饮食疗法,可控制病情的发展。

本症为常染色体隐性遗传,是一种比较常见的氨基酸代谢病,据国内十一省市新生儿筛查结果,发病率为 1/16 500。苯丙氨酸羟化酶基因定位于 12q24.1。

3. 尿黑酸尿症　尿黑酸尿症是尿黑酸氧化酶先天性缺乏所引起的一种疾病,发病率约为 1/250 000。由于尿黑酸氧化酶缺乏,尿黑酸不能氧化成乙酰乙酸,结果大量尿黑酸从尿中排出。本病患者在新生儿期可发现尿布上有紫褐色斑点,日久渐使尿布呈黑褐色;儿童期除尿中排出尿黑酸外,并无特殊症状;成人期除尿黑酸尿外,尿黑酸沉积于结缔组织,导致褐黄病,表现为皮肤、耳郭、面颊、巩膜等处弥漫性色素沉着,如果累及关节则形成褐黄病性关节炎。

本病为常染色体隐性遗传,已知尿黑酸氧化酶基因定位于3q21-q23。

（二）糖代谢病

糖代谢病是由于糖类代谢过程中因遗传性酶缺乏所引起的一类代谢性疾病。半乳糖血症、糖原贮积病是较为常见的糖代谢病。

在正常代谢过程中,乳糖进入人体消化道首先被分解成半乳糖,半乳糖经肠道吸收后,在肝内经一系列酶促反应转变成葡萄糖,被组织利用。半乳糖代谢涉及半乳糖激酶、半乳糖-1-磷酸尿苷转移酶和半乳糖尿苷二磷酸-4-表异构酶(图13-3),这三种酶均检出有遗传性缺乏,导致不同亚型半乳糖血症,它们均为常染色体隐性遗传。

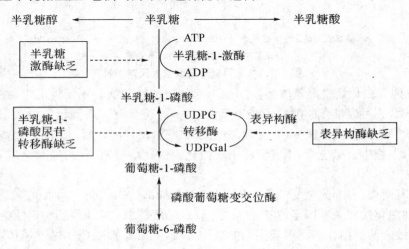

图12-3 半乳糖代谢途径

半乳糖-1-磷酸尿苷转移酶基因定位于9q13,此基因突变可使半乳糖-1-磷酸尿苷转移酶缺乏,导致的半乳糖血症称为半乳糖血症Ⅰ型;半乳糖激酶基因定位在17q21-q22,此基因突变可使半乳糖激酶缺乏,导致的半乳糖血症称为半乳糖血症Ⅱ型;半乳糖尿苷二磷酸-4-表异构酶基因定位于1p36-p35,此基因突变可使半乳糖尿苷二磷酸-4-表异构酶缺乏,导致的半乳糖血症称为半乳糖血症Ⅲ型。

半乳糖血症Ⅰ型是经典型半乳糖血症。由于半乳糖-1-磷酸尿苷转移酶缺乏,致使半乳糖-1-磷酸不能转化为葡萄糖-1-磷酸,半乳糖-1-磷酸在各种器官组织中积累引起组织器官的损伤,从而产生各种病变:在肝脏中积聚可引起肝肿大,肝功能受损;在脑中积聚可引起运动及智力障碍;在肾及肠组织积聚可导致氨基酸吸收障碍;在晶状体内半乳糖增多,导致白内障。本病患儿出生后数日即出现呕吐、腹泻、拒食,随之发生脱水、体重下降、黄疸、肝损害,1～2月后出现白内障。如不及时戒奶,几个月后出现智力障碍,症状进行性加剧。

（三）脂类代谢病

脂类代谢病是脂类分解代谢过程中因特异性酶缺乏,导致脂类底物在内脏、脑部和血管中累积,使其结构和功能紊乱所致的疾病。如黑蒙性白痴、高雪病、神经鞘脂累积症、黏脂累积症等。

黑蒙性白痴,亦称泰—萨病、GM2神经节苷脂累积症。在正常代谢中,氨基己糖苷酶A

分解 GM2 神经节苷脂成为 GM3 和 N-乙酰氨基半乳糖。该酶缺乏时,这一过程受阻导致 GM2 神经节苷脂在脑组织中蓄积所引起一系列临床症状。可见视网膜黄斑变性,失明;局部性或全身性抽搐;常有痴呆。患者进行性肌张力减退,衰弱,生长发育阻滞,到后期完全瘫痪,平均生存期为 25.9 个月。

本症为常染色体隐性遗传。氨基己糖苷酶 A 基因定位在 15q23 - q24,已检出的该基因突变类型有碱基替换、缺失和移码突变。

知识点归纳

知识点	知识内容
分子病	是指由于基因突变造成蛋白质分子结构或数量异常而引起的疾病
遗传性酶病	是指因编码酶蛋白质的基因突变引起酶的缺陷而引发的疾病

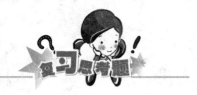

一、名词解释

1. 分子病   2. 遗传性酶病

二、填空题

血红蛋白病主要可分为 _____ 和 _____ 两类。镰形细胞贫血症的病因是 _____ ,属于 _____ 病。

三、选择题

1. 属于受体蛋白病的为   (   )

   A. 镰形细胞贫血症   B. 血友病

   C. 家族性高胆固醇血症   D. β 地中海贫血

2. 由于基因突变导致酪氨酸酶遗传缺陷而引起的疾病为   (   )

   A. 苯丙酮尿症   B. 半乳糖血症   C. 黑尿病   D. 白化病

四、问答题

1. 试从分子水平上解释镰形红细胞贫血症的发病机制。

2. 简述苯丙酮尿症发生的分子机制及防治该病的措施。

(王　峻)

第十三章　遗传病的诊断、治疗和预防

随着医学的发展和人们生活水平的不断提高,传染性疾病得到了有效的控制。遗传性疾病的诊断、治疗和预防虽然尚未得到根本解决,但是如果掌握一些诊断原则与预防措施,可有效地减少遗传病的发生,缓解遗传病患者的痛苦,减少社会负担,提高人口素质。人类基因组结构研究的完成,使得遗传病的病因鉴别得到了较大的发展,从 21 世纪开始,遗传病的诊断、治疗将成为临床医学的重要工作。

第一节　遗传病的诊断

遗传病的诊断是开展遗传咨询和防治工作的基础。遗传病的诊断是一项复杂的工作,需要多学科配合。由于遗传病的种类很多,加之具有遗传异质性,要确诊一种疾病是否为遗传病,往往比较困难。临床上除采用一般疾病的诊断方法,即普遍性诊断原则外,还必须辅以遗传学的特殊诊断手段,如系谱分析、染色体检查、生化检查、产前检查等,而且遗传病的特殊诊断手段往往是确诊的关键。

一、临床诊断

(一)病史

由于遗传病多有家族聚集现象,所以病史资料采集的准确性至关重要。除一般病史外,应着重了解患者的家族史、婚姻史和生育史。

1. 家族史　了解患者家庭中其他成员的健康状况,有无同种病史,未受累者现在年龄、种族等有关资料;若有异常,应询问其发病年龄、病程特点等。应特别注意因患者或代诉人的文化程度、记忆能力、思维能力、判断能力及精神状态的差异而使症状、体征的描述不够准确或不全面,或因患者或代诉人提供假材料等影响家族史材料的准确性。

2. 婚姻史　着重了解患者的结婚年龄、婚配次数、配偶健康情况以及是否近亲结婚等。

3. 生育史　着重询问患者的生育年龄、子女数目及健康状况;有无流产、死产和早产史;如有新生儿死亡或患儿,除询问父母及家庭成员上述情况外,还应了解患儿有无产伤、窒息,妊娠早期孕妇有无患病毒性疾病,是否服用过致畸药物或接触过电离辐射、有害化学物质等。

（二）症状和体征

症状和体征是遗传病诊断的重要线索。除有与其他疾病相同的相应的体征和症状外,往往又有其本身特异的症候群,为诊断提供初步线索。由于大多数遗传病在婴儿或儿童期即可有相应的体征和症状,故除观察患者外貌特征外,还应注意其身体发育快慢、体重增加速度、智力发育情况、性器官及第二性征发育状态、肌张力强弱以及啼哭声是否异常等。此外,皮肤纹理的特征也可作为遗传病的辅助诊断依据之一。

知 识 链 接

遗传病特异症候群:

患有智力发育不全,伴有特殊腐臭尿液提示苯丙酮尿症;智力发育不全,伴有白内障、肝硬化等提示半乳糖血症;智力低下,伴有眼距宽、眼裂小、外眼角上斜等体征要考虑先天愚型;智力发育不全,伴有生长发育迟缓、五官、四肢、内脏等方面畸形提示可能为常染色体病;若有性腺发育不全或有生殖力下降、继发性闭经、行为异常的可能为性染色体病等。

（三）系谱分析

系谱分析是诊断遗传病的重要环节,是指从先证者入手尽可能多地调查其亲属的发病情况,绘出系谱,经过分析以确定疾病遗传方式的一种方法。通过系谱分析,可以判断患者是否是有遗传病,如果是遗传病,根据遗传规律可确定遗传方式及家系中各成员的基因型,预测后代发病风险,进行婚姻和优生的指导。

1. 进行系谱分析应注意的问题

（1）系谱的系统性、完整性和可靠性:一个完整的系谱应有三代以上家庭成员的患病情况、婚姻状况及生育情况。对每个家庭成员都要做详细记录;对死亡者(包括婴儿死亡)须查清死因;还要查清有无近亲婚配、有无死胎、流产史等,并记录在系谱中。在家系调查过程中应避免由于患者或代诉人不合作或提供假材料,例如不愿提供重婚、非婚子女、同父异母、同母异父、养子养女等信息,以致错绘系谱。必要时应对患者亲属进行实验室检查和其他辅助检查,使诊断更加可靠。

（2）延迟显性:分析显性遗传病时,应注意已知有延迟显性的年轻患者,由于外显不全而呈现隔代遗传现象的,不可误认为是隐性遗传。

（3）新的基因突变:有些遗传家系中除先证者外,家庭成员中找不到其他患者,因而很难从系谱中判断其遗传方式,更不可因患者在家系中是"散发的"而将其定为常染色体隐性遗传。

(4) 显性与隐性概念的相对性:同一遗传病可因采用的观察指标不同而得出不同的遗传方式,从而导致对发病风险的错误估计。遗传方式不同,对后代复发风险的估计也应不同。

(5) 家系小会出现选样偏倚现象:因此分析小系谱时,要把家系中各支系综合起来共同分析,才能看到分离定律的比例关系。预测子女发病风险时也应校正因小样本分析带来的统计学偏倚。

2. 系谱分析的基本程序　先对某遗传病患者各家族成员的发病情况进行详细调查,再按一定方式将调查结果绘成系谱,然后根据孟德尔定律对各成员的表现型和基因型进行分析。通过系谱分析可以判断某种遗传病是单基因病还是多基因病,以及确定单基因病的遗传方式,探讨遗传异质性的存在。另外,系谱分析也是遗传风险分析、连锁分析和产前诊断中必不可少的工具。

(四) 细胞遗传学检查

细胞遗传学检查是较早应用于异常疾病诊断的一种辅助手段。但是在临床上,进行染色体分析的指征很难掌握,因此异常核型的检出率常常较低。

1. 染色体检查　染色体检查亦称核型分析,是确诊染色体病的主要方法。标本的来源主要取自外周血、绒毛、羊水中胎儿脱落细胞和脐血、皮肤等各种组织。

在临床工作中,如遇到下列情形之一,应建议做染色体相关检查:①有明显的智力发育不全、生长迟缓或伴有其他先天畸形者;②家族中已有染色体异常或先天畸形的个体;③夫妇之一有染色体异常且准备生育者,如平衡易位携带者、结构重排、嵌合体等;④有反复多次早期流产史的妇女及其丈夫;⑤原发性闭经和女性不育症患者;⑥无精子症男子和男性不育症患者;⑦两性内外生殖器官畸形者;⑧35 岁以上的高龄孕妇(产前诊断)。

2. 性染色质检查　性染色质检查材料来自发根鞘细胞、皮肤或口腔黏膜上皮细胞、女性阴道的上皮细胞,也可取自绒毛和羊水的胎儿脱落细胞等。主要用于疑为性染色体数目异常疾病的诊断,但确认仍需依靠染色体检查。

(五) 生化检查

以生化手段定性、定量地分析机体中的酶、蛋白质及其代谢产物。当基因发生改变时,酶和蛋白质产物也会发生改变,失去原来正常的结构和功能。因此生化检查是临床诊断单基因病的首选方法,常用于检测单基因改变导致的酶缺陷疾病。根据分子代谢病的临床特点可以从两个层次上进行检测和分析。

1. 代谢产物的检测　遗传性酶病是由于酶缺陷导致一系列生化代谢紊乱,从而使代谢中间产物、底物、终产物或旁路代谢产物发生变化。因此,检测某些代谢产物的质和量的改变,可间接反映酶的变化而做出诊断。例如苯丙酮尿症(PKU)患者,可根据血清中苯丙氨酸浓度增高,尿液中含有苯丙酮酸而做出诊断。

2. 酶和蛋白质的分析　基因突变引起的单基因病主要是由于基因突变导致表达调控异常或翻译后加工修饰缺陷,使酶蛋白缺如或功能异常。因此,对酶活性的改变和蛋白质含量的测定是确诊某些单基因病的主要方法。随着生化检测技术的不断进步,还可对酶和蛋白质的结构变异型做出鉴定。检测酶和蛋白质的材料主要来源于血液和特定的组织、细胞,如肝细胞、皮肤成纤维细胞、肾及肠黏膜细胞等。但是,许多基因的表达具有组织特异性,因此,一种酶缺乏不一定在所有的组织中都能进行检测,例如苯丙氨酸羟化酶必须用肝组织活检得到,而在血细胞中无法得到。

二、产前诊断

产前诊断又称宫内诊断,是指胎儿出生前采用各种方法预测其是否患有某种遗传病或先天畸形,为能否继续妊娠提供科学依据。产前诊断是一个正迅速发展,技术不断完善的新领域,是围产医学的重要组成部分,对提高人口素质,实行优生优育具有重要意义。

产前诊断的选择有两条原则,一是该遗传病具有高风险且危害较大;二是目前已有对该病进行产前诊断的手段与方法。目前临床上常用的产前诊断有四种方法。

(一)细胞学方法

细胞学方法在产前诊断中最为常用。可于妊娠6~7周时吸取绒毛或在16~20周时抽取羊水,进行细胞培养,通过核型分析技术,分析胎儿有无染色体的数目和结构异常。也可以进行性染色质检查,即检查羊水中胎儿脱落的细胞和绒毛细胞内的X染色质和Y染色质,用于X-连锁遗传病的诊断和胎儿性别的鉴别。

知 识 链 接

羊膜腔穿刺(图13-1):

羊膜腔穿刺术是最常用的侵袭性产前诊断技术。一般在16~20周时进行,此时羊水中活细胞比例比较高。

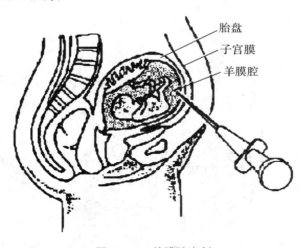

胎盘
子宫膜
羊膜腔

图13-1 羊膜腔穿刺

医生可以通过抽取羊水得到胎儿的皮肤、肠胃道、泌尿道等的游离细胞,利用这些游离细胞进一步分析胎儿的染色体是否异常。

抽取羊水主要是分析胎儿的染色体组成,其中最重要且常见的用途就是对唐氏综合征的诊断。有些单基因疾病,如乙型海洋性贫血、血友病等,也可以通过检验羊水内细胞的基因(DNA组成)得以诊断。

此外,有一些胎儿体表上的重大缺陷,如脊柱裂、脑膜膨出、脐膨出、腹壁裂开等,也可以通过检查羊水内的甲型胎儿蛋白,得到比较准确的参考值。不仅如此,羊水还可以提供一些生化物质,通过对其检验以了解胎儿肺部的成熟度。

（二）生物化学方法

采用生物化学方法检测羊水、绒毛、孕妇血清及尿中酶的活性或某些代谢产物的水平，可诊断胎儿是否正常。生物化学检测主要用于遗传性酶病和分子病的产前诊断，也可用于检测胎儿的先天性畸形。如当胎儿患有开放性神经管畸形（无脑儿、脊柱裂）时，脑脊液中的甲胎蛋白（AFP）可直接进入羊水，这种情况下，AFP 在羊水中的含量显著增加，因此，检测羊水中 AFP 的含量可有助于检出脊柱裂和无脑儿等胎儿畸形。

知 识 链 接

绒毛吸取术（图 13 - 2）：

胎盘是由许多的小绒毛构造组成的。绒毛吸取术，就是利用长约 30 cm、内径约 1.5 mm 的金属管，从子宫颈口伸入子宫里面，抽取出来一小块胎盘组织的小手术。抽出来的组织，放在培养液中观察，形状就像绒毛。一般抽取 40 mg 左右。这项检查必须在超声波仪器的引导下进行。如果胎盘位置比较靠近子宫的前壁，也可以从腹部穿刺，穿过子宫肌肉到达胎盘，抽取组织。胎盘中的绒毛细胞，是自胚胎细胞分化而来的。故抽取绒毛细胞做染色体以及基因的检查，可得知胎儿有没有染色体异常或是其他的遗传疾病。染色体检查，也可以看出胎儿的性别，这对一些与性别有关的遗传疾病的诊断与治疗提供参考。不过有一些父母纯粹利用这项检查来判断胎儿的性别，是不允许的。

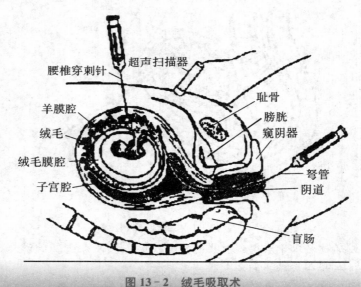

图 13 - 2　绒毛吸取术

（三）仪器诊断

常用的仪器主要有胎儿镜、B 型超声仪。B 型超声仪现已普遍应用于无损伤性检查，效果较好，其适应于胎儿畸形的检测，如常用于诊断无脑儿、脑积水、先天性心脏病、葡萄胎、神经管畸形、内脏外翻等。胎儿镜检查适应于 α—珠蛋白生成障碍性贫血、进行性肌营养不良等，胎儿镜可直接插入羊膜腔内观察胎儿体表情况，如五官、四肢、手指和脚趾以及生殖器是否正常,有无畸形,必要时可用活钳采集胎儿的皮肤组织和血液用于研究。

(四)分子生物学方法

分子生物学方法可从分子水平对胎儿进行检查,检测基因组有无基因缺陷,或异常的DNA片段。诊断时多从羊水细胞或绒毛细胞中提取DNA分子作检测材料。目前较常用的方法有Southern印迹法、限制性片段长度多态性(RFLP)连锁分析、聚合酶链反应(PCR)和寡聚核苷酸。这些技术适用于遗传性酶病和分子病的产前诊断。

(五)植入前诊断

植入前诊断是利用微操作技术和DNA扩增技术对胚泡植入前进行检测。获得植入前胚胎的主要方法是:子宫冲洗和体外授精。植入前诊断的基本技术包括:①卵裂球的微活检:即从2~8个细胞期的胚胎细胞中分离出单个细胞进行检测;②胚胎的冻存:如果微活检技术快速,亦勿须冻存即可送回子宫;③卵裂球的培养:其目的在于得到更多的细胞,有利于诊断。目前已有用酶超微量分析测定HGPRT诊断Leach—Nyhan综合征;用PCR技术做镰形细胞贫血、甲型血友病、性别检定、DMD、β—地中海贫血等单基因的产前诊断,虽然目前仅有个别成功先例,操作难度大,还不能用于临床,但前景是诱人的。

三、基因诊断

(一)基因诊断的概念

基因诊断是利用DNA分析技术直接从基因水平(DNA或RNA)检测遗传病的基因缺陷而做出的诊断。它与传统的诊断方法主要差异在于直接从基因型推断表型,即可以越过产物(酶和蛋白质)直接检测基因结构而做出诊断,这样就改变了传统的表型诊断方式,故基因诊断又称为逆向诊断。

基因诊断的直接对象是人体DNA,因此基因诊断材料来源广泛,机体各种组织的有核细胞都可以作为基因诊断的材料。这是因为基因存在于所有的有核细胞中,机体有核细胞的基因组成都是一致的。不论基因是否表达,症状是否出现,基因都存在于细胞中,因此基因诊断不受基因表达的时空限制,也不受取材细胞类型和发病年龄的限制。例如苯丙酮尿症患者缺乏的苯丙氨酸羟化酶只在肝细胞中表达产生,但机体任何组织的有核细胞DNA均可作为苯丙氨酸羟化酶基因的检查材料。基因诊断不仅可以对已发病的患者做出诊断,也能在发病前做出诊断,还可以对有可能患遗传病的胎儿做出诊断。另外,这一技术还可以从基因水平了解遗传病异质性,有效地检出携带者。因此基因诊断已成为遗传病诊断中的主要手段,为遗传病的诊断开辟了新的途径。

(二)基因诊断的原理

简单地说,基因诊断的原理就是用已知核苷酸序列测定未知核苷酸序列。核酸分子杂交是其最基本的技术。所谓分子杂交,是指来源不同的两条单链核酸分子,在一定条件下按碱基互补规律结合成双链的过程。这种结合是特异性的,它不仅能在DNA与DNA单链之间进行,也能在DNA与RNA单链之间进行。因此,当用一段已知基因的核苷酸序列作为探针,与变性后的单链基因组DNA混合时,如果两者的碱基互补配对,结合成双链,则表明被测DNA中含有已知的核苷酸序列,反之则否。由此可见,进行基因检测有两个必要条件,一是必需的特异的DNA探针;二是必需的基因组DNA。当两者都变性呈单链状态时,就能进行分子杂交。利用这一原理,人们制备了多种已知核苷酸序列的核酸作为探针,来测定被查核酸的核苷酸序列。

（三）基因诊断技术和方法

1. 核酸杂交　核酸杂交是从核酸分子混合液中检测特定大小的核酸分子的传统方法。核酸杂交反应是一对一的反应，即膜上有一个被检测分子时，相应就有一个标记的探针分子与它杂交。其原理是核酸变性和复性理论。即双链的核酸分子在某些理化因素作用下双链解开，而在条件恢复后又可依碱基互补配对规律形成双链结构。杂交通常在一支持膜上进行，因此又称为核酸印迹杂交。根据检测样品的不同又被分为 DNA 印迹杂交、RNA 印迹杂交、点杂交和原位杂交。

2. 聚合酶链反应　聚合酶链反应是在同一试管内利用 DNA 聚合酶催化的反应，反复进行同一段 DNA 片段的合成。用聚合酶链反应来扩增靶分子以特异性地增加靶分子量，达到提高敏感性的目的。

3. DNA 测序　即测定 DNA 一级结构中的碱基顺序。由此可以比较异常基因与正常基因的差异，进行遗传学的诊断。

4. 基因芯片技术　基因芯片技术是近年来发展十分迅速的大规模、高通量分子检测技术。其基本原理是核酸杂交，其基本过程是将许多特定的寡核苷酸片段或基因片段作为探针，有规律地排列固定于支持物上，形成矩阵点。基因芯片技术可用于大规模筛查由基因突变所引起的疾病，可以同时检测多个基因和整个基因组的所有突变，在遗传病和肿瘤的基因诊断中得到广泛应用。

四、皮肤纹理分析

1. 人类正常的皮肤纹理　人体的皮肤由表皮和真皮组成。真皮乳头向表皮突起，构成许多整齐的乳头线称为嵴线，嵴线之间凹陷部分为沟。指（趾）掌（脚）部位的皮肤表层因皮嵴和皮沟走向不同而形成各种皮肤纹理特征。所谓皮肤纹理亦称皮纹，即指人体皮肤某些特定部位出现的纹理图形。

人体的皮肤纹理属多基因遗传，具个体的特异型。皮肤纹理于胚胎 14 周形成，一旦形成终生不变，所以皮纹具有高度稳定性特点。

（1）指纹类型：指纹是指手指端的纹理，依指端外侧三叉的有无数目分三种类型（图 13 - 3）。

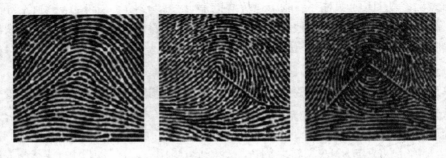

图 13 - 3　各种指纹类型及嵴纹计数（沿着中心点到三叉的直线）

1）弓形纹：由平等的弓形嵴纹从一侧走向另一侧，中间隆起弓形，无三叉隆起似帐篷状者，称为帐弓纹。

2）箕形纹：嵴纹从一侧发出后向上弯曲，又转回发生的一侧，形似簸箕状。若其口朝向手的尺侧称为尺箕或称为箕，箕口朝向手的桡侧称为桡箕或反箕。箕头的侧下方有一个三叉。所谓三叉是指指纹中有三组不同走向的嵴纹汇聚在一处呈 Y 或人字形者。

3）斗形纹：特点是有两个或两个以上三叉，嵴纹走向是同心环形（环形纹）或走向同一侧（偏形纹），此类斗形纹称为双箕斗。上述其他非双箕斗为一般斗形纹（TFRC）。

（2）总指嵴纹数：从箕形纹或斗形纹的中心点到三叉画一直线，计数这条直线跨过的嵴纹数目，称为嵴纹计数。弓形纹无三叉，其嵴纹数为 0，箕形纹有一个三叉故有一个嵴纹数，斗形纹有两个三叉故有两个嵴纹数，将十指嵴纹数相加，即为总指嵴纹数（TFRC）。

（3）掌纹：手掌中的皮纹称为掌纹，比较重要的是轴三叉和∠atd 的测定。

轴三叉是指在腕横褶线远侧，大致在环指直下，有一呈人字形的叉 d，引一直线连接于轴三叉 t 所形成的夹角即∠atd。其大小表明 t 的具体位置（图 13－4）。我国正常人的∠atd 平均为 41°。t 的位置移近掌心，则 atd 角增大。∠atd＜45°为 t，在 45°～56°间以 t′表示，＞56°以 t″表示。

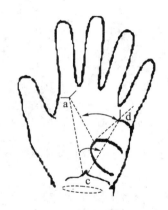

图 13－2 轴三叉及 atd 角的测量法

（4）褶线：褶线是指手指和手掌的关节弯曲活动处明显可见的褶纹，分别称为指褶线和掌褶线。它们虽不属皮肤纹理，但其变化在某些遗传病诊断中有一定价值。

1）掌褶线：正常人的手掌褶线有三条：远侧横褶线、近侧横褶线和大鱼际纵褶线。有时远侧横褶线和近侧横褶线连接成一条单一的褶线横贯全掌，称为猿线，在我国称为通贯手。然而有时相接的程度不同，可分为各种变异型（图 13－5）。在我国正常人群中通贯掌发生率可达 3.53%～4.87%。

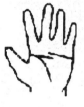
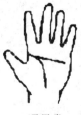
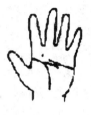
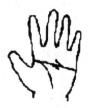

正常　　　　　　通贯掌　　　　　　变异Ⅰ型　　　　　　变异Ⅱ型

图 13－5 掌褶线的各种变异型

2) 指褶线：正常人除拇指只有一条指褶线外，其余各指都有两条褶线。

(5) 拇趾球部纹型：人的脚趾和脚掌上的肤纹，称为趾纹和跖纹，但具有临床意义的只涉及拇趾球部纹型。拇趾球部的肤纹图形弓形也有弓、箕、斗等各种图形，并按照肤纹的走向不同可分为下列主要类型：近侧弓、腓侧弓、胫侧弓、远侧箕、腓侧箕、胫侧箕及斗形纹，此外还有复合纹（图 13-6）。

2. 皮纹检查的临床意义　皮纹变化与某些染色体异常、先天性疾病以及不明原因的综合征有一定相关，但它的变化不是特异的，故只能作为诊断旁证或疾病的初筛，以便进一步确诊。现叙述几种常见疾病的皮纹变化（见图 13-4）。

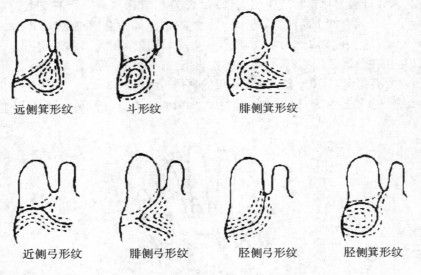

远侧箕形纹　　　斗形纹　　　腓侧箕形纹

近侧弓形纹　　腓侧弓形纹　　胫侧弓形纹　　胫侧箕形纹

图 13-6　拇趾球部纹型

（1）用于染色体病的诊断

1) 21 三体综合征（先天愚型）：患者手指斗形纹频率减少，而箕形纹增多，特别是尺箕比例高，TFRC 较少，小指常是单一指褶线，大约有一半患者出现通贯手，$\angle atd < 60°$，70% 以上患者球区胫侧弓形纹。

2) 18 三体综合征：患者手指弓形纹比例增高，80% 的患者有 7 个以上手指为弓形纹（正常人仅约 1%），故 TFRC 值低，多为通贯手，约 25% 的患者为 t''，约 40% 的患者小指上为单一指褶线。

3) 13 三体综合征：桡箕和弓形纹比例显著增高，故 TFRC 值低，一半患者双手为通贯手。轴三叉远移，约 81% 的患者为 t''，拇趾球区腓侧弓占 42%。

4) Turner 综合征：患者 TFRC 值明显增加，$\angle atd$ 增大，通贯手亦有增加，拇趾有大斗形纹和远箕。

5) Klinefelter 综合征：弓形纹增加，TFRC 值降低。

（2）用于某些骨骼系统遗传病的早期诊断：因为嵴线分化是和胚胎的肢体发育密切联系的，因此在有畸形手和脚的人中将见到其具有明显的异常皮纹。由于皮纹形成于胎儿 14 周以前，形成后不会改变，故可用以估计某些先天肢体畸形形成的时间。如并指症，在并指出现前已有皮纹改变，故可作为并指症的早期诊断指征之一，可追踪家庭成员的情况。

（3）用于双生子的鉴定：双生子的卵性判定方法很多，若把皮纹的多种指标与其他方法进行综合分析,准确率会高些。

(4)用于个体的识别:皮肤纹理有个体差异且终生不变的特点,故能用皮纹(特别是指纹)作个体识别。

第二节 遗传病的治疗

随着分子生物学、医学遗传学的发展,越来越多的遗传病的发病机制得以阐明,从而使人们能在遗传病发病之前就采取有效措施,减轻或消除某些遗传病的临床症状。近年来,基因治疗已取得了一些突破性进展,为彻底根治遗传病带来了光明的前景。

大多数染色体病无法根治,改善症状也很困难。极少数如 Klinefelter 综合征早期使用睾酮,真两性畸形进行外科手术矫正,有助于症状改善。对于分子病和遗传性酶病的治疗,目前只能针对不同的发病环节,采取相应的措施,可收到一定的效果,有些只能达到在一定时期内改善症状的目的。

一、外科治疗

外科治疗是治疗遗传病的一种重要手段。某种遗传病已出现了明显的临床症状,尤其是器官组织出现了损伤,可应用手术方法对病损器官进行切除、修补、整形或移植。但手术治疗只能缓解或改善患者的症状,还起不到根治的作用。

1. 矫正畸形 将遗传病所产生的先天性畸形进行手术切除矫正,可以有效地缓解某些遗传病的症状,效果较好。例如,先天性心脏病的手术矫正;唇裂、腭裂的修补;多指(趾)的切除。

2. 改善症状 通过相应的外科手术,改善症状。例如,切除脾脏治疗某些遗传性溶血;回肠—空肠旁路术可使肠管胆固醇吸收减少,从而降低高脂蛋白血症患者血中胆固醇的浓度等。

3. 器官和组织移植 随着免疫学知识和技术的发展,免疫排斥问题得到控制,因而组织和器官移植也逐渐被用来治疗某些遗传病,使病情得到缓解。如对胰岛素依赖性糖尿病患者进行胰岛细胞移植;对遗传性角膜萎缩症患者施行角膜移植术等等。肾移植是迄今最成功的器官移植,目前已对家族性多囊肾、遗传性肾炎、糖尿病、先天性肾病综合征等多种遗传病患者进行肾移植,缓解了患者的病情。

二、内科治疗

遗传病发展到各种症状已经出现时,会造成机体器官的一定损害,此时内科治疗主要是对症治疗,这类治疗主要是针对分子病与遗传性酶病。治疗原则可以概括为补其所缺、去其所余和禁其所忌。

1. 补其所缺 分子病及遗传性酶病多数是由于蛋白质或酶的缺乏引起的,故补充其缺乏的蛋白质、酶或它们的终产物,可收到较好的效果,但这种补充一般是终生性的。例如甲型血友病患者给予抗血友病球蛋白;垂体性侏儒症者给予生长激素;家族性甲状腺肿者给予甲状腺制剂;免疫缺陷病人输注免疫球蛋白等。

2. 去其所余 由于酶缺乏,代谢出现障碍,体内贮积过多毒物时,可用各种药物除去其多余产物或抑制其生成。如家族性高胆固醇血症患者血清中胆固醇过多,用考来烯胺(消胆胺)可以促进胆固醇转化为胆汁酸,从胆道排出。

3. 禁其所忌　这是饮食治疗的原则。由于酶缺乏而不能对底物进行正常代谢的患者,可限制底物的摄入量,达到治疗的目的。例如苯丙酮尿症患儿限制苯丙氨酸的摄入,同时补充酪氨酸可收到显著疗效。由于酶促反应障碍,体内贮积过多"毒物",此时可使用各种理化方法将过多的"毒物"排除或抑制其生成。如肝豆状核变性(Wilson 病)是一种铜代谢障碍的常染色体隐性遗传病,患者细胞内由于过量铜离子堆积造成肝硬化、脑基底节变性及肾功能损害等。可给该病患者服用 D-青霉胺,这种螯合剂可与铜离子结合,能加速清除贮积的铜离子。

三、出生前治疗

以上各种治疗方法都是在患儿出生后施行的。也有人主张,如果患儿在出生前给予治疗可能收到更好疗效。当然,胎儿治疗(或称宫内治疗)必须以确切的产前诊断作为基础。这类疗法分为两类。

1. 内科疗法　给孕妇服药,通过胎盘达到胎儿。如给孕妇服用肾上腺皮质激素、洋地黄可分别治疗胎儿的先天性肾上腺皮质增生症和先天性室上性心动过速;给怀有半乳糖血症胎儿的母亲禁食乳糖类也已获得显著效果。由于胎儿吞咽羊水,故有人将甲状腺素直接注入羊膜囊治疗遗传性甲状腺肿。

2. 外科疗法　例如对先天性尿道狭窄的胎儿施行尿道狭窄修复术(将胎儿自母体取出进行手术后再放回子宫),可避免胎儿肾功能不全及肺发育不良(因胎尿是羊水重要来源,胎儿没有足量羊水吞入会导致肺发育不全)。这类手术如果推迟在出生后进行则会造成严重后果。

四、基因治疗

基因治疗是指运用重组 DNA 技术,将正常基因导入有缺陷基因患者的细胞中去,使细胞恢复正常功能,达到根治遗传病的目的。这是治疗遗传病的理想方法。

(一)基因治疗的原理与策略

基因治疗的策略有以下几种:

1. 基因修正　即用正常的基因纠正突变基因,也就是在原位修复有缺陷的基因,使其在质和量上均能得到正常表达,这是最理想的基因治疗策略。但目前基因修正尚存在多种困难,离临床应用还有一定距离,只能作为基因治疗的远期目标。该方法的必要条件是:对导入的基因及其产物有详尽的了解,导入的外源基因能有效地导入靶细胞并在其中长期驻留发挥功能,同时对宿主细胞无害。

2. 基因增补　即将正常基因转移到疾病细胞或个体基因组的某个部位上,代替缺陷基因发挥作用;或导入外源基因来抑制原有的基因的活性,以便阻断有害基因的表达。此方法难度较小,也是目前采用较多的策略,并已付诸临床实践。

3. 基因调控调节　重新打开已关闭的基因,促使有类似功能的基因表达,以超过或代替异常基因的表达。

用反义 RNA 封闭 mRNA,抑制基因的表达是近年来发展的新技术,这类基因干预的基因治疗方法常用于控制过度表达的癌基因等。

(二)基因治疗的途径

就基因转移的受体细胞不同,基因治疗有两种途径,即生殖细胞基因治疗和体细胞基因治疗。

1. 生殖细胞基因治疗　生殖细胞基因治疗是将正常基因转移到患者的生殖细胞中,使有遗传缺陷的基因得到纠正,后代发育为正常个体。显然这是治疗遗传病的最佳方法。利用生殖细胞基因治疗技术已成功地治疗了小鼠颤抖症。尽管动物生殖细胞基因治疗已有成功先例,但目前难以用于人体,困难在于在人类中实行生殖细胞基因治疗势必导致新的基因世代相传,这涉及伦理学问题。目前技术上尚未攻克的几个难关:一是如何及时诊断大部分遗传有缺陷的受精卵或卵裂早期的细胞;二是目前的基因转移仍只是做到随机整合,不能避免随机插入引起突变造成新的遗传缺陷。因此就人类而言,目前多不考虑生殖细胞基因治疗途径。

2. 体细胞基因治疗　体细胞基因治疗是指把正常的基因转移到患者的体细胞中,使之表达基因产物,使患者的症状消失或得到缓解。这种方法的理想措施是将外源正常基因导入靶细胞内染色体上的特定基因位点上,用健康的基因准确地取代致病基因,使其发挥治疗作用,同时还减少了因随机插入而引起新的基因突变的可能。对特定基因转移,目前还有很大困难。

体细胞基因治疗目前是采用将基因插入到基因组的特定位点上随机整合,只要该基因能有效地表达出其产物,就能达到治疗的目的。该方法已应用于临床实践。复旦大学薛京伦教授率领的基因治疗研究小组在1992年对两名乙型血友病男性患者(兄弟俩)进行了基因治疗,矫正了凝血因子Ⅸ的缺陷现象。

基因治疗为遗传病和肿瘤的治疗开辟了广阔的前景,但在临床实践中还存在一些重要问题,如导入基因的稳定表达程度还不高,导入基因的安全性是一个不容忽视的问题,基因治疗与社会伦理道德有待进一步协调。

知 识 链 接

可以进行预防或治疗的遗传病:

手术去除或修复:

手术修复	唇裂及腭裂
去脾	球形细胞增多症
结肠切除术	多发性结肠息肉

禁其所忌:

苯丙氨酸	苯丙酮尿症(PKU)
半乳糖(乳类制品)	半乳糖血症
亮、异亮和缬氨酸	枫糖尿症
乳糖	乳糖酶缺乏症
蚕豆	蚕豆病(G-6-PD缺乏症)

供其所缺:

胰岛素	胰岛素依赖性糖尿病
生长激素	垂体性侏儒

第Ⅷ因子	甲型血友病
腺苷脱氨酶（ADA）	ADA 缺乏症
各种酶制剂	溶酶体贮积症
尿苷	乳清酸尿症
皮质醇	先天性肾上腺皮质增生症

去其所余：

铜（用青霉胺）	肝豆变性
胆固醇（用胆汁结合剂）	家族性高胆固醇血症
铁（放血）	血色病
尿酸（用几种排尿酸药物）	痛风

器官或组织移植：

骨髓	重型复合免疫缺陷病
骨髓	β1 地中海贫血
骨髓	溶酶体贮积症
肝	α1 抗胰蛋白酶缺乏症

基因治疗：

ADA 基因（转移入白细胞中）	腺苷脱氨酶缺乏症
Ⅸ因子（转移入皮肤成纤维细胞）	乙型血友病
其他基因	（试验阶段）

第三节　遗传病的预防

目前对遗传病采取的一系列治疗措施，仍难以从根本上改变生殖细胞中的致病基因，达到根治目的。因此，实行以预防为主，避免有遗传缺陷的患者出生，控制遗传病的蔓延，是切实可行之策。遗传病的预防主要从三方面来进行，即遗传筛查、遗传咨询和遗传保健。

一、遗传筛查

（一）新生儿出生前后的遗传筛查

新生儿出生前的遗传筛查即产前诊断，对高危妊娠进行筛查，检出异常胚胎，进行选择性流产。新生儿筛查是出生后预防和治疗某些遗传病的有效方法。一般采用脐带血或足跟血的血纸片进行。选择的病种应考虑下列条件：①发病率较高；②有致死、致残、致愚的严重后果；③有较准确而实用的筛查方法；④筛出的疾病有办法防治；⑤符合经济效益。我国已经开展了对苯丙酮尿症和先天性甲状腺功能低下患儿的筛查。

（二）携带者筛查

遗传携带者是指表型正常，但带有致病基因的个体。一般包括隐性遗传病杂合子、显性遗传病的未显者、表型尚正常的迟发外显者、染色体平衡易位的个体。携带者检出在遗传病的预防上有重要意义。在正常人群中隐性遗传病的发病概率较低，而携带者的发病概率较高，因为正常隐性遗传病的发病概率为隐性遗传病致病基因频率的平方。在进行携带者筛查时，首先要确定遗传病的遗传方式，然后再根据遗传规律，分析家族中每个成员的基因型，推断各成员是携带者的概率；然后通过相应的生化或分子生物学等检查进行最终的确定。

二、遗传咨询

遗传咨询是咨询医生与咨询者（遗传病患者或其家属）就某种遗传病在一个家庭中的发生原因、传递方式、诊断、预防、治疗、再发风险估计和防治等问题，进行一系列讨论和商谈，权衡利弊，寻求最佳对策并合理解决的全过程。遗传咨询是在一个家庭中预防严重遗传病患儿出生的最有效的方法。

（一）遗传咨询的类型

根据遗传咨询过程中提出、商谈交流的各类问题，可将遗传咨询分为以下几类：

1. 婚前咨询　婚前咨询一般提出、商谈交流的问题是：①因为男女双方或一方，或亲属中有遗传病患者，担心婚后是否会生出同样的遗传病患儿；②男女双方有一定的亲属关系，咨询他俩应否（或能否）结婚，如果结婚是否出现严重后果；③双方中一方患有某种疾病，但不知是否为遗传病，可否结婚，传给后代的机会如何，等等。

2. 生育咨询　生育咨询是已婚男女在女方孕期或孕后前来咨询，一般提出、商谈交流的问题如下：①夫妻双方之一或亲属中有某种遗传病患者，他们生育的孩子患该遗传病的概率有多大，如何预防；②咨询者曾生育过智能低下或残疾儿童，或患儿因病早亡，询问再次生育会否出现同样情况；③女方为习惯性流产者，是否能够生育，如果生育胎儿是否会患遗传性疾病，如何预防；④结婚多年不孕，是否有遗传因素，应做哪些检查；⑤妇女孕期患过病、服过某些药物、接触过化学毒物或放射线，是否会影响胎儿健康，等等。

3. 一般咨询　一般咨询主要提出、商谈交流以下问题：①本人或亲属所患疾病是否为遗传病，能否治疗；②本人或亲属患有畸形能否结婚，能否生育，如何处理；③已知患者有某种遗传病，能否治疗；④已出生过遗传病患儿，想生第二胎，再发风险如何；⑤亲子鉴定，等等。

（二）遗传咨询的程序

遗传咨询的全过程是复杂的。一般需要通过多次反复的咨询，医生才能回答咨询者提出的有关遗传病诊断、再发风险、预后和治疗等各种问题，并对处理方案做出合适的抉择。

1. 认真填写病历　填写详细的按遗传咨询需要印制的咨询病历，并妥为保存，以备后续咨询使用。

2. 对患者进行必要的体检　根据患者的症状和体征，建议患者做进一步的辅助性检查及必要的实验室检查（染色体分析等细胞遗传学检查、生物化学检查以及基因检查等），有时这类检查范围还需扩展到其一级亲属，特别是父母。一般需要在第二次，甚至第三次咨询时才能根据病史、家族史、临床表现及实验室和辅助性检查结果做出初步诊断。

3. 对再发风险做出估计　由于部分遗传病是致残、致愚甚至是致死的，故应对那些要求生育第二胎的咨询者做出再发风险的估计。

4. 与咨询者商讨对策　包括劝阻结婚、避孕、人工流产、人工授精、产前诊断、积极治疗、改善症状等措施。

5. 随访和扩大咨询　为了确证咨询者提供信息的可靠性,观察遗传咨询的效果和总结经验教训,有时需要对咨询者进行随访,以便改进工作。咨询医生还应主动追溯遗传病患者家属中其他成员是否患该病,特别是查明家属中的携带者,这样可以扩大预防效果。

（三）遗传病再发风险估计

再发风险又称为复发风险,是指在一个家系中已有某种遗传病患者,再出生患同种遗传病患儿的风险。再发风险一般用百分率(%)或比例(1/2、1/4 等)表示。风险率高低是相对的。一般认为 10% 以上属高风险,5%～10% 为中度风险,5% 以下为低风险。染色体病及多基因病再发风险的估计已在有关章节中提到,这里着重介绍单基因病再发风险的估计。

1. 双亲基因型已确定　如果夫妻两人的基因型由已知情况可以确定,则再发风险按孟德尔定律推算。即:常染色体显性遗传病再发风险为 1/2(或 50%),因绝大多数患者是显性基因的杂合子;对于常染色体隐性遗传病,杂合子双亲后代的发病风险为 1/4(或 25%);对于 X-连锁隐性遗传病,若母亲为携带者,则男孩患病概率为 1/2(或 50%),女孩将有 1/2 概率为杂合子;父亲若为患者,女孩全部为杂合子,男孩全部正常。

2. 双亲或双亲之一基因型不能确定　如果夫妇双方或一方的基因型未知,这时则要利用家系资料或其他有关数据,用逆概率定律(Bayes 定律)来推算。

Bayes 定律(逆概率定律):设事件 X 与 k 个 Y 事件中的某一个事件 Yi 有关,则 $Yi(i = 1,2,3\cdots\cdots k)$ 关于 X 的条件概率为:$P(Yi/X) = P(Yi)P(X/Yi)/\sum_{i=1}^{k} P(Yi)P(X/Yi)$

其中,前概率 P(Yi) 是根据单基因遗传定律和家系分析得出有关成员可能的基因型及其概率;条件概率 P(X/Yi) 由已知家庭成员的信息、群体调查资料、正常或患病的子代数、实验室检查结果、年龄等假设因素影响下,产生特定基因型的概率;联合概率 P(Yi)P(X/Yi) 为在某一基因型前提下,前概率和条件概率所说明的两个事件同时发生的概率,即两概率的乘积;后概率 P(Yi/X) 为分概率在总概率中所占的比例。

在医学遗传学的应用中,在两种情况下较多地使用 Bayes 定律:第一种是常染色体显性遗传疾病,但受年龄因素的影响呈现不同的外显率;第二种情形是某人可能为常染色体隐性或 X-连锁隐性致病基因的携带者,当其有几个正常子女时,为携带者的可能性可用该定律计算。

例 1:慢性进行性舞蹈病是一种常染色体显性遗传病,此病的症状跟年龄有关。一个 20 岁青年的外祖父是慢性进行性舞蹈病患者,母亲现年 43 岁,尚无遗传性舞蹈病症状(图 13-5),这位青年来咨询他本人和他的孩子将来患此病风险如何。

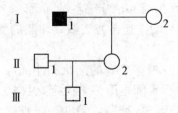

图 13-5　慢性进行性舞蹈病患者的系谱

调查表明此病 43 岁时的外显率为 64%,20 岁外显率为 8%,根据遗传规律可推断 II₂ 是致病杂合子(Aa)和正常纯合子(aa)的前概率各占 50%。如果 II₂ 是致病杂合子,因此病 43 岁时的外显率为 64%,所以 II₂ 尚未发病的条件概率是 36%;而如 II₂ 是正常纯合子(aa),则在43岁未发病的条件概率是100%。通过以上条件,运用Bayes定律,可算出II_2在两种假设条件下的联合概率和后概率(表13-1)。

表13-1 慢性进行性舞蹈病系谱中II_2为杂合子或纯合子的概率

概　率	II_2为杂合子(Aa)	II_2为纯合子(aa)
前概率	0.5	0.5
条件概率	$1-0.64=0.36$	1
联合概率	$0.5×0.36=0.18$	$0.5×1=0.5$
后概率	$0.18/(0.18+0.5)=0.26$	$0.5/(0.18+0.5)=0.74$

所以II_2为基因型Aa的概率为26%。按遗传规律III_1是致病杂合子的前概率是26%×1/2=13%,III_1是正常纯合子的概率是87%。III_1是致病杂合子时在20岁尚未发病的条件概率是92%;如III_1是正常纯合子(aa),则在20岁未发病的条件概率是100%。因此,运用Bayes定律可求出III_1的联合概率和后概率(表13-2)。

表13-2 慢性进行性舞蹈病系谱中III_1为杂合子或纯合子的概率

概　率	III_1为杂合子(Aa)	III_1为纯合子(aa)
前概率	$0.26×0.5=0.13$	$1-0.13=0.87$
条件概率	$1-0.08=0.92$	1
联合概率	$0.13×0.92=0.12$	$1×0.87=0.87$
后概率	$0.12/(0.12+0.87)=0.12$	$0.87/(0.12+0.87)=0.88$

从上述计算得知III_1是致病杂合子的概率是12%,即III_1的发病风险是12%。按遗传规律其孩子患病风险为1/2×12%＝6%。如III_1随着年龄的增长仍不发病,那么他的发病风险也越来越小。

例2:自毁容貌综合征是一种X-连锁隐性遗传病(XR),图13-8是一个自毁容貌综合征的系谱,III_2的两个舅舅都是患者,她问其后代的发病风险如何?

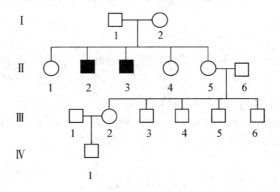

图13-8 自毁容貌综合征系谱

本题的关键是要知道III_2为杂合子的概率是多少,而此概率由II_5来决定。II_5有两种可能的基因型,即正常的纯合子$X^N X^N$和携带者$X^N X^n$。同时II_5有四个表型正常的儿子,使得其为基因型$X^N X^N$的可能性增大,通过使用Bayes定律可求出II_5的后概率(表13-3),再进一步进行推算。

表 13-3 自毁容貌综合征系谱中 II_5 为正常纯合子或携带者的概率

概率	II_5 为正常纯合子(X^NX^N)	II_5 为携带者(X^NX^n)
前概率	1/2	1/2
条件概率 (生出四个正常孩子)	$1^4=1$	$(1/2)^4=1/16$
联合概率	$1/2 \times 1 = 1/2$	$1/2 \times 1/16 = 1/32$
后概率	$(1/2)/(1/2+1/32)=16/17$	$(1/32)/(1/2+1/32)=1/17$

1. II_5 为携带者的概率。

2. 从上述计算可知 II_5 为携带者(X^NX^n)的后概率为 1/17。根据遗传规律，III_2 为携带者(X^NX^n)的概率为 $1/2 \times 1/17 = 1/34$，所以其所生男孩 IV_1 为患者(X^nY)的概率为 $1/34 \times 1/2 = 1/68$，即 IV_1 携带致病基因而发病的风险是 1.47%。

三、遗传保健

遗传保健是以遗传学和医学为基本技术手段，为改进人群的遗传素质，促进人类社会的健康发展所采取的一系列工作措施。我国是一个人口大国，控制人口数量，提高人口质量（遗传素质）是我国的一项基本国策，目前采取的遗传保健措施主要有：

（一）提倡优生优育

我国推行人口控制政策，即一对夫妻只生一个孩子，提倡少生优生。做好优生工作，首先应建立和推行优生优育法规，并向全社会进行广泛的遗传保健知识的宣传，提高民众遗传保健的意识；其次要通过大力开展遗传咨询、产前诊断和选择性流产等措施，防止有遗传病的患儿出生。目前，由于人们对优生知识的缺乏，部分人不自觉地违反了优生原则，形成了不同程度的劣生。表现在：少数地区某些民族中近亲婚配的现象依然存在；对患有严重遗传病而不宜结婚、生育的人准予其结婚生育；生育过遗传病残儿、再发风险很高的夫妇也准予他们再度生育。对这些劣生的根源，应制定相应的法律法规予以约束，采取有力的措施进行制止。

（二）婚前优生保健检查

婚前优生保健检查是一项预防遗传病患儿出生的有效措施，所以，一些发达国家已将婚前检查列为法规。检查内容包括：①双方是否为近亲；②双方的三代以内直系亲属和旁系近亲的遗传病病史及发病情况；③本人有无遗传病或先天畸形；④有无男女生殖系统畸形；⑤有无性病、艾滋病、麻风病等。对是否适合结婚和婚后能否生育作出明确结论。婚前优生保健是关系到家庭幸福、后代健康和民族昌盛的重要工作。

（三）提倡适龄生育

25～29 岁是妇女适宜生育年龄，在此期间生育子女，健康的可能性最大。据统计表明，20 岁以下的母亲所生子女中，先天畸形发生率比 25～29 岁者要高 50%；而 35 岁、40 岁、50 岁以上母亲所生子女中，先天愚型的发生率比 25～29 岁者分别高 5 倍、15 倍、30 倍。

（四）产前诊断

对双亲是致病基因携带者或已生过遗传病患儿的孕妇适时进行产前诊断，必要时采取选择性流产。

（五）辅助生殖

细胞遗传学、分子遗传学的迅速发展为辅助生殖提供了理论和技术基础。"试管婴儿"技术已应用到临床，为男女不育症和某些遗传病患者或携带者生育后代奠定了良好的基础。

四、症状出现前预防

有些遗传病常需在一定条件下才发病，例如家族性结肠息肉，在中年以前常无不适，但到 40～50 岁，则易发生癌变；大多数红细胞 G－6－PD 缺乏症患者在服用抗疟药、解热止痛剂或进食蚕豆等之后才发生溶血。对诸如此类的遗传病，若能在其典型症状出现之前尽早诊断，及时采取预防措施，则常可使患者终生保持表型正常。

对发病率高、危害性大的遗传病进行群体普查是症状出现前预防的重要手段。普查可以是全民性的，也可以是选择性的。前者适用于基因频率高的疾病，如红细胞 G－6－PD 缺乏症、地中海贫血、家族性甲状腺功能低下等。例如广东省蚕豆病研究协作组曾在兴宁县 2 个公社（乡）普查 38 000 余人，查出 G－6－PD 缺乏者 2 000 余人，于是把蚕豆病预防对象集中在这一小部分人中，收到了良好的效果。选择性普查常采用多种有关疾病联合进行检测，称为多病性普查技术，这种普查多在新生儿群体中进行。

出生前预防是症状出现前预防的新进展，例如有人给临产前的孕妇服小量苯巴比妥以防新生儿高胆红素血症；给妊娠后期的母亲服维生素 B_2，防止隐性遗传型癫痫的发生；对怀有半乳糖血症患儿的孕妇禁食含有乳糖的食品，11 例患儿中 10 例未出现半乳糖血症症状。

五、环境污染

随着工农业生产的发展，环境污染与日俱增。大量废水、废气、废渣正严重威胁着人类健康，并已造成一定危害，因为环境污染不仅会直接引起一些严重的疾病（如砷、铅和汞中毒及其他职业病），而且会造成人类的遗传物质的损害而影响下一代，造成严重后果。

环境污染对人类遗传的危害主要有下述几个方面：

1. **诱发基因突变** 能诱发基因突变的因素称诱变因素或诱变剂。除了电离辐射有强烈的诱变作用以外，食品工业中用以熏肉、熏鱼的着色剂、亚硝酸盐以及用于生产洗衣粉的乙烯亚胺类物质、农药中的除草剂，杀虫的砷制剂等都是一些诱变剂。

2. **诱发染色体畸变** 可诱发染色体畸变的物质称染色体断裂剂。如上述的乙烯亚胺，药物中的烷化剂如氮芥、环磷酰胺等，核酸类化合物如阿糖胞苷、5-氟尿嘧啶等，抗叶酸剂如氨甲蝶呤，抗生素如丝裂霉素 C、放线菌素 D、柔红霉素，中枢神经系统药物如氯丙嗪、甲丙氨酯（眠尔通）等，食品中的佐剂如咖啡因、可可碱等都是染色体断裂剂。一些生物因素如病毒感染也可引起染色体畸变，应该特别注意的是电离辐射除有诱变作用以外，也是强烈的诱发染色体畸变的因素。

3. **诱发先天畸形** 作用于发育中个体体细胞产生畸形的物质称为致畸因子或致畸剂。致畸因子虽已提出过很多，但有足够证据而得到公认的致畸因子并不多。

一般在胚胎发育的第 20～60 天是对致畸因子的高度敏感期，此期应特别注意避免与上述因子接触。

综上所述，环境污染造成的影响是严重而深远的。因此，做好"三废"的妥善处理，避免超剂量接触电离辐射、诱变剂和致畸剂，宣传戒烟戒酒（已证明乙醇和尼古丁对生殖细胞有损伤作用),对各种新化学产品在出厂前进行严格的诱变作用检测,并对其使用进行必要的限制,这种综合的"环境保护"措施,对防止可能造成的遗传损伤是十分重要的。

知 识 链 接

较公认的致畸因子及其对人体发育的影响:

表 13-4 致畸因子及其对人体发育的影响

类别	致畸因子	所致畸形
病毒	风疹病毒 巨细胞病毒	先天性心脏病、白内障、耳聋、智力低下
电离辐射		小头畸形
药物	反应停	无肢症或海豹畸形
	氨甲蝶呤	各种躯体畸形,包括颅发育不全,头发上卷,宽鼻梁,低位耳
	孕酮	女胎男性化
	乙醇	生长迟缓,智力低下,小头畸形,短眼裂
	抗惊厥药	躯体和智力发育迟缓,眼距宽,低位耳,指甲或指骨发育不良

科学视野

1. 简悦威与基因诊断

在美国科学界,优秀的华裔科学家比比皆是。但是截至 1996 年,美国生命科学界仅有一位华裔美国科学院院士,他就是分子诊断的创始人简悦威。

简悦威(Yuet Wai Kan),医学家。生于香港。1958 年获香港大学医学院理学学士学位,1980 年获该校理学博士学位。1976 年—迄今任美国霍华德·休斯医学研究所研究员,1983 年—迄今任美国旧金山加州大学讲座教授,1990 年—迄今兼任香港大学分子生物学研究所所长。英国皇家学会会员(1981)、英国皇家医师院会员(1983)、美国国家科学院院士(1986)、第三世界科学院院士、台湾"中央研究院"院士(1988)、中国科学院外籍院士(1996)。1974 年,他首先测定了 α—地中海贫血患者的珠蛋白链杂交程度以确定 α—地贫患者的 α—基因缺失情况,发现镰状细胞贫血限制性内切酶片段长度多态性(RFLP),并将此 DNA 检测技术应用于基因诊断与产前诊断(Nature,251:392—393,1974;Proc. Natl. Acad. Sci. USA,75:5631—5635,1978)。在这之后,基因诊断技术发展迅猛,对疾病诊断学起到了革命性的影响。遗传标记从第 1 代的 RFLP,发展到第 2 代的 STR(短串重复序列),到第 3 代的 SNP(单核苷酸多态性),到直接检测基因;分析的层次从 DNA 到 RNA 再到蛋白质;分析的方法多达数类,如:①DNA 液相杂交和固相杂交,②基因限制酶酶谱分析,③限制性片段长度多态性连锁分析,④RNA 杂交,⑤PCR 体外扩增,⑥RT—PCR,⑦荧光原位杂交(FISH),⑧DNA 测序,⑨生物芯片技术,⑩蛋白质印迹等,使传统的基因诊断(DNA 诊断)概念发展到更全面的分子诊断(DNA 诊断、RNA 诊断和蛋白质诊断)的新概念。为此,简悦威荣获了仅次于诺贝尔奖的拉斯卡奖。DNA 检测现在已经普遍用于许多人类疾病的诊断和产前诊断。DNA 多态性现在被用于许多遗传分析。

简悦威也是细胞特异性基因转移的创始人。他的实验室采用红细胞生成素多肽与反转录病毒载体外壳蛋白组成嵌合蛋白,从而首先实现了红细胞特异性基因转移,受到国际基因治疗领域的广泛关注。

2. 世界首例人类体细胞基因治疗

腺苷脱氨酶缺乏症(ADA 缺乏症)是 1972 年由基布莱特(Giblett)等人发现的一种先天性代谢性异常疾病。此病的病因是腺苷脱氨酶(ADA)缺乏导致核酸代谢产物的异常累积,令 T、B 淋巴细胞发育不全,功能障碍,引致严重的细胞、体液免疫缺陷。重度复合免疫缺陷症(SCID)约 1/4 的病因是 ADA 缺乏。美国医学家 W·F·安德森等人对腺苷脱氨酶缺乏症的基因治疗,是世界上第一个基因治疗成功的范例。1990 年 9 月 14 日,安德森对一例患 ADA 缺乏症的 4 岁女孩进行基因治疗。他们将含有这个女孩自己的白细胞的溶液输入她左臂的一条静脉血管中,这种白细胞都已经过改造,有缺陷的基因已经被健康的基因所替代。在以后的 10 个月内她又接受了 7 次这样的治疗,同时也接受酶治疗。1991 年 1 月,另一名患同样病的女孩也接受了同样的治疗。两患儿经治疗后,免疫功能日趋健全,能够走出隔离帐,过上了正常人的生活,并进入普通小学上学。

知识点归纳

知识点	知识内容
遗传病临床诊断	1. 病史 2. 症状和体征 3. 系谱分析 4. 细胞遗传学检查 5. 生化检查
染色体检查	亦称核型分析,是确诊染色体病的主要方法
产前诊断	又称宫内诊断,是指胎儿出生前采用各种方法预测其是否患有某种遗传病或先天畸形,为能否继续妊娠提供科学依据
基因诊断	利用 DNA 分析技术直接从基因水平(DNA 或 RNA)检测遗传病的基因缺陷而做出的诊断
外科治疗	可应用手术方法对病损器官进行切除、修补、整形或移植
内科治疗	是对症治疗,主要针对分子病与遗传性酶病。治疗原则可以概括为补其所缺、去其所余和禁其所忌
携带者筛查	首先要确定遗传病的遗传方式,然后再根据遗传规律,分析家族中每个成员的基因型,推断各成员是携带者的概率;然后通过相应的生化或分子生物学等检查进行最终的确定
遗传咨询	咨询医生与咨询者(遗传病患者或其家属)就某种遗传病在一个家庭中的发生原因、传递方式、诊断、预防、治疗、再发风险估计和防治等问题,进行一系列讨论和商谈,权衡利弊,寻求最佳对策并合理解决的全过程
再发风险	又称为复发风险,是指在一个家系中已有某种遗传病患者,再出生患同种遗传病患儿的风险

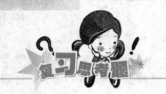

一、名词解释

1. 系谱分析 2. 产前诊断 3. 基因诊断 4. 皮肤纹理分析 5. 携带者筛查 6. 遗传咨询 7. 再发风险

二、选择题

1. 遗传疾病史采集的主要内容是 （　　）
   A. 家族史　　　　　　 B. 婚姻史　　　　　　 C. 生育史　　　　　　 D. 以上都是

2. 不能用于染色体检查的材料有 （　　）
   A. 全血　　　　　　　 B. 血清　　　　　　　 C. 活检组织　　　　　 D. 羊水细胞

3. 基因诊断的基本技术是 （　　）
   A. 核酸杂交　　　　　 B. DNA 测序　　　　　 C. 基因芯片技术　　　 D. 以上都是

4. 对孕妇及胎儿损伤最小的产前诊断方法是 （　　）
   A. 羊膜穿刺术　　　　 B. 胎儿镜检查　　　　 C. B 型超声扫描　　　 D. 绒毛取样

5. 胎儿出生前对其是否患有疾病做出诊断,叫做 （　　）
   A. 产前诊断　　　　　 B. 症状前诊断　　　　 C. 现症病人诊断　　　 D. 基因诊断

6. 携带者检出的最佳方法是 （　　）
   A. 基因检查　　　　　 B. 生化检查　　　　　 C. 体征检查　　　　　 D. 影像检查

7. 由于分子遗传学的飞速发展,遗传病的治疗有了突破性的进展,已从传统的手术治疗、饮食方法、药物疗法等跨入了 （　　）
   A. 基因治疗　　　　　 B. 手术与药物治疗　　 C. 饮食与维生素治疗　 D. 物理治疗

8. 饮食疗法治疗遗传病的原则是 （　　）
   A. 去其所余　　　　　 B. 禁其所忌　　　　　 C. 补其所缺　　　　　 D. 用其所余

9. 不属于遗传病的治疗方法是 （　　）
   A. 外科治疗　　　　　 B. 内科治疗　　　　　 C. 基因治疗　　　　　 D. 组织胚胎治疗

10. 在先证者所患遗传病较严重且难于治疗,再发风险高,但患儿父母又迫切希望有一个健康的孩子的情况下,可运用 （　　）
    A. 产前诊断　　　　　 B. 遗传咨询　　　　　 C. 产前咨询　　　　　 D. 婚前咨询

三、填空题

1. 遗传疾病诊断的主要内容包括＿＿＿＿、＿＿＿＿、＿＿＿＿、＿＿＿＿和＿＿＿＿。

2. 基因诊断的基本技术包括＿＿＿＿、＿＿＿＿和＿＿＿＿。

3. 内科的治疗原则有＿＿＿＿、＿＿＿＿、＿＿＿＿。

4. 基因治疗的策略不同,概括起来主要有下列几种:＿＿＿＿、＿＿＿＿和＿＿＿＿。

5. 遗传咨询的种类包括＿＿＿＿、＿＿＿＿和＿＿＿＿ 3 种。

四、简答题

1. 遗传病的常用诊断方法有哪些?

2. 简述基因诊断的概念和原理。

3. 简述遗传病的常用治疗方法。

4. 尿黑酸尿症又称黑尿病(AR),AR 的群体发病率为 1/1 000 000,请问下列情况产生有病后代的概率是多大?

    (1) 两个正常的无血缘关系的人结婚。

    (2) 一个患黑尿病的人与一个正常的无血缘关系的人结婚。

    (3) 一个正常的人,其父母正常,但有一个患黑尿病的弟弟。他与一个正常的无血缘关系的人结婚。

(张　磊)

第十四章 人类生存与环境

1. 了解人类生存与保护环境是不可分割的整体关系,提高学习者环保意识,提倡节俭、反对浪费,坚持可持续发展理念。

2. 掌握生态系的概念、结构和功能。理解生态平衡概念,了解影响、破坏生态平衡的因素。

3. 理解人类生存与保持生态平衡的关系,了解保持生态平衡的措施,自觉计划生育,积极参与环保、治污的行动。

知 识 链 接

在我们享受经济发展和社会繁荣的同时,人类与环境的矛盾日益突出。本章将从生态学角度介绍生物与环境的内在联系,从而了解人类生存与保护环境是不可分割的整体关系,提高学习者的环保意识,坚持可持续发展理念。

环境是生物体赖以生存的基础,生物体适应环境又影响环境。生物与环境所构成的整体称为生态系,是一个不可侵害的整体,当生物对环境起作用时,环境因素对生物就有反作用。

人类生存是建立在复杂的生产活动和生活消费基础上的,当人类向环境索取的超过其所能提供的,向环境排放的超过其所能接受的,就会发生自然资源的迅速枯竭,物种的灭绝,水质、大气污染,垃圾堆积,生态体系被破坏,气候极端变化,自然灾害频发,瘟疫不时暴发,雾霾持续不散,食品安全危及生命安全等等问题。

面临这些困扰与危急,我们难以否定,环境已对人类的过度行为还以报复。因此,人类必须遵循生态与环境的基本法则,正确处理自身与生存环境的复杂关系,在发展的同时,尊重自然、保持生态平衡,使人类行为对环境无害化,只有这样才能保持社会经济持续发展,解除人类的生存威胁。

第一节　生态系的概述

一、生态系的概念

生态系是指在一个特定的空间内，所有生物和环境的统称。其由生物和非生物成分（无机环境）组成的（例如空气、水及土壤等），依靠物质循环和能量流动而相互作用、相互依存所形成的一个整体，也称为生态系统。

生态系有大小和种类之分，一块草地、一片森林、一个湖泊、一个池塘都可以各自成为一个生态系。复杂的生态系有：森林生态系、草原生态系、海洋生态系、湖泊生态系、池塘生态系、河流生态系、农田生态系、冻原生态系、湿地生态系、城市生态系等等。生物圈是地球上最大的生态系，它是由众多不同等级和不同层次的生态系组成的，是地球表面全部生物及其生活领域的总称，也是最高等级的生态系。

二、生态系的基本结构

生态系的基本结构是由生产者、消费者、分解者、非生物环境组成的，概括为生物群落和非生物环境两大部分。生态系是一个统一的整体，生物群落与非生物环境是作用与反作用的关系。

（一）生物群落

生物群落是指在一定栖息环境中各种生物种群的自然集合体。种群则是指某一时间内，生活在一定地域中的同种个体的集合。根据生物获取营养和能量的方式以及其在生态系中所起的作用，可将生物群落中的生物分为三大类群，即生产者、消费者和分解者。

1. 生产者　主要指绿色植物，它们利用太阳光把简单的无机物（CO_2、H_2O）合成为葡萄糖等有机物，同时把光能变成化学能，储存在有机物中。此外，营光合作用的细菌，营化能合成作用的微生物也是生产者。

2. 消费者　是指依靠摄取其他生物为生的异养生物。消费者的范围非常广，包括了几乎所有动物和部分微生物（主要有真细菌）。

3. 分解者　又称"还原者"，是异养生物，主要是指营腐生生活的细菌和真菌等微生物，以及一些腐生动物（屎壳郎、蚯蚓）。

知 识 链 接

生产者是自养生物，是生态系的最基本的组成成分，是连接无机环境和生物群落的桥梁。它们将无机环境中的能量同化，随物质流入生态系，维系着整个生态系统的稳定。各种绿色植物还能为各种生物提供栖息、繁殖的场所。

消费者通过捕食和寄生关系在生态系统中传递能量，其中，以生产者为食的消费者被称为初级消费者，以初级消费者为食的被称为次级消费者，其后还有三级消费者与四级消费者。同一种消费者在一个复杂的生态系统中可能充当多个级别的消费者，杂食性动物尤为如此，它们可能既吃植物（充当初级消费者）又吃各种食草动物（充当次级消费者），有的生物所充当的消费者级别还会随季节而变化。

数量众多的消费者在生态系统中起加快能量流动和物质循环的作用,可以看成是一种催化剂。

分解者与生产者的作用相反,它们将动、植物尸体和排泄物分解成水、二氧化碳、铵盐等可以被生产者重新利用的物质,使之再回到土壤、空气和水等环境中,被绿色植物等生产者重新利用,完成物质的循环。

分解者是生态系中重要的不可缺少的组成成分,如果没有分解者,动、植物的遗体残骸就会堆积成山,生态系就会崩溃。

因此分解者、生产者与无机环境就可以构成一个简单的生态系统。分解者是生态系统的必要成分。

(二)非生物环境

非生物环境是由能量、水、氧气、二氧化碳、无机盐所构成的无机环境,即阳光、温度、湿度、气压、土壤、岩石、沙砾等。阳光是进入生态系的原始总能源。水、空气、无机盐与有机质都是生物不可或缺的物质基础

各种基础物质将生物群落与无机环境紧密联系在一起,生态系统的各个成分紧密联系,这使生态系统成为具有一定功能的有机整体。

什么是生态系? 有哪些基本结构?

三、生态系的基本功能

生态系的基本功能是指生态系的能量流动和物质循环,两者紧密结合,同时进行,相辅相成,不可分割,成为生态系动力的核心,是一切生物生存的基础。

(一)生态系中的能量流动

能量流动指生态系统中能量输入、传递、转化和丧失的过程。其起点是以绿色植物为主的生产者固定的太阳能,流动的渠道是食物链(网),方向由低营养级向高营养级流动,特点是单向(不可逆),逐级递减,其传递率为 $10\% \sim 20\%$。

食物链就是生态系统中,生产者与消费者以及消费者与消费者等之间通过捕食、寄生等关系构成的一种联系。

食物链可分为三种类型:

1. 捕食链　绿色植物→食草动物→小型食肉动物→大型食肉动物。
2. 寄生链　大动物→小动物,如人体→寄生虫。
3. 腐生链　动植物尸体→营腐生生活的微生物。

生态系中多条食物链相互交错就形成了食物网。

知 识 链 接

在食物链(网)中,绿色植物属于第一营养级,食草动物属于第二营养级,以食草动物为食的小型食肉动物为第三营养级,依此类推。由于能量有限,一条食物链的营养级一般不超过五个。

每个营养级,同化能量的去向为:未利用(用于今后生长、繁殖)、代谢消耗(呼吸作用,排泄)、被下一营养级所利用(最高营养级除外)。

生态系中营养级越高所获得的能量也就越少;食物链越短,消耗于各营养级的能量就越少。人类研究生态系统中能量流动的主要目的就是设法调整生态系中能量的流向,使能量流向对人类最有益的部分。例如,在草原牧场最好使能量多流向牛、羊等,但须放养适量,既要防止草料浪费,又要防止草场荒化,才能持续获得最合理最大的收益。

学 与 问

俗话所说的"螳螂捕蝉,黄雀在后",以及草原上的"草→鼠→蛇→鹰"在食物链中属于哪种类型? 每种生物属于哪一营养级别? 每种动物属于哪种层次的消费者?

(二)生态系中的物质循环

物质循环是指生态系中因能量流动而推动着的各种物质在生物群落与无机环境间的循环。

物质循环过程是无机环境中碳、氢、氧、氮、硫、磷等基本化学元素,通过生产者的光合作用和吸收作用进入生物体,然后沿食物链进入各营养级的生物中,最后由对排泄物和尸体的分解再回到无机环境中。

物质循环特点是带有全球性的,故又称为生物地球化学循环,其原因是气态循环和水体循环具有全球性。因此无机环境中能长时间稳定存在的有毒物质也是循环物质。南极企鹅的皮下脂肪内检测到了脂溶性的农药DDT,就是通过全球性的生物地球化学循环,从遥远的文明社会进入企鹅体内的。

物质循环和能量流动紧密结合在一起,推动生态系发展。但两者有一个根本的区别:能量流动一般是单向的不可逆的过程,而在生态系中物质循环遵循物质不灭定律。

知 识 链 接

物质循环按途径分成以下几类:

1. 水的循环 水是生命之源,水是生物体的基本组成成分之一,大自然的水通过蒸发、植物蒸腾、水汽输送、降水、地表径流、下渗、地下径流等环节,在水圈、大气圈、岩石圈、生物圈中进行连续运动的过程。

水循环是生态系统的重要过程,是所有物质进行循环的必要条件。水循环是大自然的驱动力,没有水循环就没有生态系。

地球上水的分布不均,地表有71%是水,其中97.2%是难以直接被人类利用的盐度高的海水,2.8%虽是淡水,但是冰山、冰川却占2.1%,江河湖泊仅占0.62%,其余水分存在于生物体和大气中。近年来,由于温室效应加剧,冰山、冰川融化,导致气候异常,加之植被破坏,洪、旱灾害不断加剧,严重威胁人类生存。人类正努力改变水资源分布不均局面,以改善人类生存条件,如我国的三峡工程,南水北调工程,黄河除沙工程等等。这些都是经反复的科学论证,衡量利弊后实施的,必将对改善环境起到有益的作用。

2. **碳素循环** 碳元素是构成生命的基础,碳循环是生态系统中十分重要的循环,其循环主要是以二氧化碳(CO_2)的形式随大气环流在全球范围流动。

(1)大气圈→生物群落:植物通过光合作用将大气中的CO_2同化为有机物,消费者通过食物链获得植物生产的含碳有机物。

(2)生物群落→岩石圈、大气圈:植物与动物在获得含碳有机物的同时,有一部分通过呼吸作用产生CO_2回到大气中。动植物的遗体和排泄物中含有大量的碳,一部分遗体和排泄物被燃烧或微生物分解成CO_2回到大气,另一部分遗体和排泄物在长时间的地质演化中形成石油、煤等化石燃料长期深埋于地下。

(3)岩石圈→大气圈:一部分化石燃料被细菌(比如嗜甲烷菌)分解生成CO_2回到大气,另一部分化石燃料被人类开采利用,经过一系列转化,最终形成CO_2回到大气。

(4)大气与海洋的CO_2交换:大气中的CO_2会溶解在海水中形成碳酸氢根离子,这些离子经过生物作用将形成碳酸盐,碳酸盐也会分解形成CO_2回到大气。

整个碳循环过程CO_2的固定速度与生成速度保持平衡,大致相等,但随着现代工业的快速发展,人类大量开采化石燃料,极大地加快了CO_2的生成速度,打破了碳循环的速率平衡,导致大气中CO_2浓度迅速增长,这是引起温室效应的重要原因,因此必须节能减排。

3. **氮素循环** 氮元素是蛋白质的基本元素,空气中氮气的含量约为78%,但不能直接为绝大多数生物所利用。游离的氮必须转变成氨离子、亚硝酸根离子和硝酸根离子后才能被植物吸收,氮的这种转化过程叫做固氮。

(1)自然界固氮:包括电离固氮和生物固氮,前者指通过闪电把大气中的氮氧转化成硝酸盐,随雨水进入土壤;后者如豆科植物的根瘤菌、具有固氮性能的蓝绿藻和土壤中的固氮菌把大气中的氮固定为氨或铵盐。

(2)工业固氮:通过合成氨生产氮肥。

这些含氮化合物进入土壤后,有的还需经过固氮作用,才能被植物吸收利用合成植物蛋白。动物食入植物后,经过消化、吸收,再合成动物蛋白。动物在新陈代谢过程中会排出由部分蛋白质分解后形成的含氮废物(氨、尿素、尿酸)。动植物尸体在腐生菌的作用下分解成氨、水、CO_2。土壤中的部分氨经硝化作用后,形成的硝酸盐又为植物所利用,部分氨在放氮菌作用下转化成游离氮气进入空气中,再次参加氮的循环。氮就这样在生物群落和非生物环境之间不断地循环。

人类活动对氮循环至少有三方面影响：①燃烧化石燃料和氮肥生产排放含氮氧化物污染大气；②过多的硝酸盐排入水体使水体富营养化；③大量使用氮肥加速农作物生长速度，在提高产量的同时，因改变土壤营养结构，使农作物产生对化肥的依赖性，改变了食物的自然属性，于是人们产生了对"绿色食品"的需求。

生态系中的物质循环除了水、碳、氮循环外，还有哪些物质的循环？

第二节 生态平衡与人类生存

在物质循环、能量流动的基础上，生态系具有趋于相对平衡稳定的特性，这是一个较脆弱的动态平衡过程。因此，人类的活动要遵循自然规律，归根结底要保护好生态系，维护生态平衡，造福自身。

一、生态平衡的概念

生态平衡是指生态系发展到一定阶段时，生产者、消费者、分解者和非生物环境之间能够较长时间地保持一种相对的动态平衡。这时生态系中物质和能量的输入和输出接近相等，在有外来的干扰时，能通过自我调节或人为控制，恢复到原始的稳定状态。

知 识 链 接

生态系的动态平衡的维持有赖于生态系的自我调节。其机制是反馈调节，在生态系的能量流动和物质循环中，每发生一种变化，其结果必然反过来影响这一变化的本身，如捕食者增加导致被捕食者数量减少，捕食者数量从而得以控制。

生态系的自我调节表现在：

1. 自净作用 即其具有一定的容纳和清除人类生产生活排泄物的能力。例如，一个池塘遭受到轻微污染时，可以通过本身的稀释、沉淀、吸附、酸碱反应和氧化还原反应，使污染物减少甚至消失；还可以通过水生绿色植物的光合作用和微生物的分解作用使水体得到净化。

2. 自恢复能力 如人们在一定限度内进行捕捞、狩猎、伐木等活动，使种群密度有所下降，但同时也使种群的出生率提高，因此，种群数量能够迅速恢复。然而生态系的自我调节能力是有一定限度的，当外来的干扰超过了生态系的自我调节能力，不能使之恢复到平衡状态时，就会造成生态平衡失调或生态平衡被破坏。

二、影响生态平衡的因素

生态平衡受到的影响和破坏可由自然因素造成，如火山爆发、旱涝灾害、地震台风、流行病等;也可由人为因素引起,如人类对自然资源的盲目开发和破坏、工农业和交通运输业发展带来的环境污染以及人口盲目增长、需求增多。人为因素是当前生态平衡失调的主要原因。

知 识 链 接

人为因素对生态平衡的影响:

(一) 自然资源的破坏

自然资源是社会经济的物质基础,可分为三大类:生物资源、生态资源和矿物资源。对其破坏性使用还是保护性使用,与生态平衡息息相关。

1. 生物资源的破坏　生物资源包括动植物和微生物,是可再生资源,对这类资源只要做到养用结合,是可以生生不已、取之不尽、用之不竭的。然而,长期以来由于人类对这类资源缺乏科学管理和合理利用,如滥伐森林,滥捕、毒杀野生动植物以及渔业的过度捕捞等,使这类资源受到破坏,形成恶性循环从而影响生态平衡。

2. 生态资源的破坏　生态资源包括阳光、水、风、土壤、空气等。生态资源来源恒定,或总量恒定,但分布不均,若无计划无节制地滥用,势必造成局部可用资源减少。

由于人口的剧增和工农业的迅速发展,人类对土地、水的需求量大大增加,对土壤和水资源的破坏表现得尤为突出。我国人均耕地只有世界平均水平的1/3,随着人口增长,城市化,建筑占地增多,土壤侵蚀、荒化,可耕地减少,人地矛盾日趋尖锐。

对地下水的过度开采和大江大河的严重污染,导致我国缺水严峻。各大城市的地下水位下降,导致地面下沉,水污染严重,一方面可用水有限,另一方面水资源浪费严重。

3. 矿物资源的破坏　矿物资源又叫非再生资源,包括化石燃料(煤、石油、天然气)和矿石等。这类资源的储存量是有限的,由于对其的大量开采,有的已快枯竭。

(二) 环境的污染

环境污染是指人类生产和消费活动排放的废弃物或有毒物质,使环境的结构或状态发生不利于人类生产生活的改变。主要表现在大气、水体、土壤及噪声污染、电磁污染及放射性污染六方面。

1. 大气污染　大气污染即空气污染,是指大气环境受到外界因素影响直接或间接地改变了其正常成分。大气在正常情况下含氧气20.95%,人每天约需13 kg空气。污染大气的主要为颗粒状污染物(烟尘)和有害气体(SO_2、NO_2 等)。污染源来自生活、生产设备、交通工具排放的毒气、废气、矿尘、大片田间秸秆的燃烧等。当烟尘和有毒气体被封盖在逆温层下不能扩散出去,就形成雾霾;当 SO_2 及其氧化物遇雨水便形成酸雨。大气污染产生的雾霾直接影响生物的生长及人体健康,而受酸雨严重侵害的土地寸草不生。

2. 水污染　污染物使水体改变其天然的组成和性质的过程,称为水污染。污染源主要是城市生活污水,造纸、皮革、印染、采矿、选矿等工厂的排污和农业养殖污染。水污染使河水发臭,池塘、湖泊"水华",海水"赤潮",人畜饮水中毒,水生生物大批死亡。

3. 土壤污染 污染物进入土壤且超过土壤的自净能力,土壤即被污染,它改变土壤的性质,使土质下降,植物生长受损,直接或间接地危害人和动物的生存。污染物是有毒、难分解的物质,如重金属、塑料等有机物。土壤污染源有酸雨、固体废弃物(如生活垃圾、采矿的废石、工业的废渣等)。

4. 噪声污染 噪声多种多样,对人类和其他生物体的危害表现在:影响心理健康,使人烦躁、精力不集中。干扰睡眠,损伤听力,诱发多种疾病、工伤和交通事故等。

5. 电磁污染 无线电广播、电视、微波通信等产生的电磁辐射即为电磁污染,其危害性有的已经明确,有的尚在探究之中。科技发展使地面电磁辐射大幅度增加,产生的电磁污染会使人患心律不齐、红细胞减少、白血病、自主神经紊乱等疾病。

6. 放射性污染 环境中具有放射性的物质进入人体,能长时间产生辐射,当辐射剂量达到一定值时,会出现头痛、食欲不振和失眠等症状,严重的可导致癌症、胎儿畸形。

综上所述,环境污染具有多样性和复杂性,有时各种污染源相互交织;危害性有的是可见的,有的是潜在的;危害性包括致突变、致畸、致癌等。

(三)人口问题

人口膨胀是土地、粮食、能源、环境和自然资源等重大问题的交织点,成为当今世界最重要的社会问题。自然资源的破坏和环境的污染程度总是与人口的增长成正比;人口的剧烈增长破坏原有的生态平衡,而生态平衡失调又将直接影响甚至威胁人类的生存。

自人类在地球上出现到 1830 年,整整 300 万年,世界人口才达 10 亿。然而从 1830 年到 1930 年仅 100 年,世界人口就增加到 20 亿,此后世界人口增长更快,1960 年发展到 30 亿,1975 年达到 40 亿,1989 年突破 50 亿,1999 年 10 月 12 日世界人口达 60 亿,到 2050 年将突破 100 亿,这远远超出了地球的承受能力。

我国人口问题十分复杂。一是人口数量众多:新中国成立后的 40 多年是我国历史上人口增长最快的时期,在这期间,我国共出生 8 亿多人,至 1995 年 2 月 14 日,我国人口突破 12 亿,现已超过 13 亿,联合国人口基金预测到 2020 年我国人口将达 14.48 亿。人口过多,超过了目前技术条件下的社会承载能力,致使人口与土地、资源之间的矛盾十分突出;致使粮食、水、电、住房、教育资源不足,就业压力大,污染严重及其他社会问题的产生。二是人口老龄化提前到来,年轻人负担加重,社会保障压力大,影响经济、社会的发展潜力。

三、生态平衡与人类生存的关系

人类是生态系中的一员,良好的生态平衡是人类生存的必要条件,维持生态平衡才能保持人类良好的生存环境,生态平衡的破坏迟早会影响人类的生存。因此,人类要想得到生存和发展,就应当采取措施,保持生态系的平衡,这样才能从生态系中获得持续稳定的物质和能量,才能使人与自然和谐地可持续发展。

知 识 链 接

保持生态平衡的措施:

大力解决自然资源破坏、环境污染、人口问题三大人为难题,保持生态平衡,走上可持续发展之路。

第一、健全法制。例如1979年以来,我国相继颁布了《环境保护法》、《海洋环境保护法》、《水污染防治法》、《大气污染防治法》、《森林法》、《野生动物保护法》以及计划生育、优生优育等一系列法律和法规。

第二、科学决策,扎实推进。为解决人口问题我国1980年就开始实行计划生育,将11亿人口日推迟了4年,现已维持较低出生率水平。为了减少人口老龄化带来的危机,我国对计划生育政策做了必要的调整,允许条件成熟的地区实行"单独二孩"新政,保证到2020年我国人口能控制在14.5亿以内,而且人口结构趋于合理。

为了恢复自然资源,治理环境污染,我国实行退耕还林、退田还湖、发展生态农业、海洋渔场定期休渔、建造防护林、防沙治沙。大力推广使用太阳能,积极发展清洁能源,淘汰落后工艺,加速技术升级,节能减排。根治大江、大湖和城市污染。严守耕地红线,力保粮食安全。

第三、从宣传、教育入手,提倡节俭反对浪费,培养公民尤其是青少年的环保意识。建立预警机制,依法惩治环保领域的违规与违法事件。

1. 什么是生态平衡?影响和破坏生态平衡的因素有哪些?表现在哪些方面?
2. 保持生态平衡,保护自然资源,治理环境污染有哪些措施?

知识点归纳

知识点	知识内容
生态系概念	①范畴:特定空间。②组成要素:生物与非生物无机环境。③成因:两要素依靠能量流动与物质循环而相互作用、依存。④类型、层次:多种多样,最大的是生物圈
生态系基本结构	生物群落、非生物环境两大部分。生物群落:一定栖息环境中各种生物种群的自然集合体,包含生产者、消费者和分解者
生态系基本功能	①能量流动:来源主要是太阳能,起点以绿色植物为主,渠道是食物链(网),方向由低营养级向高营养级流动,特点是单向、递减。食物链:捕食链、寄生链、腐生链。②物质循环:动力是能量流动,主体是水、碳素、氮素等各种物质,过程是无机环境基本元素—生产者光合作用—食物链传递—排泄物和尸体分解—再进入无机环境,特点是带有全球性
生态平衡概念	①时间:生态系发展到一定阶段。②主体:生产者、消费者、分解者和非生物环境。③特点:能够较长时间地保持一种相对的动态平衡。④条件:生态系中物质和能量的输入和输出接近相等,在有外来的干扰时,能通过自我调节或人为控制,恢复到原始的稳定状态

续表

知识点	知识内容
生态平衡影响破坏因素	①自然因素。②人为因素:自然资源破坏、环境污染、人口问题
保持生态平衡的措施	健全法制、科学决策,扎实推进:计划生育、恢复自然资源,治理环境污染,提倡节俭反对浪费
保持生态平衡的目的	保持人类良好的生存环境,社会经济可持续发展

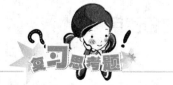

一、名词解释

1. 生态系 2. 生物群落 3. 食物链 4. 生态平衡

二、单选题

1. 一个池塘中,水草、虾、鱼、污泥和水等其他非生物因素,彼此相互作用,形成了　　　　(　)
   　A. 一条食物链　　　B. 一个生物群落　　　C. 一个种群　　　　D. 一个生态系

2. 维持生态平衡不可缺少的生物是　　　　　　　　　　　　　　　　　　　　　(　)
   　A. 生产者和食草动物　　　　　　　　B. 生产者和分解者
   　C. 食肉动物和分解者　　　　　　　　D. 食草动物和分解者

3. 影响和破坏生态平衡的主要因素是　　　　　　　　　　　　　　　　　　　　(　)
   　A. 自然资源的破坏　　　　　　　　　B. 环境污染
   　C. 人口问题　　　　　　　　　　　　D. 人为因素

三、填空题

1. 食物链的类型有_____,_____,_____。

2. 生态平衡的条件中自我调节表现在_____,_____。

3. 自然资源包括_____,_____,_____。

4. 环境污染有_____,_____,_____,_____,_____,_____等。

5. 人口问题主要是_____,_____。

四、问答题

1. 生态系有哪些基本结构及功能?

2. 影响生态平衡的因素有哪些?

3. 怎样才能保持生态平衡? 我们有哪些举措?

（张沛中）

附 录

实验一 光学显微镜的结构和使用

【实验目的】

了解光学显微镜的基本结构和功能,并初步掌握低倍镜、高倍镜和油镜的正确使用方法。

【实验用品】

显微镜、擦镜纸、香柏油、二甲苯、洋葱表皮细胞标本片、挂图、显微镜。

【实验内容】

光学显微镜是一种根据光学透镜的折射原理,将肉眼不可见的微小物体或者物体微细部分放大以便于观察的精密光学仪器,是医学科学和其他生物科学在教学、科研和临床工作中常用的重要仪器之一。

显微镜的种类很多,但光学显微镜一般分为单式和复式两大类,常用的多为复式显微镜、暗视野显微镜等。下面我们主要以普通光学显微镜为例说明显微镜的基本构造、使用方法及注意事项(实验图 1-1)。

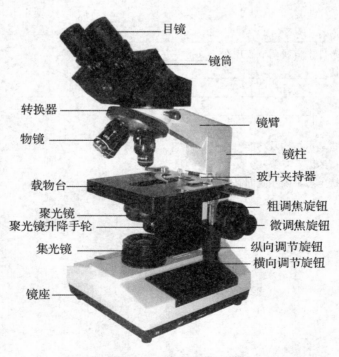

| 目镜 |
| 镜筒 |
| 转换器 |
| 物镜 |
| 镜臂 |
| 镜柱 |
| 玻片夹持器 |
| 载物台 |
| 聚光镜 |
| 聚光镜升降手轮 |
| 粗调焦旋钮 |
| 集光镜 |
| 微调焦旋钮 |
| 纵向调节旋钮 |
| 横向调节旋钮 |
| 镜座 |

实验图 1-1 普通光学显微镜

一、显微镜的构造

显微镜由三个主要部分组成：①机械部分；②照明部分；③光学部分。

（一）机械部分

1. 镜座　为一长方形的基座，用以稳定和支持整个显微镜。镜座上有连接电源的插头、显微镜的电源开关和调节光线强弱的旋钮。

2. 镜柱　垂直于镜座上的柱状结构，与镜臂相延续用以支持、连接镜臂。

3. 镜臂　是手握、提拿显微镜的部位，与镜柱相延续，上方固定镜筒，下方固定物镜转换器。

4. 镜筒　位于镜臂上方的方形结构，镜筒上方和目镜相连接并容纳抽筒，保证光路的通畅和光的亮度不减弱。镜筒分为单目，双目和三目。双目镜筒较常用，为倾斜式，由左右两个目镜组成，下端装有一组分光的反射透镜，以便在两个目镜中得到相同的物像，可调节目镜间的距离使物像重合方便观察。在镜筒下端连接有物镜转换器。

5. 物镜转换器　是位于镜筒下端的一个可旋转的圆盘，一般装有 2～4 个放大倍数不同的物镜，旋转它可使不同放大倍数的物镜进入光路。

6. 载物台　是在镜柱前方的方形平台，用以放置被观察的标本，并保证标本能在视野（肉眼在显微镜内所看到的范围叫视野）内平稳移动。中央有通光孔，用于透过聚光镜聚焦的光线；在通光孔后侧、载物台上方有一金属装置称玻片夹持器，用来固定玻片标本；载物台下方装有能使玻片夹持器移动的装置——连在一起、上下纵向排列、为一大一小的两个旋钮，分别称纵向调节旋钮（大）和横向调节旋钮（小）。旋动纵向调节旋钮可使载物台前后移动，旋动横向调节旋钮可使玻片夹持器左右移动，从而使玻片夹持器所夹持的标本片可前后左右移动，以便于调节所需观察部位的位置。

7. 调焦旋钮　是固定在镜柱两侧、连在一起的大小两个旋钮，分别称粗调焦旋钮和微调焦旋钮。用于调节标本与物镜之间的距离，以使成像清晰。旋动粗调焦旋钮可使载物台做较大距离和较快的升降运动，通常在使用低倍镜时用它迅速找到物象。旋动微调焦旋钮可使载物台做缓慢的升降运动，用于做精细的调节。

（二）照明部分

1. 聚光镜　由数块透镜组成，装于载物台下方，能集合并增强照明光线的强度，以增加视野内的亮度。聚光镜下方有聚光镜升降旋钮，转动它可升（增强反射光）、降（减弱反射光）聚光镜。

2. 光阑　位于聚光镜下方，由许多金属薄片组成，拨动操纵杆能缩小或扩大其孔径以控制光线的强弱。

3. 集光镜　在镜座上的圆柱状装置，内置灯泡，通电时可发光，载物台的边缘有控制光线强弱的调节旋钮，旋动它可控制光线的强度。

（三）光学部分

1. 目镜　装在镜筒上端，因观察标本时，目镜靠近眼睛，故又称接目镜。目镜实质上就是放大镜，可以把物镜放大的实像进行再放大并映入观察者眼中，以便于观察。但需要注意的是增加目镜的倍数只能放大物镜所成的物像，不能提高显微镜的分辨率。一般每台显微镜常备有 3～4 只放大倍数不同的目镜，如：5×（5 倍）、10×（10 倍）、15×（15 倍）。目镜内常装有指针，用以指示被观察物体的某一部分。

2. 物镜　物镜装在旋转盘上,是显微镜光学部分最核心的部件,其性能直接影响到显微镜的性能和成像质量。一般分低倍镜、高倍镜、油镜三种。低倍镜镜筒最短,透镜的直径最大,上面刻有放大倍数,如:8/(8倍)、10/(10倍)、15/(15倍)等。高倍镜镜筒较长,透镜的直径较小,上面刻有40/(40倍)、45/(45倍)等。油镜的镜筒最长,透镜直径最小,上面刻有95/(95倍)、100/(100倍),其在使用时需要辅以水、香柏油(常用)或甘油。某些显微镜的物镜上刻有镜口率,以 N·A 表示,如:/0.25、/0.66、/1.25 等,数字越大,放大倍数越大。有的显微镜物镜上还有两个数字分别表示对镜筒的长度和盖玻片厚度要求。如一个镜头上有以下数字 160/0.17;40/0.65,前组数字表示该镜头镜筒长 160 mm,要求盖玻片厚 0.17 mm;后组数字表示该镜头放大倍数为 40,镜口率为 0.65。

3. 显微镜放大倍数的计算　显微镜放大倍数=目镜放大倍数×物镜放大倍数。

二、显微镜的使用方法

(一)低倍镜的使用

1. 准备　右手握住镜臂左手托住镜座,将显微镜从箱内取出,在移动时保持显微镜平直,放在身前的稳定的实验台上,稍偏左方,镜筒向前,镜座后端距离台边应有至少 5 cm,放好后不要频繁移动显微镜;连接显微镜电源,打开显微镜上的电源开关。

适当调节粗调焦旋钮,使镜筒上升,再转动物镜转换器,使低倍镜对准载物台上的通光孔,当听到"咔"的一声,同时感到有阻力,表示物镜调节完毕,与镜筒已在一条直线上。

2. 对光　打开光阑,将聚光镜升到与镜台平齐。(如使用双目目镜应先调节双目目镜以适合观察者瞳距并使双眼的视野重合)用双眼在目镜上观察,同时向下调节聚光镜升降旋钮和光阑、镜座上控制光源强弱的旋钮,调节到视野光线均匀、亮度适合为止。

3. 放置标本　将洋葱表皮细胞标本片放在载物台上,用玻片夹持器将两端夹住,有盖玻片的一面向上(或标签正面向上)。然后用纵、横向调节旋钮将观察物移动到通光孔中央。

4. 调节焦距　先从侧面注视物镜镜头,同时旋转粗调焦旋钮,使载物台慢慢上升尽可能地接近标本片,如有锁紧装置要求锁紧,以免在使用过程中压碎标本片。再通过目镜观察,慢慢转动粗调焦旋钮,使载物台渐渐下降,直至视野中出现物像时为止。若物像不大清晰,可转动微调焦旋钮,使物像更加清晰。物像不在视野中央时,可通过旋动纵、横向调节旋钮将其调至中央。注意玻片移动方向与物像移动方向相反,显微镜下看到的物像是倒像。

(二)高倍镜的使用

1. 依上述方法在低倍镜下找到清晰的物像,把要放大的部分移到视野的中央。

2. 从侧面注视镜头,转动旋转盘,使高倍镜对准标本。转换高倍镜时动作要慢,注意镜头是否触碰到玻片,如触碰到,说明低倍镜焦距没有调好或玻片放反,应在低倍镜下重新调节。

3. 如物像不清,可稍稍转动微调焦旋钮,即可得到清晰的物像。

(三)油镜的使用

1. 先按低倍镜到高倍镜的操作步骤找到物像,并将观察部分移至视野的中央。

2. 转动物镜转换器,使高倍镜移向一侧,在盖玻片上滴一滴香柏油,然后将油镜对准通光孔,使油镜下端与香柏油接触(注意操作时动作要慢,以免压碎玻片或损坏镜头)。

3. 用目镜观察,微微上下转动微调焦旋钮,至视野内出现清晰的物像为止。

4. 油镜使用完毕后,必须用擦镜纸蘸少许二甲苯将油镜上的香柏油擦净,并将几滴二甲苯滴在玻片上,用擦镜纸将玻片上的香柏油擦净。

三、使用显微镜的注意事项

1. 拿取显微镜时,必须右手握住镜臂,左手托住镜座,不可单手斜提,以免部件脱落。

2. 显微镜应放置在平稳的固定的工作台上,不宜频繁移动或倾斜,如:观察带液体的标本时不能倾斜显微镜。

3. 观察显微镜必须两眼睁开,两手并用,左眼观察物像右眼用以绘图,左手调节焦距,右手移动玻片或绘图。

4. 不要随意取出目镜,以防灰尘落入镜筒,禁止拆卸零件,以防损坏。

5. 注意不让水及药品玷污镜头或镜台,万一沾上应立即擦净,以防锈蚀。

6. 目镜、物镜上如有灰尘,应用擦镜纸擦净,其他部件可用绸纸擦拭,切勿口吹、手摸或用其他物品擦拭。

7. 粗、微调焦旋钮都不能做单方向的过度过快的旋转,以免物镜升、降过多过快而压碎玻片,损坏物镜。

8. 显微镜用毕,切断电源,降下载物台,取下玻片标本,转动物镜转换器,使每个物镜都不对准通光孔,再上升载物台,使物镜接近载物台,将聚光镜下降,最后装入镜箱,放回原位。

【实验报告】

1. 简述显微镜的基本结构组成和功能。

2. 叙述显微镜使用的详细操作过程。

3. 简述显微镜使用和保护的注意事项。

实验二　动、植物细胞的结构

【实验目的】

1. 熟悉动、植物细胞的基本结构,并比较其异同点。

2. 初步学会临时制片及生物绘图方法。

3. 熟练掌握显微镜的使用方法。

【实验用品】

显微镜、载玻片、盖玻片、剪刀、镊子、刀片、消毒牙签、漱口小烧杯、2%碘酒稀释液、吸管、洋葱、生理盐水、纱布、擦镜纸、香柏油、二甲苯、铅笔、橡皮、直尺、绘图纸。

【实验内容】

一、洋葱表皮细胞临时装片的制作与观察

（一）准备

1. 擦——用洁净的纱布擦净载玻片和盖玻片,后者较薄,应小心操作。

2. 滴——把载玻片放在实验台上,用吸管滴一滴水滴于载玻片中央。

（二）制片(实验图 2-1)

1. 撕——用镊子撕取洋葱鳞叶凹下的一面的表皮,用剪刀剪取透明薄膜。

2. 展——将取下的薄膜用镊子铺展在载玻片的水中。

3. 盖——用镊子夹起盖玻片的一角,使它的一边先接触载玻片的水滴,然后轻轻地盖在

薄膜上,避免盖玻片下面出现气泡,影响观察,如有水溢出盖玻片,用吸水纸吸干净。

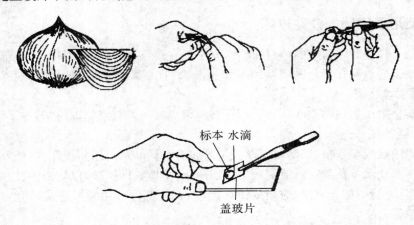

标本 水滴

盖玻片

实验图 2-1 洋葱表皮细胞临时装片的制作

（三）染色

染——滴一滴 2‰碘酒稀释液在盖玻片一侧,用吸水纸在另一侧吸引,直至染液浸润到标本的全部,然后再染色 10 分钟,如有染液溢出,用吸水纸吸干净。

（四）观察

观察制成的临时装片,先用低倍镜,调清物像,再换高倍镜观察。洋葱表皮细胞的结构多呈六角形,细胞壁着色明显,呈黄色,细胞核着色最深,细胞质染色较浅。仔细观察可见到核仁、液泡,液泡在细胞内呈大小不一的明亮区域（实验图 2-1）。

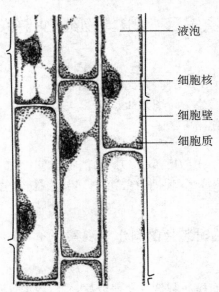

液泡

细胞核

细胞壁

细胞质

实验图 2-2 洋葱表皮细胞的结构

（五）绘图

依照在高倍镜下观察到的物像,取一个典型的细胞,画出其各部分,周围细胞仅需勾画出轮廓。绘图时的注意事项:

1. 图的大小要适当,画在纸的左上方,以便在图的右侧用水平线条注明各部名称,在图的下方注明图的名称。

2. 用铅笔画图,可先画出轮廓再修改。

3. 用细点表示较暗的地方,不用阴影表示。

二、人口腔黏膜上皮细胞临时装片的制作与观察

（一）准备

1. 擦——用洁净的纱布擦净载玻片和盖玻片,后者较薄,应小心操作。

2. 滴——把载玻片放在实验台上,用吸管滴一滴生理盐水于载玻片中央。

（二）制片（实验图 2-3）

1. 刮——先漱口,后用消毒牙签的一端,在口腔侧壁或下唇内侧的黏膜处轻轻刮几下,刮取口腔黏膜上皮细胞。

2. 涂——把附有人体口腔上皮细胞的消毒牙签的一端放在载玻片的生理盐水中涂抹几下。

3. 盖——用镊子夹起盖玻片的一角,使它的一边先接触载玻片的液滴,然后轻轻地盖在薄膜上,避免盖玻片下面出现气泡,影响观察,如有水溢出盖玻片,用吸水纸吸干净。

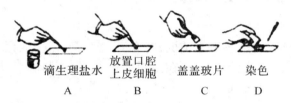

滴生理盐水　　放置口腔　　盖盖玻片　　染色
　　　　　　　上皮细胞
　　A　　　　　　B　　　　　　C　　　　　D

验图 2-3　人口腔黏膜上皮细胞临时装片的制作

（三）染色

染——滴一滴 2‰ 碘酒稀释液在盖玻片一侧,用吸水纸在另一侧吸引,直至染液浸润到标本的全部,然后再染色 10 分钟,如有染液溢出,用吸水纸吸干净。

（四）观察

将上述制成的装片,先用低倍镜,再换高倍镜观察。口腔黏膜上皮细胞呈鳞状不规则的扁平形,表面有一层极薄的细胞膜,细胞质染色浅,呈透明状,细胞核着色深,多位于细胞中央（实验图 2-4）。

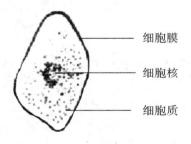

　　　　　　细胞膜

　　　　　　细胞核

　　　　　　细胞质

图 2-4　人体口腔上皮细胞模式图

（五）绘图

依照在高倍镜下观察到的图像,画出一个细胞主要部分的简图。

【实验报告】

1. 绘出洋葱鳞叶表皮细胞结构简图,并注明各部分名称。

2. 绘出人口腔上皮细胞结构简图,并注明各部分名称。

3. 列表比较洋葱鳞叶表皮细胞与人口腔上皮细胞结构上的异同点。

实验三　细胞的有丝分裂

【实验目的】

1. 熟悉细胞有丝分裂过程及各期特征。

2. 进一步熟悉临时装片的制作。

【实验用品】

显微镜、洋葱、广口瓶、小烧杯、镊子、带橡皮头的铅笔、固定液(一份冰醋酸与三份95％乙醇配制)、70％乙醇、10％盐酸、10％甲紫溶液、马蛔虫卵有丝分裂切片标本。

【实验内容】

一、洋葱根尖细胞有丝分裂的观察

(一)临时装片的制作

1. **洋葱根尖的培养**　在上实验课前的3～5天,取洋葱一个,放在盛满清水的广口瓶上,让洋葱的基部接触到水面。把此装置放在温暖的地方,注意勤换水以促使洋葱根生长。几天以后洋葱可以长出嫩白的幼根(1～2 cm)。

2. **固定**　切取1 cm长的2～3根洋葱根尖,立即放入盛有固定液的小烧杯中,浸泡2～24小时,取出后放入70％乙醇中保存备用。

3. **解离**　实验时将根尖放入盛有10％盐酸的小烧杯中,在室温下解离10～15分钟。

4. **漂洗**　待根尖酥软后,用镊子取出,放入盛有清水的玻璃皿中漂洗约10分钟。

5. **染色**　用镊子轻轻夹住伸长区的一端,从小烧杯中取出根尖,放在干净的载玻片上;在距根尖底部2～3 mm处切断,去除伸长区部分,保留分生区部分(根尖);用镊子先将其捣碎,在捣碎的根尖细胞上滴1～2滴10％甲紫溶液,染色3～5分钟。

6. **压片**　在染色后的根尖上盖上盖玻片。用铅笔的橡皮头,对准盖玻片下的材料,在盖玻片上轻轻敲击,使材料压成均匀的、单层细胞的薄层(至呈淡蓝色的云雾状)。用吸水纸(滤纸)吸去溢出的药液。

(二)标本的观察

将洋葱根尖细胞有丝分裂标本装片置于低倍镜下,找到分生区,在这里可以观察到处于不同分裂时期的细胞。分生区的细胞有如下特点:细胞呈正方形,体积小,排列紧密,有的细胞正在分裂,选择正在分裂的分生区细胞,将其移至视野的中央;换高倍镜观察,调节反光镜和细调焦旋钮,使视野明亮清晰,直到看清物像为止。然后,边观察边缓移装片,找出有丝分裂各个时期的细胞,仔细观察细胞内染色体的变化。(实验图3－1)

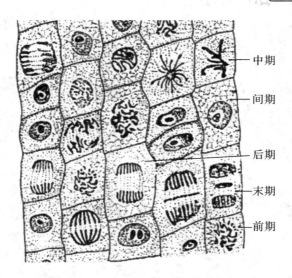

实验图 3 - 1　洋葱根尖细胞(示有丝分裂各期)

二、马蛔虫受精卵细胞有丝分裂的观察

1. 先用低倍镜观察马蛔虫卵切片,寻找和观察处于有丝分裂不同时期的受精卵细胞(实验图 3 - 2),再转换高倍镜观察。

2. 马蛔虫的每个受精卵细胞都由厚膜包围。受精卵细胞在厚膜内进行分裂。观察时注意不要将包围着的膜误认为是细胞膜。

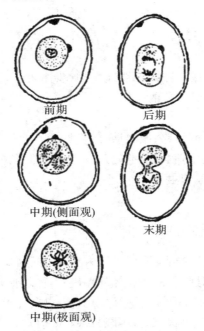

前期　　　　后期

中期(侧面观)

末期

中期(极面观)

蛔虫受精卵细胞(示有丝分裂各期)

3. 马蛔虫受精卵有丝分裂各期特点与洋葱根尖的细胞基本相同,不同点主要有:

(1) 在分裂前期,马蛔虫受精卵细胞中有两组中心粒向两极移动,并出现星射线,中心粒之间形成纺锤丝。而洋葱根尖细胞中没有中心粒。

（2）在分裂末期，马蛔虫受精卵细胞的细胞膜从细胞中部向内凹陷，最后缢裂，使原来的细胞分开成为 2 个子细胞。而洋葱根尖细胞则是在赤道面的位置形成细胞壁，将原来的细胞的分隔开成为 2 个子细胞。

项目	间期	前期	中期	后期	末期
识图特征	有核膜，但是没出现染色体	染色体散乱地分布在细胞中央	染色体排列在赤道板上	着丝点分裂，姐妹染色单体分开	核膜出现，染色体消失
植物细胞					
动物细胞					

【实验报告】

绘出洋葱根尖细胞有丝分裂的前期、中期、后期和末期四个时期的形态简图，标明各分裂时期及图中各主要部分的名称。

实验四　减数分裂

【实验目的】

1. 熟悉动物生殖细胞形成中减数分裂过程及各期特征。

2. 学会细胞减数分裂临时装片的制作。

【实验用品】

显微镜、载玻片、盖玻片、眼科镊、眼科剪、解剖针、小烧杯、解剖盘、玻璃皿、吸水纸、酒精灯、滴瓶、带橡皮头的铅笔、固定液（一份冰醋酸与三份 95％乙醇配制）、70％乙醇、50％乙醇、30％乙醇、醋酸洋红液、雄性成蝗虫。

【实验内容】

一、蝗虫精巢减数分裂装片的制作

1. 捉取雄性成蝗虫　夏秋季节晴天，在草丛或田园间易捕获雄性成蝗虫，注意其与雌蝗虫的区别：雄性比雌性个小，且腹尾部呈整体的船尾状，而雌性是分叉的。

2. 轻取精巢　在解剖盘中，用眼科剪剪去成体蝗虫头、翅和附肢，沿腹部背中线剪开，然后可见腹部背侧有两个黄色圆块状精巢，用眼科镊小心轻取。

3. 固定细胞　小心去除精巢外附着的脂肪，立即倒入盛有适量固定液的小烧杯中。使精巢中细胞的细胞核和细胞质的蛋白质成分变性固定，浸泡 12～24 小时。若需长期保存备用，则可将固定后的精巢放入 95％乙醇中固定 15 分钟，然后再浸泡于 70％乙醇中，放于 4 ℃低温冰箱内。

4. 染色 从上述固定液或保存液中取出精巢,在解剖盘中用解剖针和眼科镊,取精小管 1～2 根,除去脂肪,放入玻璃皿中,依次放入 50％乙醇、30％乙醇、清水洗 2～3 次除去醋酸或乙醇,便于染色。用吸水纸小心吸去精小管的水分,再放入醋酸洋红液的玻璃皿中,染色 4～5 分钟。

5. 压片 将染色后的精小管置于干净载玻片上,剪去近输精管端(精小管细胞已变成精子的一部分),以免压片困难。用眼科镊轻轻捣碎精小管,然后再加一滴染液,加盖玻片,覆盖吸水纸,使染液恰好充满盖玻片。以左手食指和中指按住盖玻片,防止其滑动,再用带橡皮头的铅笔,轻压盖玻片,反复几次,使材料均匀分散成薄雾状,使细胞和染色体铺展开。在酒精灯火焰上迅速掠过几次,使染色体着色更深。

二、蝗虫精母细胞减数分裂装片的观察

1. 找到分裂象 在装片中,可见到不同细胞中处于减数分裂各个时期的分裂象。将装片置于低倍镜下观察,可见许多分散排列的细胞,将其移到视野中央,然后换高倍镜由精小管游离端向近输精管端依次观察,确认细胞所属时期及染色体的形态和位置及行为。

2. 明确染色体数 雄性成蝗虫细胞染色体数为 2n＝23 条,雌性细胞染色体数为 2n＝24 条,故雄性成蝗虫精子染色体数为 n＝11 条或 n＝12 条。

3. 仔细观察,熟悉减数分裂各期染色体的主要行为特征:

(1) 第一次减数分裂

前期 I 细线期:染色体还存在有染色粒状态,核仁开始消失。

前期 I 偶线期:染色质浓缩成几条细而长的细线,成细网状,染色体形态与细线期相比变化不大,但是此时同源染色体开始配对。

前期 I 粗线期:同源染色体联会完毕。染色体继续变粗,形成了粗线网的结构。

前期 I 双线期:配对的染色体开始分开,此时同源染色体开始交叉互换,染色体的螺旋程度进一步加深,染色体进一步加粗。

前期 I 终变期:此时的染色体最短最粗,并开始向两边移动,此时的核膜、核仁消失。

中期 I:此时的姐妹染色单体排列在赤道板上,纺锤体形成,着丝粒开始远离,并开始分向两级。

后期 I:两条染色体分开,分别移向两级形成两组单倍体,每个染色体都有一个着丝粒,并带有两个染色单体。

末期 I:染色体解旋,又成丝状,核膜又重新出现,胞质分裂。

(2) 减数第二次分裂:

间期:两套染色体分别分到两个细胞中,每个细胞都成单倍体状态。

前期 II:染色体浓缩变粗,染色体开始清晰起来。每个染色体含有一个着丝粒和纵向排列的两个染色单体。前期快结束时,染色体变粗,核膜消失。

中期 II:染色体的着丝粒排列在赤道板上,每条染色体有两条单体,极面观察染色体呈辐轮状分布;从侧面观测则呈线状排列。

后期 II:着丝粒复制完成,每条染色体分裂成两个子染色体,各自移向细胞的两级。此时每条染色体只含有一条染色单体。

末期 II:染色体开始解螺旋,变成细丝状,核膜重建,核仁形成。

子细胞:一个细胞经过减数分裂后形成四个子细胞,每个子细胞都是单倍体,因为细胞

分裂两次,而染色体只复制一次。

精细胞变形:精细胞开始由圆形变为有梭型头部和长尾的精子。

注意:

1. 需要采集正在交配期间的蝗虫,一般在北方是以九月底到十月初的雄蝗虫为宜,此时的生殖细胞大量分裂,可以观察到减数分裂的全过程。

2. 选材时要注意,尽量选择新鲜的精巢,选择精细小管比较粗圆的,保证其正处于减数分裂期间。

3. 蝗虫精母细胞减数分裂由减数Ⅰ进入减数Ⅱ的间期特别短,不易观察,显微镜下直接见到的是从末期Ⅰ进入中期Ⅱ的细胞。减数分裂Ⅱ与有丝分裂相似,最后形成染色体数目减半的精细胞和许多精子形成的集体(精荚)。

4. 当用吸水纸吸去多余的染色液后,要用拇指压一压盖玻片,这样可以使细胞内的染色体在一个平面上。敲打盖玻片的目的是为了使染色体分散得均匀。

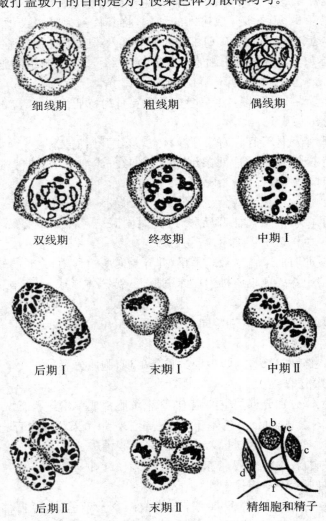

实验图 4-1　蝗虫精母细胞减数分裂

【实验报告】

1. 简述蝗虫生殖细胞形成过程中减数分裂过程及各期特征。
2. 学会细胞减数分裂临时装片的制作。

实验五　人体外周血淋巴细胞培养及染色体标本的制备

【实验目的】

1. 初步掌握人体外周血淋巴细胞的培养方法和染色体标本的制备方法。
2. 观察人类染色体的形态和数目。

【实验原理】

人体外周血淋巴细胞培养及其染色体标本制备是研究人类染色体最常用的方法。该方法广泛应用于基础医学研究、临床染色体检查和染色体病的诊断等。

健康成年人外周血中的淋巴细胞主要以小淋巴细胞为主,且几乎都是处于 G_0 期的已分化细胞,一般不再分裂增殖,所以,在离体血培养细胞中几乎找不到正在分裂的淋巴细胞。因此,须采取措施刺激小淋巴细胞分裂增殖。用从菜豆中提取的植物血细胞凝集素(植物血凝素,PHA)可以刺激小淋巴细胞,使处在 G_0 期的小淋巴细胞转化为具有分裂能力的淋巴母细胞,重新进入细胞周期进行细胞分裂。由于细胞分裂中期染色体最典型、最清晰,所以,在终止细胞培养前数小时加入适当浓度的秋水仙素,可以阻抑其分裂中期活动而使细胞分裂停滞于中期,从而获得许多中期的分裂细胞,再通过显微镜观察就可找到处于分裂中期的染色体,还可通过显微摄影,得到清晰的染色体照片。

【实验用品】

（一）实验仪器及准备

光学显微镜、超净工作台、分析天平、冰箱、鼓风干燥箱、隔水式恒温培养箱、高压蒸汽消毒锅、粗天平、离心机、无菌正压滤器、无菌注射器(1 ml、2 ml、5 ml)、针头、橡皮翻口塞、链霉素瓶、实验室其他设备(如烧杯、量筒、吸管等)。

在该实验中,要坚持无菌操作,必须做到所有器皿都要经严格处理和灭菌消毒。培养用玻璃器皿要先用洗涤液刷洗干净后,放入硫酸—重铬酸钾洗液中浸泡 1～2 天,然后用自来水冲洗 15 遍,然后分别用蒸馏水、双蒸馏水(就是用纯净水二次蒸馏)依次冲刷内壁 5 次和 3 次,80 ℃烘烤干燥后,用纱布棉花塞塞紧瓶口,再用硫酸纸、牛皮纸包住瓶口,置鼓风干燥箱中,以 160 ℃、1 小时高热灭菌后备用。不锈钢金属正压滤器在用前也必须经高压灭菌,先用自来水冲洗,再用蒸馏水冲洗两遍以上,干燥后将滤膜装好,用布包裹,10 磅 20 分钟高压灭菌后备用。橡皮翻口塞用洗涤液刷洗后,然后用自来水冲洗,再用蒸馏水煮沸,晾干备用。

（二）实验试剂

RPMI1640 培养液,小牛血清,520 mg/ml 肝素,40 mg/ml 秋水仙素,植物血凝素(PHA),固定液(甲醇：冰醋酸为 3：1,现用现配),0.075 mol/L KCl 低渗液,Giemsa 染液,pH 6.8 磷酸缓冲液,5％NaHCO₃。

（三）实验材料

人静脉血。

【实验内容】

(一)采血与接种

1. 用灭菌注射器抽取肝素(520 mg/ml)0.2 ml 湿润针筒后排出,在肘部常规消毒,取静脉血 1～2 ml,立即将注射器插入灭菌小瓶内,并转动针筒以混匀肝素。

2. 将采集好的血液送至超净工作台。在酒精灯火焰旁将血滴入 2～3 个盛有 5 ml 培养液(RPMI1640 培养液 4 ml,小牛血清 1 ml,PHA 5 mg;用 5‰ $NaHCO_3$,调 pH 至 7.0～7.4)的培养瓶内,每瓶 0.2～0.3 ml(7 号针头 13 滴),盖上橡皮塞,轻轻摇动至均匀。

(二)细胞培养

1. 将培养瓶放入 37 ℃培养箱内培养 72 小时。

2. 在终止培养前 2～4 小时,在培养瓶内加入 1～2 滴(7 号针头)40 mg/ml 的秋水仙素,摇匀,放回 37 ℃培养箱内继续培养 2～4 小时。

(三)制片

1. 收集细胞 从培养箱中取出培养瓶,用吸管充分吹打瓶壁,将培养物吹打均匀,吸取培养物并移入 5 ml 离心管中,离心 10 分钟(2 000 转/分),吸去上清液,保留沉淀物。

2. 低渗处理 每管加入 5 ml 37 ℃预温的 0.075 mol/L KCl 低渗液,用吸管轻轻吹打均匀,置于 37 ℃温箱静置 20～25 分钟,以达到淋巴细胞膨胀、红细胞破坏及染色体分散的目的。

3. 预固定 加入 2～3 滴甲醇:冰醋酸固定液,将细胞轻轻吹打均匀,放入离心机中,离心 10 分钟(2 000 转/分)。

4. 第一次固定 吸去上清液,留下沉淀物,加固定液 5 ml,吹打均匀,放入离心机中,离心 10 分钟(2 000 转/分)。

5. 第二次固定 吸去上清液,留下沉淀物,加固定液 5 ml,吹打均匀,放入离心机中,离心 10 分钟(2 000 转/分)。

6. 滴片 吸去上清液,留下沉淀物,每管加入 0.2～0.3 ml 固定液,用吸管吹打均匀,制成细胞悬液。用滴管吸取细胞悬液 2～3 滴,以 20～30 cm 的距离滴在冰水预冷的洁净载玻片上,立即用口吹气将其吹散,然后将载玻片在酒精灯上烘干(一过性微烤几次),将制片放入片盘,空气干燥后,收集于片盒中。

7. 染色和观察 待制片晾干后,放入装有 1:10 Giemsa 染液的染色缸中染色 10～20 分钟,用自来水冲洗、晾干。将制片放于光学显微镜下观察,先在低倍镜下找到分散良好的染色体,再换高倍镜、油镜观察。

【实验报告】

1. 在油镜下观察中期细胞分裂相,数出染色体数目。

2. 每人交两张染色体标本制片。

实验六 人类非显带染色体核型分析报告

【实验目的】

1. 观察人类染色体标本,了解人类染色体形态、数目及分组。

2. 初步了解人类染色体的分析方法。

【实验原理】

人类非显带染色体核型分析是人类染色体研究的一项基本内容。一般的操作步骤是先用显微摄影将人类非显带染色体拍摄下来,然后将其放大成染色体的照片,并将其剪下按染色体的长短、着丝粒的位置和有无随体等,将人类的23对染色体分成A、B、C、D、E、F、G共7个组并编上号,最后贴到专门的报告单上,制成染色体核型图,并与正常人染色体核型图进行比较检查是否有异常。

【实验用品】

光学显微镜、人类非显带染色体标本片、正常男性或女性非显带染色体放大照片、核型纸、剪刀、胶水、香柏油、二甲苯、擦镜纸。

【实验内容】

(一)观察人类非显带染色体标本

取一张正常人体外周血淋巴细胞染色体标本片,先在低倍镜下寻找分散良好的分裂象,再换高倍镜选取染色体不重叠的分裂象,最后换油镜观察、计数,并练习描述镜下观察到的图像。

(二)人类染色体核型分析

将人类染色体放大照片和人类染色体核型版纸剪下。依照片上每条染色体的轮廓将染色体逐个剪下,按染色体大小及着丝点位置,排成一行。对照染色体的分组特点(实验表6-1),将剪下的染色体一一配对,贴在核型纸上,最后写明核型(46,XX或46,XY)及其他。

实验表6-1　人类染色体分组及形态特征

组别	染色体编号	大小	着丝粒位置	副缢痕	随体	鉴别程度
A	1～3	最大	1,3号近中着丝粒	1号常见	—	可鉴别
			2号亚中着丝粒			
B	4～5	大	亚中着丝粒	—	—	不易鉴别
C	6～12;X	中等	亚中着丝粒	9号常见	—	难鉴别
D	13～15	中等	近端着丝粒		有	难鉴别
E	16～18	较小	16号近中着丝粒	16号常见	—	可鉴别
			17、18亚中着丝粒			
F	19～20	小	近中着丝粒			不易鉴别
G	21～22;Y	最小	近端着丝粒	—	有(Y除外)	可鉴别

【实验报告】

完成人类非显带染色体核型分析报告单的制作。

实验七　人类X染色质检查

【实验目的】

1. 学会人类X染色质的标本制作。
2. 观察人类间期细胞核中的X染色质的形态、特征,并分析检查的意义。

【实验用品】

显微镜、离心机、载玻片、盖玻片、烧杯、量筒、吸管、牙签、染色缸、擦镜纸、吸水纸、酒精灯等。

硫堇染色液、0.85％生理盐水、甲醇、冰醋酸、95％乙醇、香柏油、5 mol/L 的 HCL、二甲苯、蒸馏水、乳酸醋酸地衣红溶液等。

【实验内容】

（一）口腔黏膜上皮细胞 X 染色质标本的制作

方法一

1. 受检者漱口后,用消毒牙签轻轻刮取口腔颊部上皮细胞,将取下的细胞放入装有 8 ml 生理盐水的离心管中,以 1 000 转/分的速度离心 10 分钟。

2. 弃去上清液,加入 10 ml 新配制的固定液,用吸管将细胞团轻轻吸散,制成悬液,室温下固定 10 分钟,打散细胞团,继续固定 10 分钟。

3. 用 1 000 转/分的速度离心 10 分钟。

4. 弃去上清液,留底物,根据细胞的多少,加 2～3 滴新配制的固定液,将细胞团打散,制成均匀的悬液。

5. 用吸管吸取少量细胞悬液,滴 2～3 滴于载玻片上,对准标本用力吹气使细胞分散开,使标本自然干燥。

6. 将标本放入硫堇染液中,浸染 20 分钟后,用蒸馏水冲洗、晾干,标本即制成。

方法二

1. 每组请一名女生用清水漱口几次,再用已消毒的牙签在其口腔两侧颊部轻轻刮取黏膜上皮细胞。

2. 取出的黏膜上皮细胞,立即涂在载玻片上,涂片时,只能朝一个方向涂抹,切勿来回涂抹,黏膜上皮细胞涂抹的范围约盖玻片大小,然后置入 95％乙醇溶液固定 30 分钟。

3. 将固定后的标本浸入蒸馏水中片刻,再浸入 5 mol/L 的 HCl 溶液中水解 20 分钟,水解过程中,温度保持在 20～25 ℃。然后,在蒸馏水中漂洗 3 次,待干后加 2％乳酸醋酸地衣红溶液 1 滴,在定温下染色 20 分钟,再用蒸馏水漂洗 3 次,稍干后盖上盖玻片,用手指轻压,再用吸水纸吸去盖玻片周围的余液,供镜检。

（二）标本的观察

在低倍镜下选择较典型的可计数细胞,选择标志为:①核较大、核膜完整无缺损;②核质呈均匀的网状或颗粒状分布;③染色深浅适中,核内无其他块状颗粒,选定后用油镜观察,可见显微镜下的细胞核结构。

镜检可见 X 染色质是一个结构致密的浓染小体,轮廓清楚,大小 1～1.5 μm,染色深,贴在核膜内缘,可呈三角形、卵形、棒状等。

由实验分析可知:正常女性(46,XX)细胞中,有一个 X 染色质,X 染色质的出现率为 10％～30％,有时可达 50％以上。

【实验报告】

1. 观察 50 个可数细胞(即细胞核较大、染色清晰、核质呈网状或颗粒状、分布均匀者),计算显示 X 染色质细胞所占的比例,注明受检者的性别。

2. 选绘三个典型细胞,显示 X 染色质的形态、部位。

知　识　链　接

　　Lyon 假说认为:正常女性的两条 X 染色体中,只有一条有转录活性,另一条 X 染色体"失活"无转录活性,并在间期细胞核中螺旋化呈异固缩状态,形成 X 染色质,也称 X 小体或巴氏小体。采取口腔黏膜细胞,绒毛细胞,羊水细胞等进行检查,在正常女性间期细胞核膜边缘常常可以观察到一个被碱性染料浓染的、直径 1 μm 左右的小体。X 小体的数目在女性中是性染色体数目减 1,正常女性细胞中有两条 X 染色体,所以仅有一个 X 小体,而具有三条 X 染色体的不正常女性,则有两个 X 小体。男性个体因只有一条 X 染色体,不发生异固缩,因而没有 X 小体,但先天性睾丸发育不全的男性(核型:47,XXY),在细胞核中也可见到 X 染色质。因此,可以通过 X 染色质数目的检查,鉴定胎儿的性别和性别畸形。

【实验试剂的配制方法】

（一）硫堇染液的配制

1. 甲液　取 1 g 硫堇加到 100 ml 50％的乙醇中,充分溶解后过滤、备用。

2. 乙液　醋酸钠($CH_3COONa \cdot 3H_2O$)9.714 g,巴比妥钠 14.71 g,加蒸馏水至 500 ml 即成。

3. 硫堇染液　乙液 28 ml＋0.1 mol/L HCl 32 ml＋甲液 40 ml 混合配制而成。

（二）固定液的配制

甲醇：冰醋酸＝3：1(用时现配)。

（三）2％乳酸醋酸地衣红染液的配制

　　取 50 ml 冰醋酸放入三角瓶中,用棉塞封口,在酒精灯上加热至微沸,缓慢加入地衣红 2 g,使其溶解,等冷却后加入蒸馏水 50 ml,振荡 5 分钟,过滤到棕色试剂瓶中。临用前,取等量的醋酸地衣红原液与 70％乳酸溶液混合,过滤后即可使用。

主要参考文献

1. 傅松滨. 医学生物学. 第 6 版. 北京:人民卫生出版社,2004

2. 叶文虎,赵寿元,李璞. 现代临床遗传学. 合肥:安徽科技出版社,1996

3. 张忠寿. 细胞生物学和医学遗传学. 第 3 版. 北京:人民卫生出版社,2004

4. 赵斌. 医学遗传学基础. 北京:科学出版社,2003

5. 张丽华. 医学遗传学基础. 北京:科学出版社,2003

6. 翟中和,等. 细胞生物学. 北京:高等教育出版社,2002

7. 邹仲之. 组织学与胚胎学. 第 6 版. 北京:人民卫生出版社,2004

8. 刘贤钊. 组织学与胚胎学. 第 3 版. 北京:人民卫生出版社,2004

9. 康晓慧. 医学生物学. 北京:人民卫生出版社,2003

10. 宋今丹. 医学细胞分子生物学. 第 3 版. 北京:人民卫生出版社,2003

11. 邓耀祖,等. 医学分子细胞生物学. 北京:科学出版社,2002

12. 人民教育出版社生物自然室编. 高中生物学. 北京:人民教育出版社,2003